KB207794

성과학 마스터 클래스

성과학 마스터 클래스

성적으로 완전한 당신을 위한 책

에밀리 나고스키 지음 | 조은영 옮김

COME AS YOU ARE

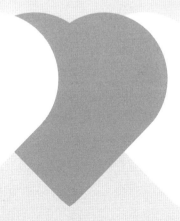

글항아리

| 일러두기 |

- 원서에서 이탤릭체로 강조한 것은 고딕체로 표시했다.
- 첨자로 부연 설명한 것은 옮긴이 주다.

내 학생들에게 이 책을 바칩니다.

맞습니다. 그대는 정상이에요

성性 교육자는 질문을 받는 사람이다. 나는 교내 식당에서 접시를 들고 서서 오르가슴에 대한 질문에 답한다. 학회에서는 호텔 로비에서부터 붙잡혀 바이브레이터에 관한 궁금증을 풀어준다. 산책하다가 공원 벤치에 앉아 휴대전화로 SNS를 확인하면 모르는 여성이 자신의 성기가 비대칭인데 괜찮냐는 질문이 올라와 있다. 나는 학생한테서, 친구한테서, 그 친구의 친구한테서, 생면부지의 낯선 이들한테서 성욕과 성감대와 오르가슴, 페티시, 애액에 관한 이메일을 받는다.

그들은 이렇게 묻는다.

- 파트너가 먼저 시작하면 저도 몸이 달아올라요. 하지만 제가 먼저 시작하게 되지는 않아요. 왜 그럴까요?

- 남자친구가 이렇게 말해요. "준비가 덜 된 거 아냐? 아직 말라 있잖아." 하지만 저도 진짜 하고 싶거든요. 왜 원하는데 젖지 않는 걸까요?
- 자기 몸에 신경 쓰느라 섹스를 즐기지 못하는 여성이 있다는 얘기를 들었어요. 바로 제 얘기예요. 어떻게 하면 이런 생각에서 벗어날 수 있을까요?
- 사귄 지 어느 정도 지나면 상대를 사랑하면서도 섹스는 원치 않는 여성에 관해 읽었어요. 제가 그렇거든요. 어떻게 하면 다시 그 사람과 섹스하고 싶어질까요?
- 오르가슴을 느낄 때 소변이 나오는 거 같은데요. 혹시 제가……?
- 전 오르가슴을 한 번도 느낀 적이 없는 것 같아요. 혹시 저한테……?

이들이 진짜 묻고 싶은 것은 한 가지다.

이런 제가 정상인가요?

(대답은 거의 정해져 있다. 네네, 정상입니다.)

이 책은 저 질문들에 대한 답변서다. 수많은 여성이 다른 삶을 살게 되는 과정을 지켜본 사람의 답변이자, 과학이 뒷받침하는 답변이며, 성에 관한 올바른 지식을 습득하면서 자기 몸과의 관계를 바꿔온 여성들의 실화가 바탕이 된 답변이다. 이 여성들은 나의 영웅이다. 나는 이들의 이야기를 통해 세상 모든 여성이 자기만의 길을 걷고 저마다 고유한 성적 잠재력에 도달하도록 힘을 북돋워줄 생각이다.

아무도 알려주지 않은 진짜 섹스 이야기

세상에 섹스에 관한 책이 이렇게나 많고, 각종 팟캐스트와 TV 프로그램, 잡지 기사와 라디오 질의응답까지 섹스에 관한 매체가 널리고 널렸는데 왜 사람들은 여전히 그렇게 많은 것을 궁금해하는 걸까?

안타까운 현실이지만 그건 지금까지 그들이 거짓을 들어왔기 때문이다. 의도적인 거짓말은 아니었을 테니 누구에게도 잘못을 물을 수는 없지만, 거짓은 거짓이다. 우리는 여태껏 잘못된 이야기를 보고 들으며 살아왔다.

서양 과학과 의학에서 여성의 성은 아주 오랫동안 남성의 아류쯤으로 여겨졌다. 본질은 같지만 한 단계 급이 낮은 버전이라고나 할까?

예를 들어 남성은 주로 음경을 질에 삽입하는 섹스, 즉 삽입 성교로 절정에 오르므로 여성도 당연히 삽입 성교로 오르가슴을 느껴야 하고 그렇지 않으면 문제가 있다고 생각했다.

실제로는 전체 여성의 4분의 1가량만 삽입 성교에서 오르가슴을 느낀다. 나머지 75퍼센트는? 가끔 또는 드물게 느끼거나, 삽입 성교 시 단 한 번도 오르가슴을 느끼지 못했다. 그렇지만 이들 모두 건강하고 정상적인 여성이다. 자위행위, 오럴섹스, 바이브레이터, 유방 자극, 발가락 빨기 등 상상할 수 있는 모든 방식으로 오르가슴을 느끼면서도 정작 삽입 성교 때는 오르가슴을 느끼지 못한다면? 그 역시 정상이다.

한편 남성의 성기는 대개 마음과 함께 움직이기 때문에(즉 음경이 발기하면 성적으로 흥분되었다는 뜻) 여성의 성기도 마음을 대변한다고 여겨진다.

그러나 다시 말하건대, 어떤 여성은 그런 반면 많은 여성이 그렇지 않다. 여성은 완벽하게 정상이고 건강하면서도 "성적 흥분의 불일치arousal nonconcordance"를 경험한다. 성기의 행동(젖었거나 말랐거나)이 정신적 체감(성적으로 흥분했거나 안 했거나)과 어긋날 수 있다는 말이다.

한편 남성은 느닷없이 성욕을 느낄 때가 많으므로 여성 역시 불현듯 섹스를 원할 거라고 생각한다.

이번에도 마찬가지로 그건 사실일 때도 있지만, 늘 그런 것은 아니다. 완벽하게 정상이고 건강한 여성이라도 "자발적 성욕spontaneous desire"이 일어나지 않을 수 있다. 대신 충분히 에로틱한 상황에서만 성욕이 발생하는 "반응성 성욕responsive desire"을 느낀다.

이렇듯 현실에서 여자와 남자는 서로 다르다.

하지만 잠깐! 남자도 여자도 오르가슴과 성욕과 성적 자극을 느낀다는 점에서는 차이가 없지 않은가. 남성도 반응성 성욕을 느낄 수 있고, 성적 흥분의 불일치를 경험하며, 삽입 성교 시 오르가슴을 느끼지 못할 수도 있다. 남녀 모두 사랑에 빠지고, 공상하고, 자위하고, 섹스 때문에 당황하고, 또 무아지경에 이른다. 남녀 모두 몸에서 분비물이 나오고, 상상 속에서 금단의 영역을 여행한다. 삶의 모든 영역에서 섹스가 예기치 않게 등장하는가 하면, 뜻밖에 섹스가 시들해지거나 삶에서 자취를 감추기도 한다.

이런데도 여자와 남자는 정말로 그렇게 다른 걸까?

문제는 지금까지 우리가 섹스에 관해 그 밑바탕에 있는 생물학적, 심리적, 사회적 측면이 아닌 행동의 측면에서만 생각하도록 교육받았다는 데 있다. 우리는 자신의 생리학적 행동, 즉 혈류와 생식기 분비물과 심장박동에 대해 생각한다. 또 자신의 사회적 행동, 즉 침대에서 누구와 무엇을 얼마나 자주 하는지를 생각한다. 섹스에 관한 많은 책이 주로 이런 정보에 초점을 맞춰 평범한 커플이 일주일에 평균 몇 번 관계하는지, 또 어떻게 하면 오르가슴을 제대로 느낄 수 있는지 알려준다. 물론 이런 지식도 큰 도움이 된다.

그러나 인간의 섹슈얼리티성에 대한 태도, 감정, 가치관, 욕망, 정체성 등을 통틀어 부르는 말는 겉으로 드러난 행동만 보고서는 제대로 알 수 없다. 행동만으로 섹스를 이해하려는 것은 결혼사진과 이혼 서류를 보고 한 부부의 사랑을 이해하겠다는 것과 같다. 두 사람이 만나 결혼했고 이혼했다는 사실의 확인으로는 한계가 있다. 중요한 건 왜, 그리고 어쩌다가 그렇게 되었는지다. 결혼 후에 애정이 식어서 이혼했을까? 아니면 사랑하지도 않으면서 억지로 결혼했다가 마침내 이혼으로 자유를 되찾았을까? 다른 증거가 없으면 대체로 짐작에 그칠 수밖에 없다.

아주 최근까지도 섹스가 그 짐작의 영역에 있었다. 그러나 이제 우리는 성과학의 중대한 단계에 이르렀다. 인간의 성 반응에서 "무엇"이 일어나는지를 수십 년 연구한 끝에 마침내 "왜" 그리고 "어떻게"를 알아내고 있기 때문이다. 행동 뒤의 과정이 밝혀지고 있다.

20세기의 마지막 10년, 킨제이 연구소의 에릭 얀센과 존 밴크로프트는 섹스의 진실에 체계적으로 다가갈 원리를 제공하기 위한 성 반응 모형을 개발했다. 이들이 제안한 "이중 제어 모형dual control model"에 따르면 인간의 뇌에서 일어나는 성 반응 메커니즘은 가속장치(액셀)와 제동장치(브레이크)라는 한 쌍의 요소로 구성되어 있고, 이 장치는 생식기 감각, 시각 자극, 감정 상태를 포함한 넓은 범주의 성적 자극에 반응한다. 단, 액셀과 브레이크의 민감도는 개인마다 다르다.

그 결과 성적 흥분, 성욕, 오르가슴은 인간의 보편적 경험임에도 때와 방식이 각자의 "제동장치"와 "가속장치"의 민감도에 좌우되고, 또 외부에서 주어지는 자극에 따라 달라진다.

이것이 행동의 밑바탕에 있는 왜 그리고 어떻게의 메커니즘이며, 내가 이 책에서 말하려는 이야기의 제1원칙이다. 우리는 모두 동일한 부품으로 구성되어 있다. 그러나 사람마다 각기 고유한 방식으로 조립되었고, 그 방식은 살아가면서 바뀔 수 있다.

모두가 서로 다른 것일 뿐 어떤 조직 방식이 더 낫다 못하다 비교할 수 없고, 또 한 사람의 인생을 놓고 봐도 어떤 단계가 더 좋다 나쁘다 말할 수 없다. 사과나무를 예로 들어보자. 사과나무는 품종이 수만 가지다. 어떤 품종은 햇빛을 꾸준히 받아야 잘 자라고 어떤 나무는 그늘을 즐긴다. 하지만 그런 차이에 상관없이 모든 품종이 건강하게 자랄 수 있다. 마찬가지로 사과나무는 열매가 주렁주렁 매달렸을 때만이 아니라 맨 처음 하나의 작은 씨앗이었을 때, 새싹이 돋아났을 때, 무럭무럭 커갈 때, 생장 철이 지나 잎이 시들어갈 때의 매 단계가 모두 건강하다. 그저 일생의 단계마다 필요한 것이 다를 뿐이다.

당신도 건강하고 지극히 정상적인 사람이다. 자궁에서 처음 성이 발달한 순간부터 성장기를 거쳐 열매를 맺을 때까지 매 순간 모두 건강하고 정상이다. 태양이 많이 필요할 때도 건강하고, 그늘을 즐길 때도 건강하다. 그것이 성의 진실이다. 우리는 모두 같다. 우리는 모두 다르다. 우리는 모두 정상이다.

이 책의 구성

이 책은 총 4부로 나뉜다. (1) 기초 아닌 기초 (2) 맥락 속 섹스 (3) 성의 작용 (4) 모두를 위한 황홀경. 1부는 우리가 기본 하드웨어로 장착한 신체와 뇌, 맥락을 다룬다. 1장에서는 생식기를 설명한다. 생식기의 각 부위와 거기에 부여된 문화적 의미, 그리고 모든 생식기가 그 자체로 건강하며 아름답다고 밝히는 과학을 소개한다. 2장은 뇌에서 일어나는 성 반응 메커니즘인 억제와 흥분, 액셀과 브레이크의 이중 제어 모형을 상세히 다룬다. 이어서 3장에서는 이 액셀과 브레이크가 뇌와 환경의 여러 시스템과 상호작용해 성적 흥분을 일으키는 방식을 소개한다.

2부인 '맥락 속 섹스'에서는 앞서 설명한 기본 하드웨어가 감정과 관계, 자기 몸에 대한 기분, 성에 대한 태도 등 현실의 삶에서 어떻게 기능하는지 알아본다. 4장에서는 사랑과 스트레스라는 두 감정 체계가 성 반응에 영향을 미치는 모순된 방식에 초점을 맞춘다. 5장은 성기능을 형성하고 제한하는 문화의 힘을 소개하면서 좋은 것은 강화하고 파괴적인 것은 극복할 방법을 설명한다. 2부에서는 몸과 뇌 못지않게 맥락context(외적 상황과 현재 내적 상태의 합)이 성적 행복에 대단히 중요하다는 사실을 배운다. 이 내용에 익숙해지면 성생활은 물론이고 더 나아가 남은 인생까지 모두 바람직하게 바꿀 수 있을 것이다.

3부 '성의 작용'은 성 반응 자체를 다룬다. 이 부분에서 나는 오랫동안 전해내려온 두 가지 위험한 속설을 박살 낼 작정이다. 6장은 성적 쾌락과 성욕은 생식기관에서 벌어지는 일과 상관있을 수도, 없을 수도 있다는 증거를 펼친다. 앞서 언급한 성적 흥분의 불일치가 지극히 정상이고 건강한 이유를 알게 된다. 7장에서는 "반응성 성욕"의 메커니즘을 설명한다. 만약 섹스에 대한 자신 또는 배우자의 관심이 (증가했든 감소했든) 달라졌다고 느낀다면 이 장에 특히 집중하자.

4부 '모두를 위한 황홀경'에서는 섹스를 온전히 자기 것으로 만들어 성적 쾌락의 절정을 창조하는 방법을 설명한다. 8장은 오르가슴을 다룬다. 오르가슴은 무엇이고, 또 무엇이 아닌지, 그리고 어떻게 하면 무아지경에 빠질 수 있는지 알려준다. 마지막으로 9장에서는 성생활 개선을 위해 할 수 있는 가장 중요한 한 가지를 소개한다. 9장까지 갈 것도 없이 지금 당장 알려주겠다. 성적 행복은 한 사람의 몸이 무엇으로 어떻게 구성되었는지가 아니라 몸의 주인이 그것에 대해 어떻게 생각하고 받아들이느냐에 달려 있다. 자신의 섹슈얼리티를 있는 그대로의 모습으로 보듬어 안을 때 비로소 황홀경의 쾌락을 끌어낼 잠재력이 발휘될 것이다.

많은 장에 연습 문제와 기타 활동지가 실려 있다. 시간을 내어 작성해보길 바란다. 예를 들어 3장에서는 기억에 남을 정도로 좋았던 섹스를 떠올리며 그 섹스가 좋았던 이유를 생각해본다. 이런 연습을 통해 과학은 진정으로 여성의 성생활을 변화시킬 실전 기술이 된다.

이 책에는 네 명의 여성인 올리비아, 메릿, 커밀라, 로리가 등장해 함께 이야기를 이끌어나간다. 이들은 실존 인물이 아니라 성 교육자로 일한 20년 동안 내가 가르치고, 얘기하고, 이메일로 상담한 많은 여성의 실제 이야기를 합쳐서 만든 가상의 인물이다. 한 사진에서 얼굴을, 다른 사진에서 팔을, 또 다른 사진에서 발을 가져다 붙인 콜라주라고 보면 된다. 각자의 사연은 실존 인물에게서 왔지만, 나와의 관계 등은 내가 지어낸 것이다.

실존 인물을 소개하는 대신 이렇게 가상의 콜라주를 내세우는 데는 두 가지 이유가 있다. 첫째, 사람들은 내게 비밀을 전제로 자기 이야기를 털어놓기 때문에 나는 그들의 신상을 보호할 의무가 있다. 따라서 신원을 특정할 수 없도록 세부 내용을 바꾸었다. 둘째, 몇몇 개인의 이야기가 아닌 수백 명의 삶에서 공통으로 발견한 주제로 더 큰 서사에 초점을 맞출 때 성 경험의 폭넓은 다양성을 가장 잘 설명할 수 있다고 믿기에 가상의 인물을 창조했다.

마지막으로, 나는 각 장의 끝을 '네 줄 요약'으로 마무리했다. 그 장에서 전달하려는 가장 중요한 메시지를 간추려놓은 일종의 핵심 정리다. 만약 책을 읽고 "이 장은 내 친구 앨리스가 꼭 읽어야 해"라고 생각했다든지, "남자친구가 이것만은 알았으면 좋겠어"라고 생각했다면 '네 줄 요약'의 내용을 들려주면서 슬슬 권유해볼 수 있다. 혹시 독자가 나처럼 좋은 생각을 혼자만 아는 것을 참지 못하는 성격이라면 집 안에서 배우자의 뒤를 쫓아다니며 '네 줄 요약'을 큰 소리로 읽어줘도 좋겠다. "여보, 성적 흥분의 불일치라는 게 진짜 있었어!" "이제 보니 내 성욕은 자발적이 아니라 반응성이었네!" 또는 "당신은 나한테 훌륭한 맥락을 주는 사람이야"라고 말이다.

주의 사항

첫째, 이 책에서는 트랜스 성 교육자이자 작가인 S. 베어 버그먼이 "공장에서 설치된 부품"이라고 표현한 것을 논의한다. 분만실에서 산부인과 의사가 처음 신생아를 보고 "아들입니다!" 혹은 "딸이에요!"라고 외치게 만드는 신체 부위를 말하는 것이다. 이 책에서 저 부위들을 부를 때 편의상 나는 생물학에서 인간을 비롯해 유성생식 하는 종을 기술할 때 쓰는 "여성의female" 또는 "남성의male"라는 단어를 사용할 것이다 한국어에서는 사람에게는 '여성의/남성의', 동물에게는 '암컷의/수컷의'라고 구분해서 쓰지만 영어로 female/male은 사람과 동물 모두에게 쓰인다. 사람 자체를 언급할 때는 '여성/여자' 또는 '남성/남자'라는 단어로 그 사람의 정체성과 사회적 역할을 나타냈다.

젠더에 관한 두 번째 유의점. 이 책은 기존 과학에 바탕을 두고 있으므로 내가 '여성'이라고 일컫는 대상은 시스젠더 여성이다. 즉 세상에 나오는 순간 주변에서 '딸'이라고 선언하는 몸을 가지고 태어나 여자로 길러지며 '여성'이라는 사회적 역할과 심리학적 정체성을 편안하게 생각하는 사람을 말한다. 하지만 우리 사회에는 이런 특징에 일부 해당되지 않는 여성이 많이 있고, 반대로 이런 특징을 하나 이상 가지고 있으면서도 '여성'으로 인식되지 않는 사람도 많다. 트랜스젠더와 논바이너리도 과학에 기반한 쾌락 중심의 성교육을 받을 자격이 있지만, 시스젠더 여성의 성적 행복에 관한 과학적 진실을 트랜스젠더 여성에게 동일하게 적용할 근거가 될 트랜스젠더 성기능 연구는 여전히(아직도!) 전무한 편이다. 앞으로 더 많은 연구 결과가 나오면 좀더 확실해지겠지만, 현재로서는 비록 불완전하기는 해도 시스젠더 남성을 포함해 모든 젠더가 기존 과학에서 많은 것을 배울 수 있다고 확신한다. 다만 앞으로 발표될 연구를 기다리는 가운데 펴내게 된 이 책은 거의 전적으로 시스젠더에 기반한 과학에 의존했음을 밝혀둔다.

셋째, 나는 여성이 성적 행복을 찾아가는 과정에서 과학이 차지하는 역할을 대단히 중요하게 생각한다. 그래서 여성이 현재 자기 몸으로 당당하고 기쁘게 살아갈 방법을 알려주는 과학 연구를 소개하려고 노력했다. 그러나 세부적인 실험 내용은 의도적으로 포함하거나 또는 생략했다. 나는 스스로 이렇게 물었다. "이 과학적 사실이 여성의 더 나은 성생활에 도움이 되는가? 아니면 아주 훌륭하고 중요하긴 하지만 실험적 요소에 불과한가?"

후자라는 답이 나올 때는 본문에서 과감하게 잘라냈다.

나는 여성의 일상과 가장 직접적으로 연관된 과학만 이 책에 실었다. 따라서 이 책에서 독자가 알게 될 내용이 여성의 섹슈얼리티에 대한 전부는 아니다. 물론 애초에 책 한 권에다 실을 수 있는 내용도 아니다. 그래서 나는 성 교육자로 활동하면서 여성의 성적 행복과 자율성, 즐거움을 증진하는 데 가장 큰 힘을 발휘했던 부분만 골라서 포함시켰다.

이 책은 여성의 성적 행복을 위한 새롭고도 과학에 기반한 사고를 제공하려는 목적으로 쓰였다. 새로운 사고의 틀이 모두 그러하듯, 이 책의 내용은 많은 질문과 의문을 불러일으킬 것이며 또한 기존 지식에 도전한다. 더 자세히 알아보고 싶다면 부록의 주를 확인하기 바란다. 다방면에 걸친 여러 복잡한 연구를 실용적인 적용으로 압축시킨 과정과 집필에 참고한 자료를 실어두었다.

자신이 고장 났다고 느끼거나, 그런 사람을 알고 있다면

1장을 시작하기 전에 하나만 더. 앞서 내가 우리 모두 거짓에 속아왔다고 한 말을 기억하는가? 그런 거짓말이 여태껏 어떤 결과를 불러왔는지 잠시 생각해보자.

지금까지 내가 주최한 워크숍이나 강의, 공개 강연에 참석했던 아주 많은 여성이 자신에게 성적인 문제가 있다고 생각했다. 그들은 자신이 고장 났고 비정상이라고 느꼈다. 게다가 전문 의료진, 치료사, 배우자, 가족, 친구로부터 올바른 정보도, 지지와 위로도 받지 못해 좌절, 불안, 절망감을 느꼈다.

그들은 여태껏 이런 말을 들어왔다. "일단 진정해. 와인 한잔 마시고."

또는 "원래 여자는 섹스를 그리 좋아하지 않아. 그냥 좀 참아봐."

또는 "관계하다보면 아플 수도 있지. 그 정도는 좀 넘어갈 수 없어?"

나는 이 여성들의 좌절감과 절망을 백분 이해한다. 그런 까닭에 책 후반부에서 나는 이들로부터 희망과 즐거움을 빼앗고 좌절과 절망을 안긴 신경학적 과정의 함정에서 빠져나올 방법을 과학에 근거해 설명한다.

하지만 지금 당장 알았으면 하는 게 있다. 결국 내가 이 책에 담은 정보로 독자에게 말하려는 것은, 성적 흥분, 성욕, 오르가슴, 통증, 성적 무감각 등 여러분이 체험하는 자신의 섹슈얼리티가 실은 이 "부적절한 세상"에서도 적절하게 기능해 온 성 반응 메커니즘의 결과물이라는 것이다. 그러니까 그대는 지극히 정상입니다. 망가진 게 있다면 그건 그대가 아니라 그대를 둘러싼 세상이에요.

하나 더. 나는 여러분 각자가 자신의 성 반응 메커니즘이 어떻게 작동하는지 파악한다면 주위 환경과 뇌 활동을 통제해 이 망가진 세상에서도 성적 잠재력을 최대치로 끌어올릴 수 있다는 점을 강조하고 싶다. 누구나 자신의 성기능을 바꾸고, 또 치유할 수 있다는 말이다.

이 책은 실제로 지금까지 여성의 성적 행복을 바꿔놓은 정보를 전달한다. 내가 그 변화의 목격자다. 나는 이 책의 정보가 여성 배우자/연인에 대한 남성의 이해를 어떻게 바꾸었는지 봤다. "아, 그래서 당신이 그랬구나!" 이 책을 읽거나 내 강의를 듣고 학생, 친구, 블로그 독자, 심지어 동료 성 교육자들은 이렇게 말했다. "왜 아무도 나한테 이런 얘기를 해주지 않은 거지? 이제야 납득이 가네!"

나는 이 책의 내용이 독자에게 큰 도움이 되리라고 확신한다. 물론 섹슈얼리티를 올바로 "행하는" 것이 불가능하다고 느끼게 종용한 문화 속에서 지금까지 입은 상처를 전부 낫게 하지는 못할 수도 있다. 그러나 최소한 치유를 돕는 강력한 수단을 제공할 것이다.

어떻게 아느냐고?

증거가 있으니까!

어느 학기의 종강일에 나는 수강생 187명에게 내 수업에서 배운 가장 중요한 것을 한 가지만 적어서 제출하게 했다. 여기에 그들이 쓴 내용을 몇 가지 소개하겠다.

나는 정상이다!

나는 정상임.

나는 모든 게 정상이라는 걸 배웠다. 앞으로 평생 당당하고 기쁘게 살아갈 수 있을 것 같다.

나는 내가 정상이라는 것을 알게 되었다. 게다가 어떤 사람은 자발적 성욕이, 또 다른 사람은 반응성 성욕이 있다는 걸 배웠다. 나 자신의 삶을 이해하는 데 정말로 큰 도움이 되었다.

여성은 다양하다! 그리고 내 섹슈얼리티가 여느 여성과 다르다고 해서 내가 비정상인 것은 아니다.

여성의 성욕, 흥분, 반응은 놀라울 정도로 다양하다.

내가 섹슈얼리티에 관해 기대할 수 있는 딱 한 가지가 있다면, 그건 다양하다는 것이다. 아주아주.

모든 사람이 다 다르고, 모든 게 다 정상이라는 것. 세상에 똑같은 사람은 한 명도 없다.

세상에 똑같은 사람은 없다!

다 적자면 끝이 없지만, 중요한 건 학생들이 쓴 내용의 절반 이상이 "나는 정상이다"였다는 사실이다.

연구실에 앉아 학생들의 반응을 읽으며 나는 눈물이 났다. 이 학생들에게는 자신을 '정상'으로 느껴야 하는 절실함이 있었고, 내 수업이 그 길을 열어주었다.

여성의 성적 행복을 다루는 과학은 아직 젊고, 배워야 할 것이 많다. 그러나 이 젊은 과학은 이미 여성의 섹슈얼리티에 관해 지금까지 내 학생들로 하여금 자기 몸과의 관계를 바꾸게 한 진실을 발견했다.

거기에는 나 자신도 포함된다. 그리하여 나는 자신이 망가지고, 고장 나고, 추하고, 매력 없다고 느끼게 만든 현대 문화 속에서도 완벽한 자신감과 기쁨을 주는 섹스를 할 수 있다고 증명하는 과학과, 성에 대한 긍정적 인식을 나누기 위해 이 책을 썼다.

이 책의 약속은 다음과 같다. 지금 독자가 인생의 성 여정 중 어디에 있든—이미 멋진 성생활을 즐기고 있지만 경외감을 넓혀볼 생각이든, 현재 씨름 중인 문제의 해결책을 찾고 싶든—이 책에서 성생활을 개선하고 성적 존재로서 자신에 대한 생각을 뒤바꿀 내용을 배우게 될 것이다. 그리고 당장은 아니더라도 이미 자신이 성적으로 온전하고 건강하다는 것을 깨달을 것이다.

과학이 그렇다고 말했다.

내가 증명하겠다.

차례

1부

기초 아닌 기초

1장
여성 해부학: 세상에 똑같은 사람은 없다

올리비아는 수음할 때 거울로 자신의 모습을 지켜보는 걸 좋아한다.

많은 여성처럼 올리비아도 누워서 손으로 음핵을 문지르며 자위한다. 그러나 남들과 다르게 올리비아는 전신 거울 앞에서 한쪽 팔꿈치로 몸을 지탱한 채 모로 누워 음부의 주름 안에서 움직이는 자신의 손가락을 본다.

"10대 때 시작했어요." 올리비아가 내게 말했다. "인터넷으로 야한 동영상을 보다가 내 것은 어떻게 생겼는지 궁금해졌거든요. 그래서 거울을 가져와 음순을 양쪽으로 벌리고 제 음핵을 살펴봤죠. 그런데 기분이 좋아지는 거예요. 그때부터 수음을 시작했죠."

올리비아가 자위하는 방식은 한 가지만이 아니다. 샤워기의 '마사지' 모드를 즐기거나, 다양한 조절이 가능한 바이브레이터를 여러 개 소유했고, 몇 개월간 연습한 끝에 몸에 전혀 손대지 않고 오직 "호흡만으로" 오르가슴에 이르는 법까지 익혔다.

여성이 성 교육자에게 말하는 내용이 대체로 이런 것들이다.

올리비아는 자기 음부를 보면서 음핵의 크기가 "거의 베이비당근 수준"으로 큰 것을 보고 자신의 섹슈얼리티가 남성에 더 가깝다는 확신을 갖게 되었다. 그리고 그런 이유로 자신이 남성스러워졌다는 결론을 내렸다. 음핵의 크기가 큰 것은 몸에 테스토스테론이 많기 때문이고, 그래서 유난히 색을 밝히는 사람이 되었다는 논리다.

내가 올리비아에게 말했다. "성인 여성의 호르몬 수치와 생식기의 모양, 크기, 성적 욕구 사이에 상관관계가 있다는 과학적 증거는 없습니다."

"확실한가요?" 올리비아가 물었다.

"물론 '테스토스테론 의존성' 욕구가 나타나는 여성도 있어요." 내가 신중하게 답했다. "그런 사람들은 아주 미량이지만 최소한의 테스토스테론을 필요로 하는데, 그렇다고 '테스토스테론 수치가 높다'고 말할 수는 없어요. 또 음핵과 질구 사이의 거리로 삽입 성교 시 오르가슴 정도를 짐작할 수 있다고 하지만 그건 전혀 다른 문제죠.[1] 이런 문제를 직접 다룬 연구가 있다면 정말 좋겠지만 현재까지 밝혀진 증거로만 보면 여성의 생식기 모양과 크기, 색깔만으로 성적 관심도를 파악할 수 있는 건 아니에요."

"아⋯⋯", 그녀가 말했다. 그 한마디는 이런 뜻이었다. "에밀리, 당신이 모르는 게 있어요."

올리비아는 심리학과 대학원생이다. 여성 생식 보건 활동가이며, 예전에 나한테 배운 적이 있고, 현재는 자기 연구를 수행 중인데 그래서 우리가 이 대화를 시작하게 된 것이다. 나는 올리비아에게 과학적 근거를 설명할 생각에 무척 신이 났지만, 나직이 울리는 "아" 소리를 듣는 순간, 올리비아에게 이것은 과학의 영역이 아니라는 걸 눈치챘다. 올리비아는 그녀에게 문제가 있다는 확신을 강요하는 문화 속에서 자신의 몸과 섹슈얼리티를 있는 그대로 끌어안으려 애쓰고 있었다.

그래서 내가 말했다. "올리비아, 잘 들어요. 당신의 음핵은 완벽하게 정상이에요. 모든 사람의 생식기는 같은 부품이 구성만 다르게 조직되어 있어요. 그리고 그 다름의 차이에 큰 의미가 있는 것은 아

1부 기초 아닌 기초

닙니다. 그저 아름답고 건강한 인체가 다양한 방식으로 나타나는 것
뿐이에요. 사실 이것이 앞으로 당신이 인간의 섹슈얼리티에서 가장
중요하게 깨달을 부분이기도 해요."

"정말이요?" 그녀가 물었다. "어째서요?"

이 장이 그 질문에 답을 해줄 것이다.

중세 시대에 해부학자는 여성의 외부 생식기를 '푸덴둠
pudendum'이라고 불렀다. 라틴어로 '수치스럽게 하다'라는 뜻
의 'pudere'에서 유래한 단어다. 따라서 여성의 생식기는 "그
것을 내보이는 것에 수치심을 느낀다"라는 뜻으로 붙여진 이
름이다.[2]

잠깐만요, 뭐라고요?

논리는 이렇다. 남성의 생식기는 모두가 보란 듯이 앞으로
튀어나와 있지만 여성의 생식기는 다리 사이에 마치 숨기고
싶은 물건처럼 감춰져 있지 않은가. 왜 남녀의 성기가 이렇게
다르냐고? 순결의 성 도덕에 젖어 있는 중세의 해부학자가 내
놓을 답은 뻔하다. 수치스러우니까.

만약 여성의 생식기가 "수치스러워서" 숨어 있는 게 아니
라면 왜 생물학적으로 남성의 생식기는 바깥에 버젓이 노출되
어 있는 반면 여성의 생식기는 감춰져 있는 걸까?

정답을 말하자면, 사실은 여성의 생식기도 숨어 있지 않
다. 여성의 몸에서 음경에 해당되는 부분이 바로 음부의 제일

위쪽에 위치한 음핵이다. 음핵이 음경보다 덜 두드러져 보이는 건 어디까지나 크기가 작기 때문이다. 그리고 음핵의 크기가 작은 이유는 부끄럽거나 수치스러워서가 아니라 여성은 자기 DNA를 다른 사람의 몸에 전달할 필요가 없기 때문이다. 한편 여성의 몸에서 남성의 음낭에 해당되는 대음순도 음낭과 거의 같은 자리에 위치한다. 다만 여성의 생식샘인 난소는 정소처럼 몸의 외부가 아니라 내부에 있으므로 음순이 몸 밖으로 확장되어 나오지 않았고, 그래서 눈에 덜 띄는 것이다. 난소 역시 수치스러운 기관이라서 안쪽에 있는 게 아니라 여성의 몸이 임신하는 몸이기 때문에 그렇다.

요약하면 여성의 생식기는 생물학의 눈이 아닌 문화적 가정假定의 렌즈로 들여다볼 때에만 "숨겨진" 것처럼 보인다.

우리는 이 책에서 이 사실을 거듭 확인할 것이다. 우리 문화는 생명 현상이 무작위적으로 창조한 결과물에 자의적인 의미를 부여하고 그 의미를 애써 강조해왔다. 사람들은 성기를 은유화해 그것이 실제 무엇인지 보지 않고 겉으로 어떻게 보이는지만을 본다. 그리고 올리비아가 자신의 큰 음핵에 "남성성"을 부여했듯이 문화적 의미를 덧붙여 결국 올리비아로 하여금 자신의 섹슈얼리티가 색을 밝히는 남성에 가깝다는 의미심장한 결론을 내리게 했다.

하지만 자기 몸을 문화가 강요한 대로가 아닌 자연 그대로의 모습으로 보게 되면 생식기를 비롯한 자신의 섹슈얼리티를 진심으로 사랑하며 살아가기가 훨씬 더 쉬워진다.

그래서 이 장에서는 우리 눈에 끼워진 문화적 렌즈를 빼버리고 오직 생물학의 눈으로만 생식기를 보려 한다. 먼저 나는 남녀의 생식기가 원래 같은 부품으로 이루어졌고, 다만 조립된 방식이 다르다는 사실을 자세히 보여줄 예정이다. 또한 생물학과 문화의 말이 서로 어긋나는 지점을 짚어보겠다. 그러니 잘 보고 어느 쪽에 더 수긍하게 되는지 직접 판단하기를 바란다. 앞으로 이 책에서 나는 같은 부품이 사람에 따라 다르게 구성되었다는 발상을 해부학 영역 바깥으로 확장해 인간의 전반적인 성 반응에 적용시킬 것이다. 그리고 바로 이 점이 독자가 이 책을 읽으며 자신의 섹슈얼리티에 관해 배우게 될 가장 중요한 부분이라고 주장할 생각이다.

이 장은 문화가 여성의 육체에 강요하는 터무니없고 편견 가득한 은유를 대체할 새로운 은유를 제공하며 마무리된다. 이 장의 목표는 몸과 섹슈얼리티를 보는 대안적 관점을 소개해 타인이 아닌 자신이 지정한 조건에 따라 스스로 몸에 공감하게 돕는 것이다.

시작

방금 자궁에 두 개의 수정란이 착상했다. 하나는 성염색체가

XX로 유전적으로 여성이고, 다른 하나는 XY로 유전적으로 남성이다. 이 둘은 이란성 쌍생아 남매다. 앞으로 남매는 얼굴, 손가락, 발 등 모든 신체 부위가 동일하게 발달하겠지만 세부적인 조직 방식이 다르므로 보자마자 각기 구분되는 몸으로 태어날 것이다. 남매의 얼굴에서 눈 두 개, 코 하나, 입 하나가 어느 정도 비슷한 장소에 배치되는 것처럼 이들의 생식기도 동일한 기본 요소를 갖추고 대개는 비슷한 방식으로 구성된다. 반면 얼굴이나 손가락, 발과 달리 저 남매의 생식기는 세상에 태어나자마자 곧바로 '아들이다' '딸이다'라고 구별할 수 있다.

그 과정은 다음과 같다. 수정란이 자궁에 착상한 후 약 6주가 지나면 자궁으로 남성 호르몬이 대량 분비된다. 남아의 배아는 여기에 반응해 공통의 생식기 '프리팹prefab' 미리 제작해둔 부품 하드웨어를 음경, 정소, 음낭의 남성형으로 발달시킨다. 반면 여아의 배아는 호르몬 샤워에 반응하지 않고, 같은 생식기 하드웨어를 음핵, 난소, 음순의 여성형으로 발달시킨다.

생물학적 상동의 세계에 오신 것을 환영합니다.

상동기관은 기능이 달라도 동일한 생물학적 기원을 공유하는 형질이다. 남녀 외부 생식기의 각 부위는 상동기관이다. 앞서 이미 두 가지를 언급했다. 먼저 남성과 여성의 생식기에는 끝이 둥글고 대단히 민감하며 성적으로 흥분하면 혈액이 몰려드는 기관이 있는데, 여성의 몸에서는 음핵clitoris, 남성의

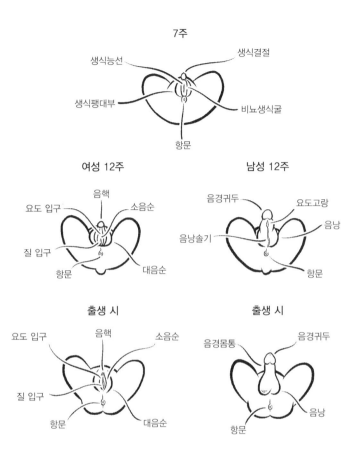

7주

생식능선　　　　　　　생식결절

생식팽대부　　　　　　　비뇨생식굴

항문

여성 12주　　　　　　　남성 12주

음핵

요도 입구　　　　　소음순

질 입구

항문　　　　　대음순

음경귀두　　　　　요도고랑

음낭솔기　　　　　음낭

항문

출생 시　　　　　　　출생 시

요도 입구　　음핵　　소음순

질 입구

항문　　　　대음순

음경몸통　　　　　음경귀두

음낭

항문

같은 부품이 다른 방식으로 조립되어 있다. 모든 사람의 생식기는 수정 후 6주
까지 동일하다가 이때부터 공통의 생식기 하드웨어가 다르게 조직되기 시작
해 여성형 또는 남성형으로 구성된다.

몸에서는 음경penis이라 하는 것이다. 또 부드럽고 신축성이 있으며 사춘기가 되면 거친 털이 자라는 부위를 여성의 몸에서는 대음순, 남성의 몸에서는 음낭이라고 한다. 대음순과 음낭은 겉보기만 닮은 것이 아니라 실제로 태아일 때 같은 조직에서 발달한다. 남성의 음낭을 자세히 들여다보면 중심에서부터 이어지는 이음매가 있는데, 이것이 음낭솔기scrotal raphe다. 여아에게서는 이 부분이 벌어지면서 음순이 된다.

상동성은 남매의 가슴에 유두가 있는 이유이기도 하다. 여성의 유두는 인간을 포함한 거의 모든 포유동물의 생존에 필수다(단, 오리너구리 같은 소수의 고대 포유류는 유두가 없는 대신 복부에서 우유가 새어나온다). 그래서 진화는 태아가 발달하는 초기에 서둘러 젖꼭지부터 만들었다. 하지만 이후 태아가 수컷으로 발달하더라도 적극적으로 억제하기보다 그냥 두는 편이 에너지가 훨씬 덜 소모된다. 다시 말해, 진화가 게으른 바람에 수컷과 암컷 모두 유두가 있다는 말씀이다.

음핵과 음경

음핵과 음경은 신경 말단이 가장 조밀하게 들어찬 외부 생식기관이다. 음핵에서 눈에 보이는 부분인 음핵귀두는 생식기 제일 위쪽에 있고, 눈치챘겠지만 질에서는 조금 떨어져 있다.

1부 기초 아닌 기초

(이 사실은 8장에서 오르가슴을 다룰 때 아주 중요하다.)

음핵은 성적 감각이 총집결한 초대형 터미널로 크기가 음경보다 평균 8분의 1이나 작지만 거의 두 배의 신경 말단이 몰려 있다. 크기는 완두콩에서 피클용 미니 오이까지 다양하지만 모두 정상이고 또 아름답다.

감각, 삽입, 사정, 배뇨의 네 가지 임무를 진 음경과 달리 음핵이 맡은 유일한 업무는 "느끼는" 것이다.

서로 다른 이 두 가지 기능 방식이 하나의 생물학적 기원을 공유한다.

음핵의 바깥 부위인 귀두는 음경의 귀두(음경 끝을 감싸는 도토리깍정이 모양의 덮개)처럼 음핵의 머리 부분에 불과하다. 음경의 몸통은 사람들에게 가장 익숙한 부분이며 세 개의 원통형 구역으로 구성되는데, 그중 한 쌍이 음경해면체이고 남은 하나는 요도가 지나가는 요도해면체다. 이 세 개의 구역이 모두 몸속 깊숙이 연장된다. 요도해면체는 골반 안쪽 깊이 음경망울에서 끝난다. 음경해면체는 끝이 가늘어지다가 골반에 들러붙는다.

문화적으로 음핵은 "음문 꼭대기에 달린 작은 돌기"이지만, 생물학적으로는 "음문 상단에 머리가 튀어나와 있으나 실제로는 내부에 넓게 퍼져 있는 해부 구조"에 더 가깝다. 음경처럼 음핵도 세 개의 구역으로 구성되어 있다. 음핵다리(음핵각)는 음경해면체의 상동기관이다. 그리고 질어귀망울(전정구)

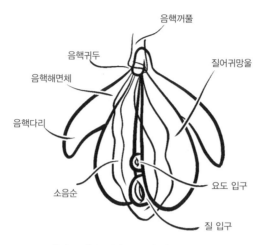

음핵꺼풀

음핵귀두

질어귀망울

음핵해면체

음핵다리

소음순

요도 입구

질 입구

음핵의 구조. '음핵'의 문화적 의미는 흔히 외부 조직인 귀두에 한정된다. 생물학적 의미에서 음핵은 질 입구까지 연장되는 넓은 범위의 내부 발기 조직을 포함한다.

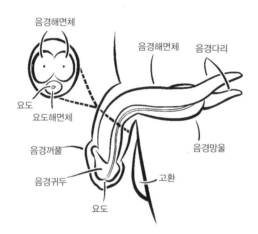

음경해면체

음경해면체   음경다리

요도

요도해면체

음경망울

음경꺼풀

음경귀두

고환

요도

음경의 구조. 음핵처럼 '음경'의 문화적 의미도 귀두와 몸통의 외부 구조에 한정된다. 음핵처럼 음경도 내부의 발기 조직이 있다. 같은 부품이 서로 다른 방식으로 조립된 예다.

44

은 음경망울을 포함한 요도해면체의 상동기관이다. 질어귀는 질의 입구인데 음핵의 머리에서 망울이 연장되어 외음부 조직 깊숙이 뻗어가다가 갈라져서 요도와 질 양쪽에 걸쳐진다. 실제로 음핵은 질의 입구까지 주욱 뻗어 있다.

음핵꺼풀(음핵포피)은 음경의 머리를 덮고 있는 음경꺼풀(음경포피)의 상동기관이다. 그리고 남성의 음경소대는 귀두 아래쪽의 'Y자 모양의 지점'으로 음경꺼풀이 몸통에 붙어 있는 곳이고, 여성의 질 아래쪽 가장자리의 곡선 조직인 음순소대의 상동기관이다(프랑스어로 '포크'라는 뜻).

자신의 음핵을 본 적이 있나요

아직 한 번도 자신의 음핵과 '대면한' 적이 없다면 지금이 바로 그때다. (과거에 자기 음핵과 즐거운 대화를 나눴던 사람도 이번 기회에 재회하시길.) 음핵은 눈으로도 손으로도 찾을 수 있다. 이어지는 두 문단을 읽은 뒤 책을 내려놓고 다음 두 가지 중 편한 쪽으로 시도해보길 바란다.

먼저, 눈으로 찾으려면 거울을 앞에 놓고 손가락으로 음순(외음부에서 부드럽고 털이 난 부분)을 벌린 다음 거울을 들여다보아라. 음부의 맨 위에 작은 돌기가 보일 것이다.

음핵은 손가락으로 찾을 수도 있다. 가운뎃손가락 끝으로 음순이 갈라지는 지점에서 시작해 지그시 누른 다음 손가락 끝으로 음순 사이를 앞뒤로 서서히 이동하면서 피부 아래로 고무질의 작은 돌기가 느껴질 때까지 찾는다. 이때 다른 손으로 불두덩(치구)의 살을 팽팽하게 위로 잡아 끌어올리면 좀더 쉽게 찾을 수 있다. 손가락 끝에 침이나 여성 윤활제, 알레르기 유발 성분이 없는 핸드크림, 코코넛 오일 등을 묻혀서 미끈거리게 하면 도움이 된다.

자신의 음핵을 실제로 보라고 하는 데는 이유가 있다.

하루는 수업 후 한 학생이 찾아와 자기 어머니와 영상통화한 내용을 말해주었다. 학생은 어머니한테 내가 가르치는 '여성의 섹슈얼리티' 수업 이야기를 했다. 강의 슬라이드에서 외음부의 도해와 실제 사진을 봤다고 말했을 때 어머니의 반응에 나는 깜짝 놀랐다. "난 내 음핵이 어디 있는지 모르겠구나."

학생의 어머니는 54세였다.

학생은 어머니에게 이메일로 내 강의 슬라이드를 보냈다.

이 책의 첫 번째 장을 생식기 해부 구조로 시작하는 이유는 바로 이 때문이다. 학생 어머니의 이야기를 듣고 나는 당장 외음부 그림에 음핵을 가리키는 화살표와 '바로 여기!'라고 표시한 티셔츠를 제작하고 싶은 생각이 간절했다. 거리로 나가 자신의 음핵을 찾는 법이 적힌 전단을 사람들에게 나눠주고 싶었다. 여성이 자기 음핵을 가리키는 애니메이션 GIF가

인터넷에 널리 퍼졌으면 좋겠다고 생각했다. 타임스퀘어 전광판까지 장악하면 더 좋고. 그렇게 세상 모두가 알았으면 좋겠다.

그러나 일단은 독자가 당장 하던 일을 멈추고 거울에 비친 자기 음핵을 봤으면 좋겠다. 음핵의 위치를 아는 것은 중요하다. 그러나 자기 음핵이 어디에 있는지 아는 것? 그건 힘이다. 그러니 지금 바로 거울을 가져와서 학생과 학생의 용감하고 놀라운 어머니에게 경의를 표하며 자기 음핵을 찾아봐주길.

성 교육자 훈련을 받기 시작하면서 내 음핵을 처음 봤을 때 나는 울었다. 당시 나는 열여덟이었고, 연애가 순탄치 않았고, 그래서 답을 찾아 헤맸다. 강사가 말했다. "오늘 밤에 집에 가면 거울을 앞에 놓고 앉아 자기 음핵을 찾아보세요." 나는 시키는 대로 했다. 거울 속 음핵이 징그럽지도, 이상하지도 않다는 사실이 눈물이 날 정도로 충격적이었다. 그건 그저 내 몸의 일부였다. 그건 내 것이었다.

그 일로 나는 내 섹슈얼리티에 대한 최고의 참고 자료가 바로 나 자신의 몸이라는 사실을 깨달았다.

그러니까 지금 바로 가서 자기 음핵을 봐라.

그리고 이참에 외음부의 나머지 부분도 같이 확인해보라.

나는 내 교실에서 전형적이지 않은 학생, 특히 연령대가 18~22세에서 벗어난 사람을 선호하는데 바로 메릿이 그런 학생이었다. 게이 에로티카를 쓰는 레즈비언 작가로 완경完經에 근접했고 배우자와 함께 20년 가까이 살면서 10대 딸을 키우고 있다. 메릿을 처음 만났을 때 자신은 기독교 근본주의자인 한국인 부모 밑에서 전형적인 보수적 사고방식을 주입받으며 자랐다는 말을 듣고 몹시 놀랐다. 그런 성장 배경을 고려하면 레즈비언임을 스스럼없이 밝히는 태도와 그녀의 글, 그리고 내 강의실에서 그녀의 존재가 더욱 놀랍다.

42세인 메릿은 자기 음핵을 볼 생각을 해본 적이 없었다. 내가 첫 수업에서 제안할 때까지는 꿈도 꿔본 적이 없다고 했다. 수업 후 메릿이 내게 오더니 걱정스러운 기색으로 말했다. "어린 학생에게 자기 생식기를 보라고 권하는 게 과연 좋은 생각일까요? 그랬다가 아이들이…… 완전히 마음을 닫아버리면 어떡하죠?"

"정말 좋은 질문이네요." 내가 말했다. "지금까지 그런 학생은 없었지만 어차피 필수 과제가 아니니까 아마 그럴 자신이 없는 학생이라면 아예 시도하지 않을 거예요. 하지만 저는 모든 수업에서 권장하는 편이고, 특히 공중보건이나 의학을 전공할 학생들에게는 강력히 추천합니다. 보든 안 보든 그건 학생 자신이 결정할 일이에요."

결국 메릿은 자기 음핵을 보지 않았다.

대신, 배우자인 캐럴이 보게 했다. 그건 여러 면에서 자신이 직접 거울과 마주하는 것보다 더 용감한 결정이었다. 그리고 메릿 자신은 캐럴의 것을 봤다. 그런 다음 무엇을 봤는지, 왜 전에는 한 번도 서로의 성적인 부위를 보고 얘기할 생각을 못 했는지 이야기를 나눴다. 다음 수업 시간에 메릿은 놀라운 사실을 알게 되었다고 했다.

1부 기초 아닌 기초

"캐럴은 이미 자기 음부를 본 적이 있더라고요. 1980년대에 페미니스트 의식 고취 활동에 참여하면서 여러 명이 원형으로 둘러앉아 손거울을 들고 봤다더군요."

"대단하네요!" 나는 진심으로 감탄했다.

메릿은 양쪽 손바닥을 위로 한 채 손을 내밀더니 저울질하는 시늉을 하면서 말했다. "캐럴과 달리 이런 일이 저한테는 왜 이렇게 어려운지 모르겠어요. 섹스 문제를 생각하면 꼭 벼랑 끝에 서서 아슬아슬하게 팔을 허우적대는 기분이 들거든요."

메릿이 느낀 양가감정은, 섹스란 삶의 정해진 장소에서만 허용된다고 가르친 가정에서 성장한 사람이라면 누구나 느낄 수 있는 정상적인 것이다. 그러나 이런 성향은 뇌에서 신경이 배선된 방식으로도 설명할 수 있다. 자세한 내용은 2장에서 이야기하겠다.

대음순과 소음순

소음순은 외음부 안쪽의 부위지만 '안'에 머물지 않고 대음순 밖으로 빠져나오는 경우가 있다. 반대로 소음순이 외음부 안쪽으로 숨어 들어가 일부러 들추지 않는 한 보이지 않는 사람도 있다. 전체적으로 균일한 색을 띨 수도 있고, 끝 쪽으로 갈수록 색이 짙어지기도 한다. 누구의 것이든 정상이고 건강하며 아름답다. 짧든, 길든, 베이지색이든, 갈색이든 모두 정상이다.

대음순 역시 사람에 따라 제각각이다. 음모가 허벅지와 항문 주위까지 촘촘하게 이어지는 사람이 있는가 하면, 털이 거의 없는 사람도 있다. 어떤 음순은 상당히 부풀어 보이고, 어떤 음순은 납작하다. 어떤 음순은 주변 피부와 같은 색깔이고 어떤 음순은 주변보다 더 짙거나 밝다. 모두 정상이고 모두 아름답다.

음핵에서처럼 음순에 대한 문화적 관점 역시 생물학적 사실과 일치하지 않는다. 소프트코어 포르노 속 음부는 자체 기준에 따라 디지털로 조작되어 색이 일정하며 소음순이 완전히 안쪽에 파묻힌 상태라 "디테일이 약하다".[3] 이는 문화 속에서 음부의 표현이 극히 제한적이라는 뜻이다. 현실에서 성기의 다양성은 실로 엄청나며 이런 변이와 연관된 병증은 없다. 그런데도 여성의 몸이 제한되어 표현되는 바람에 사실상 '정상적'인 외음부에 대한 여성의 인식은 그릇되게 형성되고 있다.[4]

따라서 실제로 다른 이의 외음부를 본다면—단, 상대가 적극적으로 동의했을 때에만 시도하길 권한다—아마 자신과 생김새가 너무 달라 놀랄 것이다. 『플레이보이』에서나 볼 수 있는 단정하게 오므려진 외음부는 거의 찾아보기 어렵다.

통증이 있는 게 아니라면(그렇다면 병원에 가라!), 여러분의 생식기는 지금 그대로 완벽합니다.

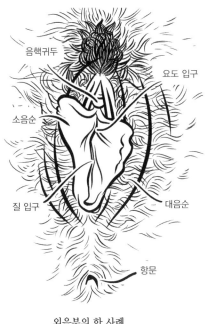

음핵귀두

요도 입구

소음순

질 입구

대음순

항문

외음부의 한 사례

처녀막에 대한 진실

처녀막(질입구주름)? 당신에게는 처녀막이 있(었)을 수도 있고
없을 수도 있다. 처녀막은 질 하단부 가장자리를 따라 입구를
일부 덮고 있는 얇은 막이다. 장담하는데, 처녀막이 있든 없
든 당신이 처녀막에 대해 배운 사실은 대부분 잘못되었다.[5]

개중에 가장 진실에 가까운 것이 있다면, 처녀막이 늘어나

지 않은 상태로 삽입 성교를 했을 때 통증을 느낄 수 있다는 점이다. 실제로 처녀막은 음경이 삽입될 때 아픔을 느끼는 원인 중 하나다(그렇다고 가장 흔한 것은 아니다. 성교 시 통증의 가장 흔한 원인은 윤활액의 부족이다).

하지만 처녀막은 영원히 찢어진 채로 남아 있는 피부 조직이 아니다. 또한 식품의 신선도를 보장하는 밀봉 포장도 아니다. 설령 찢어지거나 멍이 들어도 시간이 지나면 치유되며, 처녀막의 크기는 질 삽입 여부에 따라 달라지지 않는다.[6] 그리고 대개는 출혈이 일어나지도 않는다. 처음 음경이 삽입되었을 때 묻어나오는 피는 처녀막이 손상되어서라기보다는 윤활액의 부족으로 질이 찢어졌기 때문일 가능성이 크다.

성교를 해 처녀막이 늘어나기 시작하면 신축성이 좋아진다. 그리고 사춘기가 끝날 무렵인 25세를 전후로 호르몬이 변화하면서 위축되어 덜 눈에 띄게 된다(눈에 띈 적이 있었다면).

처녀막은 여성의 생식기가 보여주는 폭넓은 변이의 또 다른 예다. 누군가는 처녀막 없이 태어난다. 또 누군가는 무공형 처녀막(처녀막막힘증. 구멍 없는 막이 질의 입구를 완전히 덮고 있다), 또는 다공형 처녀막(구멍 없는 막에 여러 개의 작은 구멍이 있다), 또는 중격형 처녀막(질을 가로질러 피부로 된 끈처럼 늘어나 있다)을 지녔다. 어떤 처녀막은 튼튼하고 어떤 처녀막은 손상되기 쉽다. 어떤 처녀막은 사춘기 무렵에 일찌감치 사라지고 어떤 처녀막은 폐경 후에도 흔적이 남아 있다.

처녀막이 다양한 이유는 진화가 딱히 중요하게 선택하지 않은 형질이기 때문이다. 처녀막에는 생식적으로든 다른 측면에서든 별다른 기능이 없다. 단지 일종의 부산물로서 남성의 유두처럼 진화적 선택압의 거대한 힘이 남기고 간 잔여물 같은 것이다. 남성에게는 요도가 전립샘을 통과해 정관과 합류하는 요도 벽에 불룩 솟은 요도둔덕이 있는데 그게 바로 처녀막의 상동기관이다.

처녀막은 인간이 자신의 해부 구조를 어떻게 은유화했는지 보여주는 대단히 좋은 사례다. 아무런 생물학적 기능이 없는 이 기관을 두고 서구 문화에서는 오래전부터 강력한 서사를 구축했다. 이 이야기는 생물학과는 아무 관련이 없고, 오직 여성을 통제하려는 목적에만 철저하게 관계가 있다. 문화는 질의 입구에서 '장벽'을 발견했고, 그것을 '처녀성'의 징표로 삼았다(처녀성 자체도 생물학적으로 의미 없는 발상이지만). 그런 얼토당토않은 생각은 오직 여성이 재산으로 취급되고, 외부인 출입 제한 구역으로서의 질이 가장 가치 있는 부동산인 사회에서나 발명될 법하다.

처녀막이 아무 신체적·생물학적 기능을 수행하지 못하는데도 여러 문화권에서 처녀막을 둘러싼 신화가 창조되었고, 사회에 너무 깊이 뿌리박혀 있어서 실제로 처녀막 '재생술'까지 횡행한다. 마치 의학적으로 꼭 필요한 처치인 것처럼 말이다. (반면 남성의 유두를 완벽하게 만드는 수술이 있던가?)

물론 처녀막은 다른 의미에서 여성의 신체적, 정신적 건강과 관련된다. 처녀막이 없다는 이유로 폭행당하거나 심지어 살해되는 여성이 있기 때문이다. 반대로 어떤 여성은 처녀막이 온전하다는 이유로 "강간당했을 리가 없다"는 말을 듣기도 한다. 처녀막은 그 해부 구조 때문이 아니라 처녀막에 대한 사회의 믿음 때문에 여성의 신체적 안녕에 실질적인 영향을 미치고 있다.

정확한 용어

생식기에 대해 한 가지만 더 말해보겠다. 여성의 외부 생식기관 전체를 지칭하는 명칭은 '외음부vulva(음문, 음부)'다. '질vagina'은 자궁으로 이어지는 내부 생식관을 지칭한다. 외음부를 말하면서 종종 '질'이라는 단어를 사용하는데, 앞으로는 좀 더 명확히 구분해서 사용하길 바란다. 참, 거울 앞에서 옷을 벗고 서 있을 때 삼각형으로 보이는 부위는? 그곳은 불두덩(치골)이다.

다시 정리하면,

질 = 생식관
외음부 = 외부 생식기

불두덩 = 치골 위에 털이 자라는 부위

독자더러 앞장서서 사람들의 실수를 고쳐주거나, "버자이너 모놀로그The Vagina Monologues가 아니라 벌바 모놀로그The Vulva Monologues!!!"라고 쓴 피켓을 들고 시위하라고까지 말하지는 않겠다. 하지만 적어도 앞으로 자신이 어떤 용어를 써야 하는지는 잘 알았을 것이다. 누구도 얼굴이나 이마를 두고 목구멍이라고 부르지는 않으니까. 그러니 외음부나 불두덩을 두고 질이라고 하지 말자. 외음부에 더 나은 세상을 만들어주자.

생식기 분비물

외음부에는 질의 입구 양쪽으로 바르톨린샘(큰질어귀샘)이 있는데, 성적으로 흥분하면 삽입 성교 때 마찰을 줄이고 건강 상태와 생식 능력을 알리기 위해 향내를 풍기는 체액을 분비한다. 여성의 성기가 '젖었다'라고 표현하는 게 바로 이 현상이다. 그런데 사실 생물학적으로 남성과 여성의 몸은 모두 '젖는다'. 남성의 전립샘 바로 아래에 쿠퍼샘(요도망울샘)이라는 것이 있는데 바르톨린샘의 상동기관인 이 샘에서 사정 전 윤활액인 쿠퍼액이 나오기 때문이다.

생물학적 관점에서 남녀의 생식기가 모두 단단해지고 또 젖는데, 왜 '단단해지는' 건 음경이고, '젖는' 것은 질이라고 구분하는 걸까? 역시 이번에도 문화가 말썽이다. 남성이 발기해 '단단해지는' 것은 삽입 성교에 필요한 조건이고, 여성이 '젖는' 것은 삽입 성교를 위한 '준비'로 받아들여진다(과연 그럴까. 6장에서 진실을 확인하자). 삽입 성교는 성의 세계의 핵심이므로 문화는 남성의 성기가 단단해지고 여성이 젖는 것을 '성적 흥분의 궁극적 지표'로 은유화했다. 그러나 신체 부위와 마찬가지로 혈류의 변화, 생식기 분비물 같은 생리 반응 역시 같은 부품, 다른 조립의 원리가 적용된다. 문화는 단단해진 남성과 젖은 여성을 강조하지만, 실은 남성도 젖고, 여성도 단단해진다.

외음부의 요도 입구에도 스킨샘이라는 분비샘이 있다. 스킨샘은 남성의 전립샘에 해당되는 상동기관이다. 전립샘은 두 가지 일을 한다. 성적 흥분 상태에서는 주변이 부풀어 올라 소변이 나오기 어렵게 만든다. 또한 전립샘은 정자가 이동하는 정액의 절반가량을 생산한다. 다시 말해 사정을 가능하게 하는 곳이다. 여성의 스킨샘도 요도 주변으로 부풀어 오르기 때문에 성적으로 크게 흥분한 상태에서는 소변이 잘 나오지 않는다. 오르가슴 직후 변기에 앉아봤다면 이 말뜻을 알 것이다.

사람에 따라 스킨샘에서 액체를 대량으로 생산하는데, 이

것이 '여성 사정'의 원천으로 보인다. 여성 사정, 이른바 '분출'은 그동안 많은 연구가 이루어졌고 또 포르노에 등장하면서 최근 들어 주목받았다. 나 역시 평소 이와 관련된 질문을 많이 받는다. 한번은 대학 기숙사에 설치된 질문 상자에 답변하러 갔는데 그 안에 들어 있던 두 개의 질문 중에서 하나는 "어떻게 하면 분출할 수 있나요?"였고, 다음 질문은 "어떻게 하면 분출을 멈출 수 있어요?"였다.[7]

우리 문화는 여성의 성기에서 나오는 체액에 대해 상반된 메시지를 전달한다. 사정은 본질적으로 남성의 행위로 여겨지고, 여성의 성기는 수치스러운 것이라 여성의 몸이 그렇게 힘차게 액체를 뿜어내는 행위는 용납되지 않는다. 그러나 한편으로 여성의 사정은 상대적으로 희귀한 현상일뿐더러, 새로운 것에 탐닉하는 인간의 본능이 시장의 수요 공급 원리와 결합해 '사정하는 여성'이라는 상품은 가치가 높고 또 전시 대상이 된다. 그래서 여성 사정에 대한 문화적 메시지를 새겨들은 여성이라면 당연히 혼란스러울 수밖에 없다.

하지만 생물학적 메시지는 단순하다. 여성의 사정은 남성의 유두와 여성의 처녀막처럼 부수적인 형질이다. 문화가 어떻게 취급하든 결국 모두 각자의 사정이 있다. 내가 아는 어느 여성은 평생 사정을 모르다가 폐경 직후 새로운 상대를 만나면서 처음 사정하기 시작해 절정에 오를 때마다 4분의 1컵 정도의 액체를 내뿜었다. 파트너가 바뀌어서였을까? 또는 폐경으로 인한 호르몬 변화였을까? 아니면 전혀 다른 원인일까? 답은 나도 모른다. 한 연구에 따르면 스킨샘 구멍의 수로 여성의 사정 여부를 예측할 수 있다고 한다.[8] 구멍이 많을수록 사정할 가능성이 높아질까? 아니면 사정을 하면서 구멍이 많아지는 걸까? 이 역시 답은 모른다.

그러나 중요한 사실 하나는 알고 있다. 여성의 성기는 때로는 젖고, 향기가 있다는 것. 우디머스크 향을 풍기는 풀과 앰버의 진한 흙 냄새. 여성의 성기는 향그럽고, 때로는 끈적거린다. 여성의 섹슈얼리티를 다룬 『질의 응답』에서 저자 엘런 스퇴켄달과 니나 브로크만은 땀 흘린 긴 하루 끝의 음부를 묘사하면서 "디스코 마우스disco mouse"라는 표현을 썼다. 생식기 분비물은 월경 주기에 따라, 나이가 듦에 따라, 또 먹는 음식에 따라 달라진다. 여성은 그렇게 모두 다르다.

젖은 생식기의 냄새나 느낌이 아름답지도, 매혹적이지도 않다고? 그건 우리 문화가 여성의 성기에 대해 심어준 선입견을 생각하면 놀랍지 않은 반응이다. 그러나 자신의 성기와 분비물에 관한 인상은 대체로 학습된 것이다. 자기 몸을 있는 그대로 사랑한다면 더 강렬한 쾌락과 욕구, 더 강하고 훌륭한 오르가슴을 선사받을 것이다. 자세한 것은 5장에서 다룬다.

1부 기초 아닌 기초

간성

간성intersex,**9** 즉 태어날 때부터 생식기가 남성이나 여성으로 뚜렷이 구분되지 않는 이들도 똑같은 부품을 지니고 있다. 다만 일반적인 여성과 남성의 중간 단계로 조직되었을 뿐이다. 남근의 크기, 요도 입구의 위치, 음순 음낭 조직의 분리 등의 형질이 남녀 사이 어디쯤에 있다.

간성 생식기의 발생 과정은 상동성으로 잘 설명된다. 성기가 남녀 사이의 '중간 구역'에 있는 사람은 수정부터 발달 과정까지 태아의 성장에 관여하는 대단히 복잡한 생화학적 사건에 작은 변동이 일어났고, 이 변화가 약 60명의 한 명꼴로 조금 남다른 생식기를 낳은 것이다.**10** 그러나 음순이 크든 작든 아무 문제가 없는 것처럼 이들의 성기도 문제없다.**11** 이 역시 동일한 신체 부위가 다른 방식으로 조직된 것에 불과하다. 예를 들어 남성의 요도 입구는 대개 음경의 머리 어딘가에 있지만, 드물게 음경의 몸통에 있을 때도 있다. 그러나 배뇨에 방해되거나 만성 감염을 일으키지 않는다면 아무 문제가 없다 (실제로도 대개 문제를 일으키지 않는다). 통증이 있거나 쉽게 감염되거나 그 외 의학적 문제가 없다면 별다른 의학적 개입이 필요하지 않은 건강한 상태. 우리는 모두 같은 부품을 지녔지만 다른 방식으로 조립되었을 뿐이다.

내가 당신의 성기를 살펴보지 않고도 정상이며 건강하다

고 말하는 이유가 이것이다. 여러분 모두 같은 부품을 지녔으나 각자 고유한 방식으로 조립되었다.

다른 성 교육자들처럼 나도 생식기 해부학 강의 슬라이드에 다양한 외음부 사진을 넣는다.

이 사진들을 어디에서 찾느냐고? 물론 인터넷에서다.

하지만 다양한 예를 찾기란 여간 어려운 게 아니다. 검색창에 뜨는 이미지의 대부분은 젊고, 갸름하고, 하얗고 깨끗하게 면도한 사진이다. 나이 든, 유색인종의, 다양한 크기의, 수술받은, 치골에 음모가 그대로 있는 외음부를 보여주는 (성 긍정) 이미지를 찾으려면 발품을 많이 팔아야 한다.

나는 어느 시끌시끌한 만화 컨벤션에서 커밀라와 마주 앉아 어려움을 토로했다. 커밀라는 나만큼이나 괴짜이며 학부 시절 또래 성 교육자로 활동했다. 하지만 나와 다르게 젠더 연구와 스튜디오 예술로 학위를 받았고, 아프리카계 미국인이며, 직업은 일러스트레이터다. 커밀라는 내가 부딪힌 난관을 듣더니 지혜를 나눠주었다.

커밀라가 말했다. "정말 그랬다고? 검색창에 '흑인의 음부'라고 입력한다는 말이지? 그것도 직장에서?"

나는 사과의 뜻으로 어깨를 으쓱했다. "소시지랑 법, 성교육 강의 자료가 어떻게 만들어지는지는 모르는 게 정신 건강에 좋아."

커밀라가 말했다. "내가 맞혀볼게. 그렇게 검색해봐야 찾아내는 건 포르노 속 이미지뿐이겠지. 예술적이거나 네 주장을 뒷받침하거나 몸을 긍정하는 것은 눈을 씻고 찾아봐도 없고 말이야."

"포르노, 그리고 의학 교과서에 실린 그림들." 내가 맞장구쳤다. "'페미니스트 유색인종 음부'라고도 검색해봤는데, 핀터레스트나 엣시 같은 소셜미디어에 올라온 과장된 결과물뿐이었어."

커밀라가 놀리듯 말했다. "네가 건강하고 정상적인 외음부가 어떻게 생겼는지 보고 싶은 젊은 여성이라고 해보자. 이때 네가 모든 걸 다 갖춘 백인이라면 텀블러Tumblr에만 들어가도 네가 찾는 게 널렸을 거야. 하지만 흑인이거나 아시아계, 라틴계라면 뭐가 나올까? 포르노나 의학 관련 사진뿐이지. 그게 무슨 뜻인 것 같아?"

내가 말했다. "그렇다고 '저기요, 유색인종 여성분들, 자기 외음부 사진 좀 웹에 올려주세요. 다른 여자들이 보고 자기가 정상이라는 걸 알 수 있게'라고 말할 수는 없잖아."

"그렇긴 하지만", 커밀라가 말했다. "사람들이 무엇을 보고, 또 무엇을 보지 못하는지는 생각보다 굉장히 중요해. 혹시 에셔 걸Escher girls이라고 들어봤어?"

"아니, 에셔 걸이 뭔데?"

"만화에 나오는 여성 캐릭터야. 허리가 어찌나 잘록한지 그 안에 장기가 자리할 공간은 조금도 없지. 게다가 척추가 비정상적으로 뒤틀려서 가슴과 엉덩이가 붙어 있다시피 해. 해부학상 불가능한 포즈로 서 있고. 그래서 불가능한 환영으로 유명한 화가 에셔의 이름을 따서 에셔 걸이라고 불러."

"듣고 보니 내가 봤던 나쁜 포르노 같네." 내가 말했다.

"바로 그거야." 커밀라가 말했다. "청소년 시절에 에셔 걸을 보면서 난 여자들이 원래 다 그렇게 생긴 줄 알았어. 하지만 내 몸은 전혀 그렇지 않았지. 그래서 내 첫 정체성을 '별종'으로 정한 거야. 여자도 아니고 흑인도 아닌 별종 게이머. 그 후로 내 정체성의 다른 부분과 통합하기까지 꽤 오랜 시간이 걸렸어. 어떻게 조합해야 할지 알 수 없었거든. 그래서 사람들이 보는 이미지는 중요해. 무엇이 가능하고, 무엇이 짝을 짓고, 어떤 것은 속해 있고, 어떤 것은 속해 있지 않은지를 말해주니까. 사람들은 누구나 어딘가에 속하려고 애쓰잖아."

이 말이 내게는 선물 같았다. 그때부터 나는 강의를 준비할 때마다 커밀라의 말을 떠올린다. 그리고 다양한 외음부를 보여주는 성 긍정 이미지를 찾으려고 몇 시간씩 인터넷을 헤맨다. 왜냐하면 내 학생은 누구 하나 똑같은 사람 없이 제각각이고, 나는 그들이 자기 몸이 정상이라는 걸, 또 내 수업에 속해 있다는 걸 알았으면 좋겠기 때문이다.

같은 부품, 다른 조직이 중요한 이유

모든 인간의 생식기가 동일한 부품으로 조립만 다르게 되었다는 간단한 원리가 왜 이 책에서 인간의 섹슈얼리티에 대해 배울 핵심적인 사실이냐고?

거기에는 두 가지 이유가 있다.

　　　　　　　　　　　　1부 기초 아닌 기초

첫째, 생김새와 관계없이 당신의 성기는 정상이다. 그냥 정상인 정도가 아니라 (가나다순으로) 근사하고, 놀랍고, 달콤하고, 로맨틱하고, 맛있고, 빛나고, 사랑스럽고 (…) 환상적이다. 유일무이하고 정상이다. 아름답고, 또 완벽하다.

둘째, 인간이 성을 표출하는 방식에도 같은 원리가 적용된다. 생식기 반응부터 엉덩이 때리기와 페티시까지, 앞으로 이어지는 모든 장에서 보겠지만 모두의 성 생리, 성 심리, 성욕은 다 같은 부품으로, 사람에 따라 다르게 조립되었다.

'같은 부품, 다른 조립'이라는 이 단순하고도 의미심장한 개념을 장착하면 지금까지 시대를 초월해 가장 인기 있었던 질문에 답할 수 있다. 과연 남성의 섹슈얼리티와 여성의 섹슈얼리티는 같은가, 아니면 다른가?

정답: 같고도 다르다.

반복하건대 저 둘도 같은 부품이 다르게 조립되었을 뿐이다.

인구 집단 전체에서 사람의 몸을 보면 남녀의 차이를 확연하게 구분할 수 있지만 사실 집단 내부에서도 집단 간 차이 못지않게 폭넓은 변이가 존재한다.

먼저 성과 상관없는 예를 들어볼까. 성인 여성의 평균 키는 163센티미터이고, 성인 남성의 평균 키는 178센티미터로 두 집단의 평균은 15센티미터 차이가 난다. 하지만 무작위로 선정한 500명의 여성과 500명의 남성을 측정하면 여성은 대부분 152~173센티미터 안에 들어가 집단 내에서 21센티미터의 차이가 나고, 거의 모든 남성은 162~193센티미터 안에 들어가 집단 내에서 31센티미터의 차이가 난다. 여기서 세 가지 사실에 주목해보자. (1) 남녀의 차이(15센티미터)보다, 집단 내에서의 차이(여자와 남자 각각 21센티미터와 31센티미터)가 더 크다. (2) 두 집단 사이에 약 10센티미터가 중첩된다. (3) 조사된 전체 1000명 중에서 100~200명은 이 범위에서 벗어난다![12]

성도 마찬가지다. 집단 안에서 아주 방대한 범위의 성적 다양성이 발견되는데, 비단 성기의 구조만이 아니라 성적 취향, 성적 기호, 성 정체성, 성적 표출, 그리고 이 책의 나머지 주제인 성기능(흥분, 성욕, 쾌락, 오르가슴)이 모두 해당된다. 두 집단이 중첩되는 구간도 있고, "평균"의 범위에서 크게 벗어나면서도 여전히 완벽하게 정상이고 건강한 이들도 존재한다.

어떤 학자는 남녀 사이의 차이점이 유사점보다 더 중요하다고 주장한다. 또 어떤 이들은 유사점이 차이점보다 더 중요하다고 말한다. 내 생각을 말해볼까? 같은 부품이 다른 방식으로 조직되었다는 상동기관의 기본 원리가 유사점이나 차이점보다 더 중요하다는 게 내 의견이다.

다양성은 인간의 섹슈얼리티에서 유일하게 진실이자 보편적인 형질이다. 몸과 욕구와 행동에 이르기까지 세상에는 지구에 사는 사람의 수만큼이나 많은 '섹슈얼리티'가 있다. 세상에 똑같은 사람은 없다.

성 교육자가 친구들과 술 한잔 하며 나누는 대화는 보통 이렇다.

로리: 내가 아는 여자가 있는데, 임신하면 출산하자마자 은밀한 부위의 성형부터 할 거래. 아기를 낳고 나면 그 부위가 흉해 보일 거라나.

커밀라: 성형이 성기능을 개선한다는 증거가 없는데도 미용계와 의료계가 작당해서 돈을 쏟아부어 그런 생각을 심어놓고 불필요한 자기혐오를 유도해 이익을 얻으려는 수작이라고 말해주지그래.13

로리: 그렇게까지는 말 못 하고. 일단 애를 낳으면 그곳이 어떻게 변했더라도 남편은 거기를 다시 보게 된 것만으로 좋아할 거라고 했어.

에밀리: 여자가 아기를 낳고 몸이 변하는 걸 기념하는 날을 정하면 어떨까? 출산으로 몸매는 물론이고 몸의 의미가 달라지는 것을 기념하자는 거지.

이 중에서 유일한 엄마인 로리만 내가 무슨 약을 먹었나 하는 표정으로 쳐다보지 않았다. 로리가 말했다. "그런 기념일이 있다면 정말 땡큐지. 바람 빠진 풍선 같은 기분으로 살아가는 하루하루가 조금이라도 쉬워질 수 있다면 뭐든 좋아."

"하지만 당신은 진정으로 아름답습니다!" 모두 이구동성으로 로리에게 말했다.

로리의 부인할 수 없는 아름다움에 대한 찬사는 와인보다 더 빠르게 쏟아졌다. 그러나 며칠 뒤 로리는 내게 와서 정작 자기에게 필요한 건 그 반대였다고 말했다. "내 몸이 과거와 같아질 수 없다는 걸 슬퍼해도 괜찮다는 말을 듣고 싶었어. 예전의 나는 내 몸을 사랑하려고 무던히 애를 썼거든. 그런데 이제 와서 이 변해버린 몸을 또 사랑하려면 처음부터 다시 시작해야 하잖아."

그래서 내가 말했다. "그래, 네 몸이 계속 변해가는 걸 슬퍼해도 괜찮아."

로리가 울음을 터트렸다. 로리는 최근 들어 자주 눈물을 흘린다. 지금껏 자신이 다른 사람에게 베풀었던 애정과 관심을 반대로 받는 입장이 될 때마다 갑작스레 찾아오는 고요한 폭풍이다.

"내가 내 몸을 좋아하느냐 아니냐의 문제가 아니야." 그녀가 훌쩍거렸다. "그게 내가 트레브를 낳고 진짜 변한 거지. 이제 문제는 내가 내 몸으로 내게 필요한 일을 할 수 있느냐 없느냐 하는 거야."

로리가 말한 "몸이 자신에게 필요한 일을 하는 것"은 출산, 1년이 넘는 기간의 수유, 거의 3년 동안 네 시간 이상 연달아 잠을 잔 적이 없는 생활을 말한다. "트레버는 수면 습관이 별로 안 좋거든"이라는 말로 로리 눈 밑의 다크서클을 다 가리지는 못한다. 실로 로리의 몸은 놀랍다.

그러나 로리 자신은 그렇게 느끼지 않는다.

"모두 같은 부품이 서로 다르게 조립된다"는 개념은 생식기의 다양성은 물론이고 여성의 몸이 평생 변하는 방식에도 적용된다. 또한 모든 이의 생식기가 정상이고 아름답듯이 모든 여성의 몸도 정상이고 아름답다.

그러나 대부분의 여성은 이런 생각을 배우지 못했다. 우리는 몸이 어떤 특정한 모습이어야 한다고 배웠다. 그렇지 않으면 문제가 있는 거라고. 이런 사고와 그것을 극복할 방법은 5장에서 설명한다.

관점 바꾸기[14]

자기 성기가 마음에 들지 않는 사람에게 "모두의 생식기가 완벽하고 아름답다"고 아무리 외쳐봐야 소용없다는 걸 나도 잘 알고 있다. 그러나 자신의 성기가 고유하고 건강하며 아름답다는 걸 깨닫고 싶은 사람에게는 다음의 두 가지를 권한다.

1. 거울을 가져와 자신의 음부를 본다. (휴대전화의 카메라를 셀프 모드로 전환해서도 가능.) 구석구석 찬찬히 들여다보면서 마음에 드는 점을 모두 적는다. 어쩌면 마음에 들지 않는 부분이 더 많이 떠오를 수도 있지만 부정적인 내용은 적지 않는다. 일주일에 한두 번씩, 혹은 더 자주 관찰과 기록을 반복한다. 갈수록 좋은 점이 점점 더 부각되고 불평은 사그라들 것이다. 마음에 드는 부분을 다른 이에게 이야기해도 좋다. 같은 연습을 시도했던 사람과 이야기를 나누는 것이 가장 효과적이다.

이런 활동을 "인지 부조화"라고 부르는데, '부정적인' 느낌이 들 때 의도적으로 좋은 점을 인식하도록 강제하기 때문이다. 한번 시도해보라.

2. 배우자나 연인에게 대신 살펴봐달라고 부탁해도 된다. 옷을 벗고 누운 다음 상대가 자신의 음부를 보게 한다. 무엇이 보이는지, 느낌이 어떤지, 어떤 기억이 있는지를 묻는다. 평소 염려하는 점을 말하고 상대가 보고 있는 것을 함께 볼 수 있게 해달라고 요청한다. 상대의 말을 두려워하지 않고 듣는다.

바람직한 정원의 은유

우리 문화가 무작위적인 생명 현상에서 제멋대로 의미를 취해 여성이 자기 몸을 불편하게 생각하도록 은유화해왔다는 주장으로 이 장을 시작했다. 나는 이 책에서 새롭게 정원의 은유를 소개하려고 한다. 앞서 나왔던 사과나무의 은유를 기억하는가? 나는 평소 사과나무 은유만큼이나 정원의 은유도 즐겨 사용한다. 정원의 은유는 우리가 갖고 태어난 성적 하드웨어(몸과 두뇌)와 우리가 날 때부터 속한 가족 및 문화가 상호작용하여 성인기의 성적 자아를 형성하는 과정에 대해 판단 없는 사고방식을 제공한다.

세상에 태어난 날, 당신은 비옥한 토양을 받는다. 당신의 가족과 문화가 바로 그 땅에 씨를 뿌리고, 당신이 커서 직접 돌볼 때까지 대신 정원을 가꾼다. 그들은 정원에 언어와 태도를 심고, 사랑과 안전과 몸과 쾌락의 지식을 심는다. 그리고 정원 돌보는 법을 가르친다. 당신이 사춘기를 거쳐 성인이 되면 이 정원을 돌볼 책임을 완전히 넘겨받는다.

이 중에 당신이 선택한 것은 없다. 땅도, 그곳에 심은 씨앗도, 정원을 보살피는 방법도 당신이 선택한 게 아니다.

사춘기가 되면 스스로 정원을 가꾸기 시작한다. 그러면서 지금까지 가족과 문화가 내 정원에 무엇을 심고 키워왔는지 알게 된다. 어쩌면 아름답고 건강한 것들을 심고 잘 관리해왔을지도 모른다. 하지만 일부는 바꾸고 싶거나 지금까지 비효율적으로 관리된 탓에 다른 방법을 찾아야 할 수도 있다(3장 참고). 혹은 애초에 당신의 땅에서는 잘 자라지 못할 종자를 심은 바람에 다른 종자를 찾아서 새로 심어야 할 수도 있다(4장과 5장 참고).

운이 좋다면 처음부터 그 땅에 좋은 것이 심어져 정원이 건강하게 잘 자라고 있을 것이다. 하지만 정원이 온통 쓰레기 투성이라면 모두 걷어내고 건강한 것으로 교체해야 한다.

생식기를 포함한 한 사람의 신체는 섹슈얼리티를 이루는 기본 하드웨어인 땅이다. 뇌와 환경은 하드웨어의 나머지 부분이며 2장과 3장의 주제다.

중요한 건 의미가 아닌 본질

사회는 올리비아가 단정치 못한 색정광이며 "부끄러워해야" 한다고 비난해왔다. 이에 그녀는 호르몬, "남성적인" 생식기, 성에 대한 큰 관심을 방패로 삼아 자신을 지켜왔다. 몸으로 "관심을 끌려" 하고, "남자를 꼬시려"들고, "사람들을 조종하려" 한다는 말은 모두 사실이 아니지만 살아오는 동안 여러 차례 그녀에게 투척되었다. 세상은 올리비아의 섹슈얼리티가 그녀 자신은 물론 주위 사람들까지 위험하게 할 만큼 해롭다는 확신을 주려고 했다.

올리비아는 자신의 성적 행복을 지키기 위해 이런 메시지에 맞서 열심히 싸웠다. "다 내 호르몬 때문이야. 이렇게 타고난 걸 어쩌란 말이야!"라는 방패는 지금껏 가장 큰 방어 도구였다.

그러나 올리비아가 "모두 같은 부품이 다른 방식으로 조립된 것에 불과하다"는 발상을 배우면서 저 방패는 더 이상 필요하지 않게 되었다. 사실 여태까지 저 방패는 올리비아 자신을 다른 사람들로부터 차단하고 있었다. 그들도 모두 서로 공유하는 "같은 부품"으로 연결되어 있는데도 말이다. 올리비아는 남들과 다르거나 동떨어져 있지 않다. 그녀 역시 다른 이들처럼, 유일무이하지만 여전히 인간 섹슈얼리티의 연속성으로 연결된 사람이다.

이것이 우리가 과학을 기꺼이 받아들일 때 과학이 해줄 수 있는 것이다. 과학은 방어벽을 낮추고 모든 사람이 연결된 고리를 경험할 기회를 준다.

분명 올리비아도 날 때부터 자신의 생식기와 섹슈얼리티를 불편하게 여겼던 것은 아니다. 그건 이 책을 읽는 독자도 마찬가지다. 세상에 태어났을 때 당신은 자기 몸 구석구석에 만족하며 지극한 호기심을 보였다. 그러나 성을 부정하는 문화 속에서 수십 년을 지내는 동안 불만이라는 잡초가 올라왔다. 3장과 4장에서는 이 잡초가 어떻게 성적 행복에 영향을 미치는지 설명한다. 그리고 5장은 그 과정을 되돌려 자기 몸에 대한 애정과 호기심이 충만하던 시절로 돌아가 온전히 자기 몸으로 살 수 있는 방법을 이야기한다.

하지만 그 전에 먼저 한 장을 더 할애해 우리 몸에서 가장 중요한 생식기관을 살펴보자. 이 기관 역시 모두 똑같은 부품으로, 그렇지만 저마다의 독특한 방식으로 조립되었다.

맞다, 뇌다.

네 줄 요약

- 사람의 생식기관은 모두 같은 부품으로 이루어져 있지만, 조립되는 방식이 서로 다르다. 세상에 똑같은 사람은 없다.
- 통증이 있으면 병원에 가야 한다. 그게 아니라면 당신의 성기는 정상이고, 건강하며, 아름답고, 그 자체로 완벽하다.

- 소프트코어 포르노에서 보여주는 성기 사진은 대체로 편집된 것이다. 조작된 이미지에 속아 모든 이의 음부가 그렇게 생겼을 거라고 믿지는 말자.

- 거울(또는 휴대전화의 셀카 모드)로 직접 자기 음핵을 보자. 음핵이 어디에 있는지 아는 것은 중요하다. 하지만 자기 음핵이 어디에 있는지 아는 것은 힘이다.

2장

이중 제어 모형: 한 사람의 성적 개성

아들 트레브를 임신했을 무렵부터 지금까지 로리는 남편 조니와 섹스를 하고 싶은 생각이 별로 없었다. 그러니까 미치도록 하고 싶다는 생각은 들지 않았다는 말이다. 처음에는 임신 때문일 거라고 생각했다. 그다음에는 산후우울증 같은 건 줄 알았다.

그다음에는 피곤해서 그렇다고 생각했다.

아니면 우울해서.

어쩌면 남편을 더 이상 사랑하지 않는지도.

혹은 자기 자신한테 문제가 있거나.

그것도 아니면 애초에 인간이란 몇 달씩 서로의 옷에서 아기가 토한 걸 닦아주다보면 더는 에로틱한 관계를 유지할 수 없는 존재인지도 모른다.

한때는 대단치도 않은 커플이었다. 임신하기 직전까지 두 사람은 야한 소설에나 나오는 뜨겁고, 굶주리고, 화끈하고, 달콤한 사랑을 했고, 부모님 집에서 추수감사절 저녁을 먹으면서까지 야릇한 눈빛을 주고받는 성생활을 즐겨왔다.

어쩌면 거기까지였던 걸까. 그들에게 주어진 몫을 그때 다 소진했는지도. 어쩌면 남은 삶은 섹스리스로 살아야 할지도 모른다.

그러나 그들은 노력했다. 기구도 사고 마사지 오일도 샀다.

그녀를 묶어도 보고, 그를 묶어도 보고, 맛이 나는 러브젤도 써보고, 영상도 찍어보고, 게임도 해봤다. (…) 그리고 가끔은 성공적으로 폭발했다.

그러나 대부분은 그렇지 않았다. 그래서 로리는 슬펐고 외로웠다. 그녀는 조니를 사랑했고, 너무 사랑해서 마음이 아플 정도였음에도 그를 원할 수는 없었기 때문이다. 첨단 기술과 판타지와 자유가 넘치는 이 21세기 세상에서 두 사람이 시도한 저 모든 신선한 모험에도 불구하고 그를 원할 수 없었으니까.

이런 상황에서 로리가 알게 된 한 가지 부수적인 정보가 있다면, 바이브레이터를 사용하면 5분 만에 오르가슴에 도달하고 바로 곯아떨어진다는 것이다. 그래서 로리는 잠자리에 일찍 들어 진동과 함께 잠을 청했다. 하지만 조니한테는 비밀이었다. 자기 혼자서 오르가슴을 느낀다는 걸 알면 분명 무척 서운해할 테니까. 아무리 애써도 남편과의 섹스를 원하지 못하는 상황에서 나 홀로 오르가슴에 쏟아지는 관심에 로리는 당황했다.

로리가 나를 찾아와 이런 얘기를 할 때 그녀는 답답하고 혼란스럽고 미쳐버릴 듯한 상태였다.

이런 상황과 무기력함에 대한 생각은 이 장의 내용을 배우면서 완전히 달라졌다. 사람의 뇌에는 성적 자극에 반응하는 '가속장치', 즉 액셀이 있지만, 당장은 시동을 걸지 말아야 하는 모든 이유에 반응하는 '제동장치', 즉 브레이크도 있다는 사실을 알게 되었기 때문이다.

당신은 지금 1964년, 획기적인 성 연구로 유명한 세인트루이스 워싱턴대학 윌리엄 마스터스와 버지니아 존슨 연구실에서 근무 중이다. 그곳에서 누구도 전에 연구한 적 없는 영역을 개척하면서 지금은 지역 신문 광고란에 글을 올리느라 바쁘다. 구인 광고다. 당신은 심장박동, 혈압, 혈류, 생식기 반응을 측정하는 기계를 몸에 달고 연구팀이 지켜보는 가운데 실험실 안에서 자위행위를 하고 절정에 오를 수 있는 아주 평범한 사람을 찾고 있다.

이 광고에 응답한 여성이 있다. 당신은 그녀를 실험실로 불러 병력과 성생활을 상세히 조사하고 기본적인 건강 검진을 마친 다음 실험실과 장비를 소개한다. 다음 방문 때 여성은 실험실에서 자위하는 연습을 한다. 처음에는 혼자서, 다음에는 연구팀이 방 안에 있을 때.

연습이 끝나면 이제 여성은 정식으로 실험실에서 장비로 몸을 자극하며 오르가슴을 느끼고, 연구팀은 그 모습을 관찰, 측정, 평가한다. 과학이라는 이름으로.

관찰된 내용은 다음과 같다.[1]

흥분기Excitement. 생식기를 자극하자 심장박동, 혈압, 호흡수가 증가한다. 소음순과 음핵의 색이 짙어지고 부풀어오르며 대음순과 분리된다. 질벽이 윤활액을 분비하면서 길어진다. 가슴이 부풀고 유두가 선다. 흥분의 막바지에 이르면 땀이 나기도 한다.

고조기Plateau. 질 입구의 바르톨린샘에서 윤활 작용이 시작된다. 유방이 계속 부풀어올라 유두가 파묻혀 보인다. 가슴 위쪽으로 색소가 집중되는 '성적 홍조'가 일어나기도 한다. 소음순은 처음보다 크기가 두 배로 커졌다. 음핵의 내부 구조가

위쪽으로 올라오면서 바깥 부위가 위와 안으로 끌어당겨지고
겉에서 보기에 움츠러든다. 질 자체는 몸속 깊이 자궁경관 주
위로 넓게 벌어진다. 손발 연축(손 근육과 발 근육이 수축하는
현상)을 포함해 근긴장, 즉 불수의적 근육 수축이 일어난다.
횡격막과 골반격막이 함께 수축하면서 숨을 헐떡거리거나 참
는다.

절정기Orgasm. 골반격막('케겔근')의 모든 괄약근—요도,
질, 항문—이 동시에 수축한다. 호흡과 심장박동이 빨라지고
혈압이 오른다. 다양한 근육군이 불수의적으로 조여지면서
골반이 앞뒤로 흔들리기도 한다. 근육 전체에 쌓여 있던 긴장
이 일시에 풀어진다.

쇠퇴기Resolution. 유방이 가라앉고, 음핵과 음순도 제자리
로 돌아온다. 심장박동, 호흡수, 혈압이 모두 원상태로 회복
된다.

이 4단계 성 반응 모형은 성 치료사, 성 교육자, 성 연구자
가 인간의 성 반응을 이해하는 근간으로 빠르게 자리 잡았다.
또한 성 반응을 생리학적으로 기술한 최초의 과학적 시도로서
성 건강과 성기능 장애를 정의하는 기초가 되었다.

이제 당신은 이 4단계 모형을 사용해 성기능 장애를 진단
하고 치료하는 1970년대 성 치료사다. 당신이 도움을 줄 수
있는 사람들이 있다. 성 불감증으로 오르가슴을 느끼지 못하
는 사람은 오르가슴을 배우고, 조기 사정을 하는 사람은 오르

가슴을 통제하는 법을 익히며, 질 경련이 일어나는 사람은 근육을 진정시켰다. 하지만 4단계 모형이 제공하는 치료에 전혀 반응하지 않는 집단이 있었다.

이 사실을 발견한 사람이 심리치료사 헬렌 싱어 캐플런이다. 자신과 동료의 환자 중 치료에 실패하는 사례를 살피면서 캐플런은 평소 섹스에 별로 관심이 없는 사람의 치료 성공률이 유독 낮다는 것을 알아차렸다. 그리고 4단계 모형에는 아주 중요한 한 가지가 빠져 있었다고 주장했다. 바로 욕구다. 기존의 성 반응 이론에는 성욕 개념이 전혀 들어 있지 않았다.

생각해보면 어처구니없지만 당시에는 그럴 수밖에 없었다. 연구 목적으로 실험실에 와서 자위를 하는 사람은 섹스를 원하는 마음이 없어도 성행위를 시작할 수 있었다. 그저 실험을 위해 몸이 흥분하면 됐으니까.

그래서 캐플런은 실험실에서 벗어나 내담자들의 생생한 경험을 기반으로 기존의 4단계 모형을 수정했다. 캐플런의 3단계 성 반응 주기 모형은 '성욕'으로 시작한다. 캐플런은 성욕을 허기나 갈증처럼 섹스에 대한 '관심' 또는 '욕구'의 개념으로 설정했다.[2] 두 번째 단계는 흥분기와 고조기를 하나로 합친 '흥분'이며, 세 번째 단계가 '오르가슴'이다.

캐플런의 새로운 3단계 모형은 미국 정신의학협회가 발간하는 『정신질환의 진단 및 통계 편람』에서 수십 년간 진단 기준의 토대가 되었다. 한 사람의 성욕은 정상적일 수도 있고,

이상 증상이 있을 수도 있다. 성적 흥분과 오르가슴도 마찬가지다. 진단된 여러 증상에 대해 현재는 인지행동치료, 마음챙김, 감각운동심리치료, 약물치료와 같은 효과적인 치료법이 있다.

미래로 20년을 더 건너뛰어볼까. 현재는 성욕 저하와 부부 간 성욕 차이로 성 치료를 받는 사람이 가장 흔하지만, 성욕과 행동을 통제하기 힘든 '성욕 과다hypersexuality'가 문제인 사람도 있다. 도대체 이유가 뭘까? 왜 그렇게 많은 이가 성욕이 부족해서 애를 먹고, 또 누군가는 성욕을 주체하지 못해서 골치를 썩일까? 왜 사람마다 성욕의 정도는 다른 걸까? 섹스에 대한 관심과 시기를 결정하는 것은 무엇일까? 정확히 얼마만큼의 성욕이 '적정량'일까?

21세기에 들어서면서 킨제이 연구소의 성 연구자 두 사람이 바로 이 문제에 대한 답으로 새로운 성 반응 모형을 제안했다. 이 모형은 마스터스와 존슨의 4단계 모형처럼 신체에서 발생하는 일을 기술하지도, 캐플런의 3단계 모형처럼 성적 관계에서 일어나는 일을 기술하지도 않았다. 대신 두 사람의 새 모형은 성 반응을 지배하는 뇌의 메커니즘을 기술했다. 그 메커니즘이 바로 이번 장의 주제다.

이 장의 첫 번째 파트에서는 성 반응을 제어하는 성적 액셀과 브레이크가 있다고 제안하는 '이중 제어 모형'의 기본 원리를 설명한다. 성욕과 마찬가지로, 원리를 제대로 알고 나면

1부 기초 아닌 기초

모든 게 선명해지면서 성에 대한 생각이 통째로 바뀔 것이다.

두 번째 파트에서는 개인마다 액셀과 브레이크의 민감도가 다르다는 사실을 설명한다. 이 민감도의 차이가 곧 각자 성의 세계에서 반응하는 방식에 영향을 준다. 예상하겠지만 흔히 남성은 가속장치가, 여성은 제동장치가 좀더 민감한 편이다. 그러나 자세히 파들어가면 남녀의 차이보다 집단 내부의 변이가 훨씬 더 크다는 사실을 보게 될 것이다. 하지만 메커니즘의 민감도보다 더 흥미로운 점이 있으니, 바로 이 메커니즘이 기분이나 환경에 영향을 많이 받는다는 것이다.

그 문제를 세 번째 파트에서 다룬다. 액셀과 브레이크는 무엇에 반응하는가? 도대체 '성적 자극'이란 무엇인가? 우리 뇌는 어떤 종류의 '잠재적 위협' 앞에서 브레이크를 밟는가? 인간의 뇌는 자극이 주어졌을 때 어떻게 반응을 결정하는가? 스스로 반응의 방식을 바꿀 수 있을까?

아마 이 책을 읽기 전부터 독자는 여성의 생식기에 질과 음핵이 있고, 흥분, 성욕, 오르가슴이 일반적인 성 반응이라는 것쯤은 알았을 것이다. 하지만 이 장을 읽고 나서는 머리에 장착된 액셀과 브레이크가 음핵과 성욕만큼이나 성기능에 중요한 기본 요소임을 깨닫기를 바란다. 만약 다음 몇 쪽을 내가 제대로 설명한다면, 독자는 앞으로 사람들을 만날 때마다 이렇게 말하게 될 것이다. "맙소사, 여러분, 뇌에 브레이크가 있다네요!"

"켜기"는 켜고 "끄기"는 끄기

지금부터 이중 제어 모형을 소개하겠다.

1990년대 말, 킨제이 연구소의 에릭 얀센과 존 뱅크로프트가 개발한 성 반응의 이중 제어 모형은 발기, 윤활 작용 등 사람이 성적으로 흥분했을 때 일어나는 일을 기술하는 데 그치지 않고 성적 흥분을 지배하는 중추 메커니즘을 제시함으로써 인간의 섹슈얼리티를 설명하는 과거의 모형을 크게 넘어섰다. 이 메커니즘은 우리가 성적인 장면, 소리, 감각, 생각에 반응하는 시기와 방식을 통제한다.[3]

대학원 시절 나는 이중 제어 모형을 배우면서 비로소 인간의 섹슈얼리티에 대해 큰 깨달음을 얻었다. 그 후로 지금까지 수십 년간 이 모형을 가르치면서 사람들이 자신의 성기능을 이해하는 데 이 모형이 얼마나 큰 도움이 되는지 매번 더 절실히 깨닫는다.

이중 제어 모형의 작동 원리는 다음과 같다.

인간의 중추신경계(뇌와 척수)는 서로 짝지어 작용하는 교감신경계('가속장치')와 부교감신경계('제동장치')처럼 액셀과 브레이크가 함께 작동한다. 이중 제어 모형의 핵심은 신경계의 다른 영역에서 적용되는 가속과 제동의 원리가 섹스를 조율하는 뇌의 시스템에도 적용된다는 데 있다. (대니얼 카너먼은 노벨경제학상을 수상한 연구에서 이렇게 썼다. "이론이 한발 나아간 다음 뒤를 돌아보면 이토록 자명한 것을 왜 그토록 오랫동안 보지 못했는지 의아해진다." 카너먼의 전망 이론prospect theory도 그렇고, 이중 제어 모형도 마찬가지다. 나는 노벨상 위원회가 에릭과 존이 제시한 통찰의 중요성을 인정하는 날, 두 사람에게 커다란 과일 바구니를 보낼 준비가 되었다.)

1) 성 흥분 시스템Sexual Excitation System(이하 SE). 성 반응의 가속장치. 환경으로부터 성과 관련된 자극—보고 듣고 냄새 맡고 만지고 맛보고 상상하는 모든 것—에 관한 정보를 받으면 뇌는 생식기관으로 신호를 보내며 이렇게 말한다. "스위치를 켜!" SE는 성과 관련된 것을 찾아 주변을 비롯해 자기 생각과 느낌에 이르기까지 모든 맥락context을 끊임없이 훑는다. 이 시스템은 의식의 저 밑바닥에서 항상 작동 중이지만, 스스로 성적으로 흥분해 쾌락을 추구하고 있다는 걸 알아차리기 전에는 인식하지 못한다.

2) 성 억제 시스템Sexual Inhibition System(이하 SI). 성 반응의 제동장치. 여기서 '억제'란 "수줍어한다"는 것이 아니라 신경학적으로 신호를 "꺼버린다"는 뜻이다. 연구에 의하면 이 시스템에는 실제로 기능이 다른 두 개의 브레이크가 있다. 첫 번째 브레이크는 액셀과 일면 비슷하게 작동해, 환경에서 모든 잠재적 위협—보고 듣고 냄새 맡고 만지고 맛보고 상상하는 모든 것—을 포착한 다음 "스위치를 꺼!"라는 신호를 보낸다. 이 제동장치는 자극에 즉각 반응하는 자동차 브레이크 페

달과 같다. 액셀이 스위치를 켤 자극을 찾아 환경을 훑고 다니는 것처럼, 브레이크는 뇌가 당장 흥분하지 말아야 하는 이유—성 매개 질병에 걸릴 위험, 원치 않는 임신, 사회적 결과 등—로 해석할 것들을 눈에 불을 켜고 찾아다닌다. 그리고 온종일 계속해서 "스위치를 꺼!"라는 메시지를 보낸다. 이 브레이크는 직장의 회의 자리나 가족과 함께하는 저녁 시간에 난감한 성욕을 느끼지 못하게 막는다. 또 한창 성행위 중에 할머니가 갑자기 방에 들이닥치면 서둘러 스위치를 끄는 시스템이기도 하다.

두 번째 브레이크는 조금 다르다. 이 브레이크는 차량의 주차 브레이크와 같아서 낮은 수준의 "고맙지만 사양할게요" 신호를 계속해서 보낸다. 주차 브레이크를 걸고 주행해도 목적지까지 갈 수는 있지만 시간이 오래 걸리고 기름도 많이 든다. 브레이크 페달이 "행위의 결과에 대한 두려움"과 연관되어 있다면, 주차 브레이크는 오르가슴을 느끼지 못할까봐 걱정하는 등 "행위의 실패에 대한 두려움"과 관련 있다.

앞으로 이 책에서는 두 종류의 제동장치를 따로 구분하지 않고 모두 브레이크라고 부른다. 둘 중에 어느 브레이크가 걸려 있더라도 브레이크를 푸는 전략은 동일한 효과를 주기 때문이다. 연구가 좀더 진행되면 특정 브레이크 시스템을 대상으로 하는 행동 전략이나 약물치료를 개발할 수 있겠지만 현재로서는 어느 브레이크인지 구분하지 않아도 발에서 떼는 법을 알아낼 수 있다.

이중 제어 모형의 핵심은 액셀과 브레이크가 전부다. 게다가 은유적 표현이 아니라 중추신경계의 흥분 및 억제 활동에 대한 사실적 설명이다.[4] 자세히 들어가면 내용이 복잡해지지만, 기본 개념만 알아도 효력은 충분하다. 사실상 모든 성기능 그리고 성기능 장애의 개념을 액셀과 브레이크 사이의 균형으로 설명할 수 있기 때문이다. 만약 성 반응에 이상이 생겼다면 그건 액셀에 자극이 충분히 가해지지 않았기 때문일

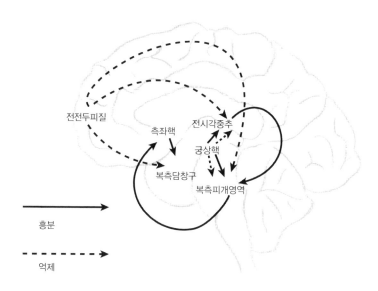

뇌에서 일어나는 흥분 신호(액셀)와 억제 신호(브레이크)의 경로를 단순하게 나타낸 그림. 궁상핵에서 보내는 신호는 흥분과 억제의 성격이 둘 다 있다는 점을 유념하자.

까, 아니면 브레이크에 자극이 너무 많이 가해졌기 때문일까? 실제로 오르가슴 장애나 성욕 결핍으로 고통받는 사람들이 가장 흔히 저지르는 실수는 문제의 원인을 액셀에서 찾는다는 것이다. 하지만 사실 액셀을 덜 밟은 것이 아니라 제동이 너무 많이 걸려 있는 게 문제인 경우가 있다(자세한 내용은 7장과 8장을 보라). 액셀이 문제인지 브레이크가 문제인지 알게 되면 해결 방법도 수월하게 찾을 수 있다.

올리비아(1장에서 남다른 자위 방식으로 등장한 여성)가 [91-94쪽 활동지의] '흥분 요인'을 묻는 내 질문에 "저는 설거지할 때 흥분돼요"라고 답하는 걸 듣고 그녀의 성적인 뇌가 어떤 모습인지 대략 짐작할 수 있었다.

올리비아는 이렇게 말했다. "전 섹스가 좋아요. 제 애인도 사랑하고요. 새로운 장소, 새로운 체위, 새로운 도구, 새로운 포르노를 시도하는 것을 좋아합니다. 새로운 것이면 다 좋아요. 전 '뭐든지 오케이'입니다." 나는 올리비아의 얼굴에서 온전히 자기 몸으로 살아가는 여성의 자신감과 기쁨을 봤다.

내가 물었다. "가끔 어떤 일을 하고 나서 '내가 왜 그랬지?'라는 생각이 들 때가 있나요?"

올리비아가 움찔하더니 고개를 끄덕이며 대답했다. "있긴 있어요. 드물지만요. 근데…… 스트레스가 엄청나게 쌓였을 때는 무작정 밖에 나가서 '어디든 가자' 하죠. 저도 멍청한 짓 많이 했어요."

1부 기초 아닌 기초

"그럼 하루에도 자위를 여러 번 해야 할 것 같은 날이 있나요?"
라는 내 질문에 올리비아는 자기 침실에 몰래카메라라도 있는 건가
하는 표정으로 눈을 깜빡거렸다.

"대개는 잘 넘겨요. 하지만 가끔은 눈물이 나요. 아무리 긁어도
가려움이 사라지지 않는 것처럼요. 제힘으로는 통제할 수 없는 기분
을 느끼죠."

"그래요." 내가 말했다. "예민한 액셀은 위험하고 강박적인 행동
을 하게 해요. '통제할 수 없는' 기분이 들죠."

"그래서 그런 거라고요? 내 가속장치가 너무 민감해서? 테스토
스테론 수치가 높아서가 아니라, 내 SE가 강해서?"

"네, 그걸로 당신의 '뭐든지 오케이'와 '통제할 수 없는 기분'을 다
설명할 수 있어요." 내가 말했다.

액셀이 민감하면 삶이 재미있을 거라고 생각하기 쉽다. 올바른
맥락에서는 그럴 수도 있다. 올리비아에게는 자신이 아주 좋아하는
애인과, 새로운 것 앞에서도 걱정과 두려움이 없는 열린 마음이 있
다. 그런데도 스트레스를 받거나 불안할 때는 "제 성적 충동이 계속
해서 제 관심을 요구하고 저를 가만히 두지 않는다는 기분이 들어
요".

민감한 액셀에 동반되는 다른 차원의 위험이 있다. 올리비아는
자신의 섹슈얼리티가 자기를 쥐고 흔든다는 기분을 느낄 때가 많은
데, 그로 인해 반대로 자신이 애인을 좌지우지하려 하거나, 지나치게
몰아붙이거나, 많은 것을 요구하고 노골적으로 들이대게 될까봐 걱

정했다.

"더 나은 인간으로 살려면 저의 이 강한 섹슈얼리티를 아주 조심해서 발휘해야겠네요." 올리비아는 농담처럼 선언했다.

나의 성적 기질은?

이중 제어 모형에 따르면 성적 흥분이란 사실상 액셀은 밟고 브레이크는 밟지 못하게 하는 두 과정으로 이루어진다. 그래서 어느 시점에 한 사람의 성적 흥분 정도는 액셀이 자극을 얼마나 많이 받아들이고 브레이크가 자극을 얼마나 적게 받아들이느냐로 결정된다.

그러나 그건 액셀과 브레이크가 그 자극에 얼마나 민감한지에 따라서도 달라진다.

액셀과 브레이크는 사람의 형질이다. 모든 사람에게 액셀과 브레이크가 있고, 한 사람의 내성적/외향적 성격처럼 시간이 지나도 대체로 그 성향이 크게 바뀌지 않지만 개인별로는 분명한 차이가 있다.[5] 모든 사람에게 음경이나 음핵, 요도가 있는 것처럼, 모든 사람의 중추신경계에는 성을 관장하는 액셀과 브레이크가 있다. 그러나 각자의 액셀과 브레이크는 민감도가 다르며, 따라서 사람마다 성적 기질과 성격이 다른 것이다.

어떤 사람은 액셀과 브레이크가 모두 민감하고, 어떤 사람은 둘 다 둔감하며, 어떤 사람은 브레이크가 민감한 반면 액셀은 둔감하고, 또 어떤 사람은 액셀이 민감한 반면 브레이크는 둔감하다. 그리고 대다수 사람의 민감도는 평균이다. 민감도는 대부분 가운데에 몰려 있고 양극단에는 소수만 남아 있는 종형곡선(정규분포곡선)을 그린다.

그럼 액셀이나 브레이크가 유난히 민감하거나 반대로 유난히 둔감할 때는 어떻게 되는지 살펴보자.

SE는 유독 강하고 SI가 약한 사람이 있다. 액셀은 민감하지만 브레이크는 거의 작동하지 않는다는 뜻이다. 그렇다면 이 사람은 성적 자극에 어떻게 반응할까?

이런 특징을 가진 사람은 작은 성적 자극에도 즉각 반응하지만, 잠재적 위험 요소에는 잘 반응하지 않는다. 그래서 성적으로 쉽게 달아오르며 흥분을 가라앉히기는 어렵다. 이런 유형은 불규칙한 콘돔 사용, 다수의 섹스 파트너, 빈번한 원나이트, 섹슈얼리티를 '통제하지 못하는 기분' 등으로 인해 원치 않는 결과를 초래할 위험이 커진다.[6]

이처럼 민감한 액셀과 별로 민감하지 않은 브레이크의 조합은 2~6퍼센트의 여성에게서 나타나며, 성적 위험 행동이나 강박과 연관된다.[7] 이들은 뇌에서 성적 자극을 받아들이는 메커니즘이 유난히 민감하므로 섹스를 추구하는 동기가 강하다. 반면 위험부담이 큰 일을 제지하는 메커니즘은 상대적으로 덜 활발하므로, 특히 스트레스를 받는 상황에서는 성적 활동이 '통제 불능'이 된다. 섹스 상대가 여럿일 확률이 높고, 콘돔 등의 보호 장치를 덜 사용하며, 스스로 '제어할 수 있다'는 기분을 느끼지 못한다. 또한 스트레스를 받았을 때 섹스를 원할 가능성이 크다('고도흥분형redliner'). 반면 다른 사람들은 대체로 스트레스를 받으면 섹스에 대한 관심이 급속도로 사라진다('정지형flatliner').

자, 이제 반대의 조합을 지닌 사람을 생각해보자. 이 사람의 브레이크는 아주 민감하지만 액셀은 별로 민감하지 않다. 전체의 1~4퍼센트에 해당되는 이 여성은 성적 흥분을 잘 느끼지 못하고 성적 관심이나 성욕이 낮으며 섹스 중에 절정에 오르기가 힘들다. 브레이크가 민감하면 성적으로 흥분하지 말아야 할 온갖 이유에 적극 반응하며, 액셀이 둔감하면 섹스에 몰입하기 위해 애써 집중하고 의도적으로 관심을 기울여야 한다.

민감한 브레이크는 액셀과 상관없이 섹스와 관련된 모든 문제에서 예측력이 가장 높은 변수다. 2008년, 18세에서 81세까지의 여성 226명을 대상으로 한 어느 조사에서 섹스에 대한 무관심, 성 흥분 장애나 오르가슴 장애는 특히 흥분 수반성arousal contingency("여건이 '딱 맞아떨어지지 않으면' 성욕이 생기지 않아요")과 같은 억제 요인이나 성기능에 대한 염려("몸이 흥분할 때까지, 또는 오르가슴을 느끼기까지 너무 오래 걸릴까

1부 기초 아닌 기초

봐 걱정하는 바람에 흥분이 더 안 돼요")와 큰 상관이 있었다.[8]

지금부터 아래의 설문지를 작성하면서 자신의 액셀과 브레이크가 얼마나 민감한지 확인해보자. 하지만 이 조사는 성반응의 대략적인 성향을 파악하는 간단한 테스트로, 여성 잡지에 흔히 실리는 성격 테스트 같은 것일 뿐 진짜 과학은 아니다![9] 실제로 우리 뇌에는 브레이크가 두 개 존재한다는 것을 기억하라. 어떤 사람의 성적 흥분은 내적 두려움(예: 흥분하는 데 너무 오래 걸릴까봐)에 의해 차단되고, 어떤 사람은 외적 요인(예: 성병에 걸릴까봐, 성관계 중 들킬까봐)으로 인한 두려움에 더 많은 영향을 받는다. 둘 다 성적 흥분을 감소시킬 수 있거나, 또는 애초에 흥분을 느끼지 않게 막기도 한다.

억제 요인

걱정이 너무 많아서 성적으로 흥분되지 않을 때가 있다.

0	1	2	3	4
전혀 그렇지 않다	별로 그렇지 않다	보통이다	대체로 그렇다	매우 그렇다

모든 여건이 '딱 들어맞지' 않으면 성적으로 잘 흥분되지 않는다.

0	1	2	3	4
전혀 그렇지 않다	별로 그렇지 않다	보통이다	대체로 그렇다	매우 그렇다

상대가 나를 어떻게 생각하는지 확실하지 않으면 흥분이 잘 안 된다.

0	1	2	3	4
전혀 그렇지 않다	별로 그렇지 않다	보통이다	대체로 그렇다	매우 그렇다

몸이 흥분하기까지, 또는 오르가슴을 느끼기까지 너무 오래 걸릴까 봐 걱정하느라 흥분이 잘 되지 않는다.

0	1	2	3	4
전혀 그렇지 않다	별로 그렇지 않다	보통이다	대체로 그렇다	매우 그렇다

성관계 중 "부끄럽거나" 어색해서 완전히 몰입하지 못할 때가 있다.

0	1	2	3	4
전혀 그렇지 않다	별로 그렇지 않다	보통이다	대체로 그렇다	매우 그렇다

총_____점

흥분 요인

상대가 재능이나 지성을 발휘할 때, 혹은 다른 이들과 잘 소통하는 모습을 보면 성적으로 흥분된다.

0	1	2	3	4
전혀 그렇지 않다	별로 그렇지 않다	보통이다	대체로 그렇다	매우 그렇다

성적으로 매력적인 사람을 떠올리거나 성관계에 대해 공상할 때 쉽게 성적으로 흥분한다.

0	1	2	3	4
전혀 그렇지 않다	별로 그렇지 않다	보통이다	대체로 그렇다	매우 그렇다

다른 사람이 내가 섹스하는 걸 보거나 들을 수 있는 상황에서도 흥분하기가 어렵지 않다.

0	1	2	3	4
전혀 그렇지 않다	별로 그렇지 않다	보통이다	대체로 그렇다	매우 그렇다

특정한 냄새를 맡으면 성적으로 대단히 흥분된다.

0	1	2	3	4
전혀 그렇지 않다	별로 그렇지 않다	보통이다	대체로 그렇다	매우 그렇다

지루할 때면 성행위에 대해 많이 생각한다

0	1	2	3	4
전혀 그렇지 않다	별로 그렇지 않다	보통이다	대체로 그렇다	매우 그렇다

총_____점

점수로 보는 당신의 성적 기질은?

성적 억제도 낮음(0~6)

당신은 성적으로 흥분하지 '말아야' 할 이유에 그다지 신경 쓰지 않습니다. 자신의 성기능을 걱정하지 않는 편이고, 몸매 등의 이유가 성생활을 크게 방해하지 않습니다. 성행위 중에 주의가 산만해지지 않고 잘 몰입하며, 자신을 '성적으로 수줍다'라고 표현하지 않습니다.

성적 억제도 보통(7~13)

당신은 절반 이상의 여성과 함께 중간 구역에 자리 잡고 있습니다. 즉, 당신의 브레이크는 맥락에 따라 작동 여부가 크게 좌우됩니다. 새 애인이 생겼을 때처럼 새롭고 위험부담이 큰 상황에서는 자신의 성기능, 부끄러움, 성관계 중에 산만해지는 것 등에 대한 걱정이 늘어날 수도 있습니다. 당신을 성적으로 쉽게 흥분시키는 맥락은 위험성이 낮고 친숙한 환경입니다. 불안, 우울, 버거움, 피로 등의 스트레스가 브레이크를 세게 밟으면 성적 신호에 대한 관심과 반응은 감소합니다.

성적 억제도 높음(14~20)

당신은 성적으로 흥분하지 말아야 할 이유에 상당히 민감합니다. 당신의 마음이 섹스에 동하려면 긴장이 전혀 없는 절대적인 신뢰의 무대가 필요합니다. 또한 어떤 식으로도 조바심이나 압박감을 느끼지 않아야 합니다. 성관계 중 쉽게 딴생각을 합니다. 성적 억제 시스템은 성적 흥분 시스템의 민감도에 상관없이 성생활 문제와 가장 강하게 관련된 요인이므로 당신이 이 범주에 든다면 앞으로 나올 장에서 '성적 자극을 주는 맥락' 활동지를 특히 신경 써서 작성하기를 바랍니다. 조사 대상 중 4분의 1이 이 범위 안에 들어갑니다.

성적 흥분도 낮음(0~6)

당신은 성 관련 자극에 그다지 민감하지 않으므로 그쪽으로 관심을 기울이려면 애써 노력해야 합니다. 새로운 상황에서는 성적 자극을 덜 느낍니다. 바이브레이터처럼 자극의 강도를 높이는 방식을 추가하면 성기능에 도움이 됩니다. 매일 감각에 집중하는 연습을 하는 것도 좋습니다. 성적 흥분도가 아주 낮은 경우 무성애자의 특징에 공감합니다. (내가 조사한 대상은 평소 성 관련 수업과 워크숍에 참여하고 섹스 블로그를 찾아서 읽을 만큼 섹스에 대한 관심이 많은 사람들이라 전체 평균보다 SE가 더 강하다고 예상되지만, 그럼에도 이들 중 8퍼센트는 이 범주 안에 들어갔다.)

성적 흥분도 보통(7~13)

당신의 흥분도는 중간입니다. 성적 자극에 대한 민감성이 맥락에 따라 달라집니다. 아주 로맨틱하거나 에로틱한 상황에서는 성적 자극을 쉽게 받아들이지만, 로맨틱하지도 에로틱하지도 않은 상황에서는 성에 흥미가 잘 생기지 않습니다. 맥락이 흥분과 쾌락에 미치는 영향력을 이해하고 삶에서 성적 자극을 늘리는 맥락을 찾는 것이 좋습니다. 조사 대상의 70퍼센트가 이 범주에 속했습니다.

성적 흥분도 높음(14~20)

당신은 성 관련 자극에 상당히 민감해 냄새나 맛처럼 다른 사람이 크게 민감하지 않은 부분에도 예민하게 반응합니다. 아주 넓은 범위의 맥락을 성적으로 해석하며 특히 새로운 것에서 큰 자극을 느낍니다. 스트레스 해소 수단으로 섹스를 선택하는 사람입니다. 파트너에게 섹스에 몰입할 시간과 공간을 많이 제공할수록 두 사람의 성기능에 모두 도움이 됩니다. 당신은 워낙 민감해 상대가 즐거워하는 모습을 보면서 강한 만족감을 느끼기 때문입니다. 조사 대상 중 약 16센트가 이 범주에 듭니다.

보통의 의미

테스트 결과 SE와 SI 양쪽 모두 점수가 중간치였는가? 당신과 비슷한 사람이 전체의 절반 이상이다. 위의 조사에서 점수가 아주 높거나 낮은 점수를 받는 사람은 상대적으로 드물기 때문에 대다수에게 이중 제어 모형의 가치는 "이런, 내 뇌는 이런 유의 입력에 유난히 민감하군/전혀 민감하지 않군. 그러니 좀더 신경을 써야겠어!"에 있지 않다. 이들에게는 시스템이 액셀과 브레이크로 나뉘어 있다는 깨달음 자체가 중요하다. 어떤 자극은 액셀을 밟고, 또 어떤 자극은 브레이크를 밟는다는 사실을 인지해야 한다. 심지어 액셀과 브레이크를 동시에 활성화하는 자극도 있다. 한 블로그 독자가 내게 이메일을 보냈는데, 노골적으로 에로티시즘을 표방한 베스트셀러『그레이의 50가지 그림자』를 읽으면서 바로 "액셀과 브레이크가 동시에 작동하는" 것을 느꼈다고 했다.

테스트 결과가 보통인 사람은 스스로 "거봐, 난 정상이야!"라고 말한 뒤, 무엇이 자신의 액셀을 가동하고 브레이크를 밟는지, 또 어떻게 하면 자신의 특성에 맞게 삶을 조율할 것인지를 생각하라. 그 방법은 3, 4, 5장에서 논의할 것이다.

반면 양쪽 범주에서 결과가 아주 높거나 낮게 나왔다면, 심지어 한쪽으로 완전히 치우쳐 있더라도 자신에게 "나는 정상이야. 상대적으로 희귀한 부류이기까지 하지!"라고 말하라. 무엇이 액셀과 브레이크를 작동시키는지 생각해보면 지금까지 자신은 다른 이들이 쉽게 경험하지 못하는 방식으로 주변의 성적 세계와 관계를 맺어왔음을 깨달을 것이다.

예술가인 커밀라는 똑똑하다. 똑똑하고 호기심이 많다. 그녀의 호기심 대상 중 하나는 섹스다. 커밀라는 섹스를 다룬 대중서만 읽는 게 아니라 연구 논문까지 찾아서 읽는다.

그리고 섹스에 관한 지적 목마름을 실제 성행위에 대한 낮은 욕구와 조화시키려고 분투한다. 여성의 이미지와 에서 걸에 관해 대화하던 날 커밀라는 평소 "불쑥 성욕이 생긴" 적은 없는 것 같다면서 어려움을 토로했다.

나는 커밀라의 브레이크가 얼마나 민감한지 알아보려고 '성적 억제 요인'에 관해 물었다. 성적인 흥분을 느끼려면 모든 조건이 "딱 맞아떨어져야" 합니까? 파트너에 대한 완전한 신뢰가 필요합니까? 섹스를 하는 중에 섹스 걱정을 합니까?

꼭 그런 건 아니야, 꼭 그런 건 아니야, 꼭 그런 건 아니야.

다음으로 나는 '흥분 요인'에 관해 물었다. 남편이 (성과 관련이 없더라도) 능숙하게 일하는 모습을 보면, 또는 그의 냄새 때문에, 또는 자신이 성적으로 "원해지는" 기분이 들 때 흥분합니까? 새로운 상황

1부 기초 아닌 기초

에서 성적으로 흥분이 됩니까? 상상을 하면서 흥분을 느낍니까?

별로, 그럴 리가⋯⋯ 무슨 상상?

결론: 커밀라는 SE가 약한 사람이다. 즉 섹스 자체에 별로 관심이 없다는 뜻이다. 이 말은 커밀라의 뇌가 성욕이 활성화되는 선을 넘어서려면 아주 많은 자극을 필요로 한다는 뜻이다.

나는 오르가슴에 대해서도 물었다.

"거의 느껴본 적이 없고, 오더라도 천천히 오더라고." 커밀라의 답이다. "노력할 가치도 없는 거 같아." 커밀라는 바이브레이터를 사용할 때 가장 확실히 오르가슴을 느낀다. 그럴 수밖에 없는 게 기계적 진동은 다른 유기적 자극이 따라갈 수 없을 정도로 강도가 세기 때문이다. 그러나 커밀라에게 오르가슴은 섹스의 목적이 아닌 섹스를 산만하게 하는 요인이 된다. 그녀는 남편과 함께 있으면서 장난치고 이것저것 해보는 것을 좋아한다. 하지만 섹스 못지않게 그와 함께 요리하는 것도 좋아한다.

"헨리는 세상에서 성욕이 가장 강한 남자는 아니야." 그녀가 말했다. (헨리는 커밀라의 남편으로 세상 다정한 남자다.) "하지만 내가 먼저 들이댄다면 좋아할 거야. 이런 것도 바꿀 수 있을까?"

물론이다.

커밀라를 위한 해결책은 3장에서 일부 다룬다. 그리고 7장에 가서 본격적으로 파헤칠 것이다.

남자와 여자의 차이라는 것

남성과 여성 중에서 평균적으로 어떤 집단의 SE가 더 강하다고, 즉 좀더 예민한 액셀을 지녔다고 생각하는가?

당연히 남자를 골랐겠지? 그렇다. 집단 전체로 보면 평균적으로 남성이 좀더 민감한 액셀을 가지고 있다.[10]

그럼 이번에는 남녀 중 SI가 더 강한 쪽, 즉 좀더 민감한 브레이크를 보유한 것은 어느 쪽일까?

집단 차원에서는 평균적으로 여성의 브레이크가 좀더 민감하다.

그러나 1장에서 키를 비교하면서 남녀의 평균 신장은 분명히 크게 차이 나지만, 집단 간 차이보다 집단 내에서의 변이가 더 다양하다고 했던 것을 기억하는가? 특히 여성은 액셀과 브레이크가 개인마다 천차만별이다. 1000명의 여성을 붙잡고 이상적인 섹스의 빈도를 물으면 그 답은 0에서부터 하루에 여러 번까지 다양하다. 물론 모든 답변이 정상이다.

액셀과 브레이크의 태생적 민감도보다 더 중요한 차이는 이 시스템과 남녀 심리학의 다른 측면, 특히 불안과의 관계에 있다.

예를 들어 10~20퍼센트의 남성과 여성이 불안하거나 우울할 때 성적 관심이 늘어난다고 응답했다.[11] 하지만 불안하거나 우울할 때 섹스를 더 원하는 남성은 브레이크가 덜 예민한

1부 기초 아닌 기초

반면, 같은 특성의 여성은 액셀이 더 민감했다.

이 결과로 액셀과 브레이크의 평균 민감도에는 집단 간의 차이 이상이 있음을 알 수 있다. 또한 이 둘은 다른 동기 부여 시스템, 특히 스트레스 반응과의 관계에서도 차이가 있는 것 같다(4장 참조).

남녀 차원에서 액셀과 브레이크의 차이를 구세대식 은유를 빌려 표현하자면, "여성은 쉽게 흥분이 가라앉고 다시 흥분하기가 어렵다"든지, "여자는 남자보다 섹스를 덜 원한다" 등으로 쉽게 말할 수 있다. 하지만 앞으로 계속 볼 텐데 현실은 전혀 다르다. 대부분의 사람에게 성 반응은 뇌의 메커니즘 못지않게 맥락에 의해서도 좌우된다.

각자의 액셀과 브레이크, 그리고 이 두 가지가 기분 및 불안과 이루는 관계는 사람마다 고유하다. 자기 자신의 액셀과 브레이크를 알아야 하는 이유는 "남성은 어떻고" "여성은 어떻고"를 비교하려는 것이 아니라, 나 자신이 어떤가를 이해하기 위해서다. 고유하고, 경외를 부르는 가능성의 인간으로서의 자신 말이다.

당신을 흥분시키는 것은 무엇인가요?

펜션의 아주 크고 아름다운 욕조.

배우자가 자녀를 재우는 모습.

해리 포터와 드레이코 말포이의 '슬래시 픽션slash fiction'

남자 주인공들의 동성애를 다루는 팬픽.

공공장소에서 섹스하는 상상.

실제로 공공장소에서 섹스하기.

위의 예는 여성이 내게 자신을 흥분시킨다고 말한 것이지만 그들도 처음부터 이런 것을 성적 자극으로 받아들이지는 않았을 것이다. 이중 제어 모형은 뇌가 어떻게 자극에 반응해 성적 흥분을 키우거나 잠재우는지를 설명한다. 뇌는 성적 자극(판타지 또는 매력적인 상대)과 잠재적 위협(원치 않는 목격자)을 알아보고 그에 합당한 신호를 보낸다. 성적 흥분이란 곧 "켜는 스위치를 켜고 *끄는* 스위치를 *끄는*" 이중 과정이다. 그러나 그것만으로는 왜 우리 뇌가 어떤 것은 성적 자극으로 인식하고 어떤 것은 잠재적 위협으로 받아들이는지 알 수 없다.

성적 자극과 위협을 구별하는 과정은 언어 학습과 비슷하다. 모든 사람이 언어 학습 능력을 장착하고 세상에 태어나지만 그렇다고 아무 말이나 배우는 것은 아니다. 영어를 말하는 집단에서 자란 사람이 프랑스 유치원에 들어갈 일은 없다. 우리는 결국 자신을 둘러싼 언어를 배운다.

이와 마찬가지로 우리는 자신을 둘러싼 성의 언어를 배운다. 날 때부터 아는 단어란 없는 것처럼, 날 때부터 알고 있는 성적 자극은 많지 않다. 사람을 흥분하게 하거나 흥분을 식히는 것 모두 아이가 어휘와 억양을 배우듯이 문화에서 배운다.

짐 파우스가 세 마리 쥐로 연구한 내용을 예로 들어보자.

실험용 수컷 쥐가 한 마리 있다. 이 쥐의 어미는 새끼가 필요로 하는 모든 것을 채워주며 건강하게 이 쥐를 키웠다. 그런 정상적인 발달에 추가로 연구자들은 이 쥐가 레몬 냄새를 맡으면 성적으로 활발해지도록 훈련했다.[12] 원래 쥐의 섹슈얼리티에서 레몬이 갖는 의미는 인간의 섹슈얼리티에서 레몬의 의미와 다르지 않다. 즉, 아무런 성적 의미가 없다는 말이다. 그러나 실험실에 사는 이 쥐의 뇌는 훈련을 통해 레몬과 섹스를 연결 짓게 되었다. 따라서 이 숫쥐 앞에 발정기의 암쥐 두 마리를 데려다놓았을 때, 둘 중 한 마리는 발정기의 건강한 암쥐의 냄새가 나고 다른 한 마리는 발정기의 건강한 암쥐의 냄새 '더하기' 레몬 냄새를 풍긴다면 숫쥐는 레몬 냄새가 나는 쥐를 선호한다. 여기서 '선호한다'는 말은 두 암쥐와 모두 교미하지만 사정한 정자의 80퍼센트는 레몬 냄새가 나는 암쥐에게 가고, 20퍼센트만 다른 암쥐에게 간다는 뜻이다. 숫쥐의 성적 가속장치는 레몬이 성과 관련되었다고 배웠으므로 레몬 냄새가 나는 파트너가 쥐의 액셀을 더 세게 밟는 것이다.

다른 실험을 볼까? 이번에는 다른 쥐가 레몬 따위는 없는 정상적인 환경에서 건강한 쥐로 키워졌다고 가정해보자. 단, 그가 처음으로 암컷과 교미하게 되었을 때 연구자들은 그에게 마구를 씌웠다. 작고 편안한 일종의 재킷이라고 생각하자.[13]

이 쥐가 난생처음 짝짓기를 할 때 그 재킷을 입고 있었다면, 이후 재킷을 입지 않은 상태에서 발정기의 암쥐를 만났을 때 그는 자기 억제 상태가 된다. 그는 이내 성적으로 제동을 거는데, 왜냐하면 첫 경험에서 그의 뇌는 '재킷+발정기 암컷=섹스 타임'이라는 공식을 습득했기 때문이다. 그는 '발정기 암컷=섹스 타임'을 배우지 못했다.

이 두 실험을 통해 액셀과 브레이크가 경험에 근거해 반응 여부를 결정한다는 것을 알 수 있다. 레몬과 재킷 모두 쥐가 날 때부터 알았던 것이 아닌 학습된 것이다.

좀더 깊이 들어가볼까.

세 번째 숫쥐가 등장한다. 이 쥐도 건강하고 행복하게 잘 자랐다. 이 쥐가 늦은 사춘기에 들어서서 아직은 '성적으로 순진할 때'(즉, 숫총각일 때) 실험자가 발정기의 암쥐를 소개한다. 첫 경험을 앞둔 숫쥐에게 이보다 더 에로틱한 상황은 없다. 그러나 야속한 연구자는 숫쥐에게 암쥐와 교미할 기회를 주지 않는다.[14] 기꺼이 교미할 준비가 된 암컷을 앞에 두고도 실제로 섹스하지 못한 것이다.

그 결과는? 이 세 번째 쥐는 성숙한 암컷의 냄새에 대한 기호가 발달하지 못해 아직 어리고 미성숙한 암컷이나 심지어 다른 수컷의 냄새와 비교해도 발정기의 암컷에게 더 끌리지 않는다. 발정기 암컷='성적 자극'이라는 정보를 숫쥐의 뇌에 가르치려면 성 경험(예: 교미)이 필요하다. 쥐에게는 교미를 시도하는 타고난 본능이 있어서 모두와 교미하려들겠지만, 경험 없이는 그 본능을 성공적인 행위로 바꾸는 법이 습득되지 않는다.

실험실 밖의 야생 환경에서 쥐는 성적으로 흥분하는 데 재킷이 필요하지 않고 레몬 냄새를 맡지 않아도 사정한다. 앞서 쥐가 재킷과 레몬 냄새를 배운 것은 어디까지나 인간 연구자가 조작한 성적 환경에서다. 그러나 발정기의 암쥐처럼 숫쥐의 뇌에 원래부터 내재한 자극원조차 경험으로 학습해야 한다.

"분투의 세월."

메릿이 자신의 성생활을 묘사한 말이다. 메릿이 내 수업에서 배운 것 중에서 우리 뇌에 액셀뿐 아니라 브레이크가 장착되어 있다는 사실이 가장 마음에 와닿았다고 털어놓으면서 우리는 가까워졌다. 이 사실은 메릿이 평소 성적 욕구를 느끼면서도 어딘가 갇힌 듯한 기분이 들었던 이유를 설명해주었다. 메릿은 이제야 자신이 민감한 브레이크를 지녔다는 걸 깨달았다. 흥분하려면 모든 조건이 "딱 맞아떨어져야" 하고 파트너에 대한 온전한 신뢰가 있어야 했다. 게다가 섹스하는 도중에도 섹스를 걱정했다. 그녀는 이것을 "시끄러운 뇌"라고 불렀다.

"맞아요, 대단히 강한 SI죠. 그 소음은 당신의 성적 브레이크가 내는 소리예요." 내가 말했다. "바로 이게 당신이 예전에 내게 묘사했던 '절벽 끝에서 허우적대는' 기분을 설명하고 있어요. 액셀과 브레이크가 동시에 활성화된 상태죠."

메릿의 성적 동기 부여 시스템에서는 민감한 브레이크가 성욕, 흥분, 오르가슴에 문제를 일으킬 가능성이 크다. 그리고 실제로 그녀는 살면서 세 가지 어려움을 모두 겪었다. 최근에는 오르가슴이 문제였다.

"직전까지 가긴 하거든요. 그러다가 홀연히 머릿속에서 저 소리가 들리는 거예요."

메릿은 파트너와 사이가 좋고 사랑스러운 놀이 같은 섹스를 주기적으로 즐긴다. 그러나 흥분은 몸속 어딘가에서 막혀버리고 오르가슴에 이르지 못한다. 그러면 답답한 마음이 들고 섹스는 쾌락이 아닌 귀찮고 힘든 일이 되어버린다. 우리는 4장에서 메릿이 어려움을 겪은 원인을 밝히고 8장에서 그 해결책을 듣게 될 것이다.

뇌를 바꿀 수 있나요?

성적 어려움을 겪는 여성에 대해 이중 제어 모형은 네 가지 질문을 던진다.

- 액셀이 얼마나 민감한가?
- 무엇이 액셀을 활성화하는가?
- 브레이크는 얼마나 민감한가?

1부 기초 아닌 기초

• 무엇이 브레이크를 밟는가?

앞에서 당신은 1960년대의 성 연구자였다. 이제 당신은 이중 제어 모형으로 무장하고 사람들에게 섹슈얼리티가 작용하는 방식을 가르치는 성 교육자다. 사람들이 당신에게 답답함을 하소연하는 것은 그들의 성 반응 메커니즘이 자신이 원하고 기대하는 대로 작동하지 않기 때문이다. 그들은 이것을 바꾸고 싶어한다.

바꿀 수 있을까?

이 질문에 대한 답은 크게 두 부분으로 나뉘며, 둘 다 중요하다.

첫째, 성적 액셀과 브레이크는 사람이 태어날 때부터 지닌 것으로 그 특성이 비교적 장기간 변하지 않고, 지금까지 이 둘에 영향을 준다고 파악된 유일한 변수는 **파트너의 성격**이다(3장 참조).[15] 뇌의 이런 기본 메커니즘을 바꿀 방법은 거의 없다.

그리고 어쨌거나 많은 이의 액셀과 브레이크는 성능이 '중간' 정도라서 과도하게 민감하지도, 문제를 일으킬 정도로 둔감하지도 않다. 이런 장치를 섣불리 바꾸려들었다가는 긁어 부스럼이 될 수도 있다.

하지만 저 질문에는 다른 해결책이 있다. 메커니즘 자체를 바꿀 수는 없어도 메커니즘이 반응하는 대상은 바꿀 수 있다. 원치 않는 임신, 성병, 스트레스처럼 자신의 브레이크가 잠재적 위협으로 여기는 것을 바꾸거나, 그 위협을 줄여나가는 것이다.

반대로 자신의 액셀이 성적으로 받아들이는 자극의 종류를 바꾸거나 삶에서 성적 자극을 늘려나갈 수도 있다. 결국에는 맥락을 바꾸는 것이다. 여기서 맥락이란 한 사람이 처한 외부적 여건과 내적 상태를 합친 것이다. 왜, 그리고 어떻게 맥락의 변화를 끌어내는지가 다음 세 장의 주제이며, 요약하면 다음과 같다.

액셀과 브레이크가 반응하는 자극 대부분은 날 때부터 입력된 것이 아니다. 우리 뇌는 특정 자극을 흥분 또는 억제 요인으로 연상하도록 학습한다. 따라서 맥락, 즉 뇌와 외부 환경을 세부적으로 '조절'하면 성적 잠재력을 최대화할 수 있다.

나는 로리의 성욕이 낮은 것을 보고 SI가 강할 거라고 짐작했다. 우리는 그녀의 브레이크를 활성화하는 것들을 찾아 함께 목록을 적었다. 아이들, 끔찍한 상사가 있는 풀타임 직장, 부모님. 출산 이후 달라진 몸은 말할 것도 없다. 로리는 자기 몸을 보면 행복하지 않았고, 자신이 행복하지 않다는 사실 때문에 행복하지 않았다. 문화가 무작위적으로 만들어낸 가짜 이상을 무시하고 자기 몸을 있는 그대로 사랑하지 못하는 자신을 내면의 페미니스트가 비난하고 있기 때문이다. 아, 또 있다. 로리는 석사학위를 위해 대학원에 진학할 예정이다. 뭐, 이쯤이야.

로리의 브레이크가 특별히 예민한 것은 아니다. 다만 이 평범한 브레이크에 지속적으로 압력을 가하는 것들이 산더미처럼 쌓여 있을 뿐이다.

"이렇게 적고 보니 아무래도 마사지를 받으러 가야 할 것 같네." 로리가 한숨을 내뱉으며 말했다.

"조니한테 마사지해달라고 하지그래." 내가 제안했다.

"그래도 되지만, 마사지를 받고도 그와 섹스하지 않는 것 때문에 죄책감이 들 거야."

"오, 놀라운 깨달음인데! 그것도 목록에 추가해. 섹스를 기대하는 상대의 들뜬 마음."

그녀는 그대로 적었다. 그리고 그때 나는 로리의 눈빛이 반짝하는 것을 봤다. 로리가 말했다. "그러니까 저 모든 성인 장난감과 어른의 놀이들이 열심히 액셀을 가동해노, 동시에 내 뇌에서 이것들이 브레이크를 밟는다는 거지? 브레이크가 최대로 걸려 있을 때는 액셀을 아무리 세게 밟아도 소용이 없고. 하."

"맞아."

"그럼 이놈의 브레이크에서 어떻게 발을 뗄 수 있을까?"

백만 불짜리 질문이다.

짧은 대답. 스트레스를 줄이고, 자기 몸에 애정을 쏟고, 섹스는 '이러저러해야 한다'는 생각을 버리고, 삶 속에서 실제 섹스를 할 수 있는 공간을 만들라.

긴 답변은…… 이 책의 나머지 내용 전부다.

내가 로리에게 한 제안은 한동안 스스로 섹스에 안달복달하지 마라는 거였다. 수행에 대한 압박을 버려라.

로리는 내 조언을 따르지 않았다. 어쨌든 바로 실천하지는 않았다. 대신 로리는 나름대로 맥락의 변화를 시도했는데, 그것이 다음 장의 내용이다.

1장에서 사용한 정원의 비유로 설명하자면 한 사람의 액셀과 브레이크는 그 사람의 정원에서 토양이 갖는 특징이다. 액셀과 브레이크의 타고난 민감도가 정원의 생장 방식에 영향을 주어 어떤 식물이 잘 자라고 땅에 어떤 간격으로 심을 수 있는지 등을 결정한다. 하지만 다른 요소도 이에 못지않은 영향을 줄 수 있다. 물, 태양, 품종 선택, 심지어 비료를 추가하는 일까지, 즉 스트레스부터 사랑, 신뢰, 그리고 바이브레이터까지 모두가 정원의 풍성함에 영향을 미친다. 토양 자체는 바꾸지 못하지만 그 토양을 보강하고 관리할 방법을 현명하게 결정할 수 있다는 말이다.

3장에서 그 내용을 다루기로 하자.

네 줄 요약

- 우리 뇌에는 '성과 관련된' 자극, 즉 보고 듣고 냄새 맡고 만지고 맛보고 상상하는 것들 중에서 뇌가 성적 자극

이라고 학습한 것에 반응하는 '가속장치', 즉 액셀이 장착되어 있다.

- 또한 우리 뇌에는 '잠재적 위협', 즉 보고 듣고 냄새 맡고 만지고 맛보고 상상하는 것 중에서 뇌가 당장은 흥분하면 안 된다고 해석하는 모든 것에 반응하는 '제동장치', 즉 브레이크도 장착되어 있다. 이 위협은 성 매개 질병이나 원치 않는 임신에서부터 인간관계나 사회적 평판 등 무엇이든 될 수 있다.

- 날 때부터 입력된 성적 자극이나 위협은 거의 없다. 액셀과 브레이크는 경험을 통해 언제 어디서 반응할지를 배운다.

- 사람마다 액셀과 브레이크의 민감도는 모두 다르다. 91쪽의 설문지를 작성하면서 자신의 액셀과 브레이크가 얼마나 민감한지 확인하라. 많은 사람이 중간 범위에 있지만, 어떤 결과가 나오더라도 모두 정상임을 기억하라.

3장

맥락, 그리고 모두를 지배하는 감정의 '절대반지'

헨리를 만나본 사람이라면 누구나 그를 좋아한다. 점잖은 태도, 사랑스러운 미소에 부드러운 목소리, 잘생긴 얼굴. 아직 옛날식 매너를 고수해 여성이 방에 들어오면 벌떡 일어난다. 그런 헨리한테도 아내 커밀라만큼이나 괴짜스러운 면이 있다. 두 사람의 이상적인 금요일 밤에는 보드게임 카탄, 영화감독 조스 휘던의 작품 중 아무거나, 반인륜적 카드 게임Cards Against Humanity 중 한 가지, 혹은 세 가지 모두가 등장한다.

헨리와 커밀라는 멋진 성생활을 즐기고 있으며, 백이면 백 헨리가 주도하는 편이다. 분명 그도 아내의 성적 탐닉의 대상이 되는 것을 즐겼겠지만, 성격이 무난해서 자신과 유머 감각을 공유하고 자기처럼 정돈된 침대에 강박이 있는 배우자가 평생 옆에 있다는 것만으로 충분히 운이 좋다고 생각한다. 두 사람은 세심하고 사려 깊고 내성적인 사랑꾼이다.

두 사람이 처음 만났을 때, 그러니까 몇 주간의 온라인 썸 말고 실제로 오프라인에서 처음 만났을 때 둘은 눈이 마주친 순간 바로 "그래, 이 사람이야"라고 생각했다.

그러나 둘 다 워낙 신중하고 배려심이 깊어서 진도는 빠르게 나가지 않았다.

두 사람은 서로에게 말했다. "아직 사람을 사귈 준비가 안 돼 있어요. 그냥 친구로 지냅시다."

그러고는 엄숙하게 서약했다.

그렇게 둘은 친구가 되었다.

1년 동안.

이윽고 헨리가 서서히 커밀라에게 구애하기 시작했다. 그는 꽃을 가져왔다…… 레고로 만든. 커밀라가 엄청 좋아하는 웹툰 작가한테 그녀의 초상화를 의뢰했다. 커밀라를 위한 RPG 시나리오를 썼다. 넥타이를 맸다. 커밀라의 손을 잡았다.

키스하기 시작할 무렵, 서로 말은 안 했어도 두 사람은 이미 깊은 사랑에 빠져 있었다. 그리고 처음으로 사랑을 나누면서 당신과 평생 함께하겠노라 맹세했고, 어둠 속에서 끝없이 다정하게 속삭였다.

기억하겠지만 커밀라는 SE가 약한 여성으로, 성적 자극에 대한 민감도가 매우 낮은 4~8퍼센트의 여성에 속한다.[1] 그러나 신혼 때는 그녀도 민감했다.

5년 뒤에는…… 별로 민감하지 않았다.

커밀라는 내게 이렇게 말했다. "예전에는 부엌에서 요리할 때 헨리가 뒤에서 다가와 목에 키스하면 그대로 몸의 힘이 빠졌어. 하지만 지금은 야멸차게 말하지. '나 지금 저녁 하고 있잖아.' 대체 나한테 무슨 일이 생긴 건지 모르겠어."

"잘못된 건 없어. 맥락이 달라졌을 뿐이야." 내가 말했다.

"어떻게 달라졌다는 거야? 나는 결혼식장에 들어가던 그 순간이랑 똑같이 헨리를 사랑해. 하지만 지금 내 '욕망의 욕조'는 바닥이 드러난 것 같아. '욕망의 욕조'라는 게 이렇게 텅 빌 수도 있는 건가?"

"아니…… 글쎄…… 어쩌면? 사실 정확히 말하면 욕조가 아니라 샤워에 가깝지." 내가 말했다. "어떤 날에는 샤워기에서 엄청 뜨거운 물이 나오고 수압도 세고 샤워기 헤드도 깨끗하니 상태가 좋아. 하지만 또 다른 날에는 수압이 아주 약하고 샤워기 헤드에 물때가 많이 붙어 있지. 샤워는 언제든 할 수 있지만 이런 맥락적 요인이 샤워의 질에 영향을 줘서 환상적인 샤워였는지 처참한 샤워였는지 결정하는 거야."

"맥락적 요인이라. 현실에서는 그게 뭔데? 양초와 꽃? 아니면 셔츠 찢기?"

"그런 건 '환경이나 상황이야'. 물론 그것도 맥락의 일부일 순 있어. 하지만 내가 '맥락'이라는 말을 쓸 때는 '뇌의 상태'가 추가돼."

"아!" 커밀라의 표정이 밝아졌다. "양초보다 훨씬 더 흥미로울 것 같네."

실제로도 그렇다. 이것이 바로 이 장의 내용이다. 샤워기의 온수를 뜨겁고 훌륭하며 수압도 세게 만드는 방법.

'성욕을 일으키는 신호'에 관해 연구하면서 케이티 매콜과 신디 메스턴은 여성 참여자들에게 자신을 성적으로 흥분시키는 것을 묻고 그 답변을 크게 네 범주로 나눴다.[2]

1) 사랑/정서적 유대의 신호. 애정, 든든함, 헌신, 정서적 친밀감, 보호, 공고한 관계, 상대로부터 '특별한 관심'을 받는다는 느낌. 예: 한 여성이 사귄 지 2년째 되는 날 자신을 놀라게 해주려고 지구 반 바퀴를 날아온 로맨틱한 남자친구 이야기를 들려주었다. 친밀감, 헌신, 특별한 관심. 맞다, 결국 남자친구

는 이 여성과 침대에 올라가는 데 성공했다.

2) 노골적인/에로틱한 신호. 성인 영화 보기, 야한 소설 읽기, 타인의 성관계 장면을 보거나 듣기, 잠자리로 이어질 거라는 기대, 상대가 나를 원한다는 걸 알게 되었을 때, 자신이나 상대의 성 반응을 알아차렸을 때. 예: 한 20대 여성이 내게 말하길, 남자친구 집에서 자다가 한밤중에 윗집 커플의 성관계 소리에 깼는데, 리듬감 넘치는 삐걱 소리와 신음에 바로 흥분하고 말았다. 여성은 남자친구에게 키스하며 잠을 깨웠고, 두 사람은 함께 윗집의 소리를 들으며 격렬한 잠자리를 가졌다.

3) 시각적/근접적 신호. 매력적이고 잘 차려입은 잠재적 성 파트너를 봤을 때. 탄탄한 몸매와 자신감, 지적이고 품격 있어 보이는 모습. 예: 예전에 한 친구가 내게 물었다. "정장 재킷 아래로 슬쩍 보이는 흰 소매 셔츠가 뭐길래 그걸 보면 흥분되지?" 내가 말했다. "사회적 지위?" 그녀가 덧붙였다. "추가로 자기 관리. 소매가 하얗고 깨끗한 옷을 입은 남자는 피부도 맛있을 것 같아."

4) 로맨틱한/암묵적 신호. 가까이서 춤추기, 욕조에서 함께 목욕하거나 함께 마사지 받기, 얼굴이나 머리카락 만지기 등과 같은 은밀한 접촉. 같이 노을을 보거나, 함께 웃고 속삭이기, 기분 좋은 냄새 함께 맡기 등의 친밀한 행동. 예: 30대 한 여성이 욕실을 리모델링하려고 남편과 함께 적금을

1부 기초 아닌 기초

부었다. 언젠가 휴가지에서 두 사람이 유난히 잠자리에 몰입했던 이유가 펜션의 커다란 욕조에서 (여러 의미에서) 함께 길고 뜨겁게 목욕했기 때문임을 알게 되었던 것이다. 목욕이 섹스를 부른다.

이 중 예상하지 못한 답변은 없다. 그렇더라도 직관적인 생각을 뒷받침할 데이터가 있다는 건 언제나 바람직하다. 여성의 성적 욕망은 에로틱한 신호와 로맨틱한 신호가 뒤섞일 때 증폭된다. 매콜과 메스턴의 연구는 성적 가속장치를 자극하는 것이 무엇인지 말해준다.

총 80명으로 구성된 9개 포커스 그룹에서 신시아 그레이엄, 스테퍼니 샌더스, 로빈 밀하우젠, 킴벌리 맥브라이드는 여성이 자신을 성적으로 흥분시키거나 반대로 "브레이크를 밟게" 만든다고 생각하는 요인을 몇 가지 범주로 나눴다.[3] 각 범주는 다음과 같다. 참고로 인용구는 설문에 참여한 사람들의 말이다.

- **자기 몸에 대한 느낌.** "저 자신에 대해 편안할 때는 훨씬 더 쉽게 흥분돼요…… 반대로 저 자신이나 제 몸이 마음에 들지 않을 때는 성적인 생각이 잘 안 들더라고요."
- **평판에 대한 걱정.** "싱글이면서 다른 사람과의 성관계를 원할 때, '내가 너무 과한 걸까?' 또는 '내가 너무 부족

한 걸까?' 또는 '내 이런 행동을 상대가 어떻게 생각할
까?'…… 같은 고민."

- 브레이크 밟기. "마음이 동하다가도 '지금 뭐 하는 거야,
이러면 안 되지' '난 지금 사귀는 사람이 있잖아', 또는
'저 남자는 미래가 없어' 등등의 생각에 빠지고 그러다
가 갑자기 '에휴, 관두자. 도저히 못 하겠어. 별로 좋은
생각이 아니야. 잊어버려'라면서 생각을 접는 거죠."

- 원치 않는 임신/피임. "임신하면 안 된다는 생각은 단번에
스위치를 꺼버리죠. 특히 이 부분에서 저를 배려하지 않
는 상대라면 정말 위험하다는 기분이 들거든요."

- 상대가 나를 갈망한다는 기분 vs 나를 이용하고 있다는 기분.
"상대가 성감대 말고도 팔 같은 부분을 쓰다듬을 때 좋
아요…… 제 온몸을 소중히 여겨주는 것 같아서요."

- 상대가 '받아준다'는 기분. "제 두 번째 남편은 무려 16년
을 함께했는데도 성관계 중 제 반응을 받아주지 않아
요…… 전 신음을 많이 내는 편이고 또 제가 좋아하는
방식으로 오르가슴에 도달하고 싶은데, 그러면 그는 소
외감을 느끼거든요…… 이때 저는 정말 마음을 닫게 되
죠."

- 접근 방식/시작하는 스타일과 타이밍. "그 사람의 '게임
법'…… 아시죠, 남자가 여자한테 들이댈 때 쓰는 방식.
제가 자기한테 5분 이상 말을 걸게 만드는 필살기가 있

어요……."

- **부정적인 기분.** "상대에게 몹시 화났거나, 그 사람 때문에 속이 상했다면 그 앞에서 성적으로 흥분할 일은 없겠죠."

이 두 연구를 통해 우리는 여성의 성적 관심이 아주 넓은 범위에서 다양한 요인에 좌우된다는 것을 알 수 있다. "언제 마음이 동하나요?"라는 질문에 여성은 이렇게 답한다.

- 매력적인 파트너가 자신을 존중하고, 있는 그대로 받아줄 때
- 상대와의 관계에서 신뢰와 애정을 느낄 때
- 감정적으로나 신체적으로 자신감 있고 건강할 때
- 상대가 나를 원하며 내가 특별한 사람이라고 느끼게 만들 때
- 성애물이나 야한 동영상처럼 노골적인 성적 신호, 또는 다른 이들의 성관계 장면을 보거나 들을 때

그러나 이 답변은 **상황에 따라 달라진다.** 평소 자신감 넘치고 사랑하며 신뢰하는 매력적인 파트너와 좋은 관계를 유지하는 여성도 독감에 걸리거나, 그 주에 70시간 동안 일했거나, 샤워 후 성관계를 선호하거나, 텃밭에서 일하다가 막 들어왔을 때는 당연히 마음이 동하지 않을 수 있다.

이들의 답변이 우리에게 알려주는 또 다른 사실은, 설문 조사나 포커스 그룹에서 답변한 내용만으로 현실에서 일어나는 일을 다 알 수는 없다는 것이다. 『신뢰의 과학The Science of Trust』에서 인간관계 연구자 존 고트먼은 상습적으로 폭행당하는 학대 관계의 여성들에 관해 썼다.[4] 이들은 폭력 행위 직후에 최고의 섹스를 했다는 답변으로 연구진을 놀라게 했다. 한편 대니얼 버그너의 『욕망하는 여자』에 등장하는 이저벨은 자신을 존중하고 아껴주는 남자친구 앞에서는 신경이 쓰이거나 몸이 뜨거워지지 않으면서 그녀가 쓰레기 같은 옷을 입길 바라고 연인이 될 생각은 없이 그녀를 일회용품 취급하는 나쁜 남자에게는 자석처럼 끌린다.[5] 나는 이와 유사한 이야기를 여러 여성한테서 들었는데, 앞선 연구에서는 그 이유를 밝히지 않는다. 화해와 이별의 섹스가 어째서 강렬함의 대명사가 되었는지 설명해주는 내용은 없다.

그럼 이게 어떻게 된 일일까?

모두 이중 제어 메커니즘과 기타 동기 부여 시스템과의 관계, 즉 **맥락**의 문제다.

맥락은 크게 두 가지로 구성된다. 1) 현재의 외적 여건: 지금 누구와 어디에 있고, 새로운 상황인지 익숙한 상황인지, 위험한 상황인지 안전한 상황인지 등. 2) 현재 뇌의 상태: 지금 이 순간 뇌가 여유로운지 스트레스를 받고 있는지, 상대를 신뢰하는지 그렇지 않은지, 사랑하는지 그렇지 않은지 등. 남성과 비교해 여성의 성 반응이 기분과 관계 요인 등의 맥락에 훨씬 더 민감하다는 증거는 산더미처럼 쌓여 있다. 그리고 여성의 성 반응을 좌우하는 영향력의 차이도 훨씬 더 크다.[6]

이 장은 바로 이 '맥락'을 주제로 삼아 한 사람의 외부적 상황과 내부적 상태가 성 반응에 어떤 영향을 미치는지 알아본다.

우리는 감각의 지각이 외적 여건, 기분, 신뢰도, 인생의 단계 등 여러 요인에 따라 크게 달라진다는 점에서 시작할 것이다. 그런 다음 왜 이것이 진실이고 쉽게 바꿀 수 없는지 자세히 설명한다. 예를 들어 뇌가 스트레스를 받고 있을 때는 주변의 거의 모든 것이 잠재적 위협으로 인지된다. 이어서 나는 뇌에서 이 과정을 총체적으로 지배하는 특별한 메커니즘을 소개한다. 내가 "감정의 절대반지"라고 부르는 이 메커니즘이 곧 성 반응에 대한 맥락의 영향력을 이해하는 핵심이다.

미리 경고하자면 이 장은 이 책에서 가장 학구적이고 과학적인 부분이므로 마음의 준비를 단단히 하고 시작하는 게 좋다. 하지만 이해하려고 애쓸 가치는 충분하다. 이 장을 마치고 나면 앞으로 누군가가 "여자는 너무 복잡해. 어제는 이게 좋다면서 오늘은 완전히 딴소리를 한다니까"라고 불평하거나, "왜 내가 예전처럼 반응하지 않는 거지?" 하고 의아한 마음이 들 때 이렇게 말하게 될 것이다. "맥락! 우리가 원하고 좋아하는 것은 외적 여건과 내적 상태에 따라 그때그때 달라질 수밖에 없어." 이 장은 그 암호를 풀고 모든 것을 납득하게 만드는 방식을 알려준다.

로리가 자신의 성생활에 대해 갖는 불만족은 단순히 액셀과 브레이크가 까다롭기 때문이 아니었다. 그건 심란한 맥락의 결과였다. 하지만 로리는 한동안 자신에게 섹스를 강요하지 말라는 내 조언을 썩 못마땅하게 여겼다. 그건 포기하라는 말이나 다름없었으니까. 로리는 섹스를 "원하고" 싶었다. 그리고 어쨌거나 계속 노력했다.

과거에 즐거웠던 섹스를 되짚어보다가 출산 전, 산속의 어느 근사한 호텔에서 보낸 결혼기념일 여행이 떠올랐다.

"그래, 그때로 돌아가보자!" 로리와 조니는 당시의 열정을 되살리려고 여행을 계획하고 호텔을 예약했다.

하지만 계획은 보기 좋게 실패했다. 장거리 운전은 너무 힘들었고, 가는 길에 말싸움을 시작했으며, 저녁 식사를 마친 후에는 버거운 기대감에 지치고 말았다. 로리는 마음을 닫아버리고 사사건건 어깃장을 놓았다. 결국 로리는 뜨거운 물로 목욕하고 와인 한 잔을 마신 다음 홀로 잠자리에 들었다. 조니도 혼자서 영화를 보다가 잤다.

이튿날 아침 로리는 남편과 잠자리를 시도하지 않은 것에 큰 죄책감을 느꼈다.

그래서 그날 오후 로리와 조니는 머리를 맞대고 과거의 여행에는 있었지만 이번 여행에는 없는 것을 알아내려고 했다.

그때와 지금은 삶 자체가 달라졌다. 두 사람은 부모가 되었고, 그녀의 직장생활은 힘겨웠으며, 최근에는 대학원 진학까지 했다……

결과적으로 그들은 이 여행으로 과거의 외적인 상황만 흉내 냈을 뿐 전체적인 맥락은 달라진 것이 없었다.

"좋아, 그럼 당신, 직장은 그만두고 학교도 때려치우고 트레버는 서커스단에 팔아버리자. 문제 해결 끝." 조니가 농담에 이어 진지하게 말했다. "어쩌면 우리가 잘못 생각하고 있었던 것 아닐까. 이건 우리가 어디에서 뭘 하느냐의 문제가 아니라 어떤 기분이냐의 문제일지도 몰라. 그날의 결혼기념일 섹스를 생각하면서 기분이 어땠어?"

로리는 잠시 생각했다.

그러자 눈물이 쏟아졌다.

로리는 자신이 얼마나 조니를 사랑했고, 자신을 돌아버리게 만들려고 작정한 듯한 삶에서 정신줄을 놓지 않으려고 그에게 얼마나 의지했는지, 또 그가 자기에게 중요한 사람이라는 것을 말로만이 아니라 몸으로 보여주고 싶었지만 잠자리를 시작할 때마다 늪에 빠진 듯한 버거움에 몸이 제대로 말을 듣지 않았다는 등 속마음을 터놓기 시작했다. 그러자 알 수 없는 슬픔이 흘러나왔다. 자신의 잃어버린 섹슈얼리티에 대한 슬픔일 수도 있고, 사라진 마음의 평화에 대한 한탄일 수도 있고, 엄마, 딸, 아내, 상사, 직장인이 아닌 본연의 자아가 상실된 것에 대한 애도이기도 했다.

그렇게 몰려든 슬픔이 사라진 후, 그들은 대단한 잠자리를 가졌다.

로리가 내게 말했다. "이게 말이 된다고 생각해? 로맨틱한 여행을 떠났는데 아무 일도 없었지. 아니, 최악이었어. 그런데 추하게 울면서 내가 조니를 얼마나 사랑하고 내 삶에 얼마나 지쳤는지 쏟아내고 나서야 화끈하고 거친 섹스를 한 거야. 이런 게 맥락이라니, 정말 알다가도 모를 일이다!"

그래서 내가 설명했다.

맥락 속 감각

썸을 타는 사람과 시시덕거리던 중에 그 사람이 당신을 간지럽히기 시작했다. 그럼 아마 성관계가 암시된 은근한 유혹처럼 느껴질 것이다.

이제 같은 사람에게 화가 난 상태에서 그 사람이 갑자기 다가와 몸을 간질인다고 해보자.

성가시고 짜증이 나지 않겠는가? 어쩌면 뺨을 한 대 치고 싶을 정도로.

둘 다 동일한 감각이지만 맥락이 다르기 때문에 다르게 지각하는 것이다.

모든 감각 영역이 마찬가지다. '치즈'라는 이름표를 봤을 때는 기분 좋은 냄새였지만, '체취'라고 적힌 걸 보면 같은 냄새도 역겨워지는 것처럼.[7] 여기서 '같은 냄새+다른 맥락=다른 지각'의 공식이 성립된다. 기분은 맛에 대한 지각도 바꾼다. 슬픈 영화를 보고 나서 기분이 울적할 때는 음식에서 기름기를 맛보는 능력이 감소한다.[8]

초등학교에서 배운 기본적인 오감만이 아닌 다른 감각도 그렇다. 아마 한번쯤 이런 경험을 한 적이 있을 것이다. 더위가 한창인 여름철 한낮, 운전 중에 주유소를 1킬로미터 앞두고 기름이 떨어졌다. 뜨거운 땡볕 아래 1킬로미터를 걸어 에어컨이 22도로 맞춰진 주유소 건물에 들어서는 순간 차가운 냉기가 몰아친다. 더위에서 벗어나 안도한다. 6개월 뒤, 이번에는 뼈가 아리게 추운 겨울날, 같은 장소에서 기름이 떨어졌다. 칼바람을 맞으며 1킬로미터를 힘겹게 걸어가 주유소에 도착해 똑같이 22도로 난방된 건물에 들어가는 순간, 따뜻한 벽난로 앞에 선 것 같다. 추위에서 벗어나 안도한다. 이것이 맥락이다.

평형감각에도 동일한 맥락이 적용된다. 일주일짜리 크루즈 여행을 마치고 배에서 내린 사람은 뇌가 흔들리는 배에 적응되었다는 것을 알게 된다. 왜 발밑에서 계속 땅이 움직이는지 의아해하면서 이틀을 보내게 될 테니까. 통각은? 심한 통증을 겪었던 사람은 통증에 대한 내성이 강해진다.[9] 시간 감각은 또 어떻고? 즐거울 때는, 또는 어떤 '흐름'을 타고 있을 때는 시간이 날아가는 것처럼 느껴지게 마련이다.[10]

이런 지각의 변화는 "머릿속에만 있는 것"이 아니다. 긴장 완화제를 받으면서 "이 약이 긴장을 풀어줄 겁니다"라는 말을 들은 사람은 같은 약을 받으면서 그 정보를 얻지 못한 사람과 비교해 긴장이 더 많이 풀어진 기분이 들 뿐 아니라 실제로 혈

장에 약의 효과가 더 오래 남아 있다.[11] 맥락은 당신의 기분보다 더 많은 것을 바꾼다. 맥락은 혈액의 화학까지 바꾼다.

성적 자극도 마찬가지다. 2장에서 우리는 이중 제어 메커니즘이 어떻게 성적 자극 또는 위험 요소에 반응하는지 살펴봤다. 그리고 특정 자극을 특정한 범주로 취급하게 되는 과정도 이야기했다. 레몬 페티시를 배운 쥐를 기억하는가? 치즈 냄새나 지방의 맛이 한 사람의 정신 상태나 외적 상황으로부터 영향을 받는 것처럼, 특정 자극을 성적인 것인지, 위협인지 판단하는 것 역시 맥락에 달려 있다.

앞서 언급한 간지럼이 이런 예 가운데 하나이고, 배우자가 집안일 하는 모습을 지켜보는 것은 또 다른 예다. 두 사람의 사이가 좋고 유대감이 강할 때는 배우자가 알아서 척척 세탁기를 돌리는 모습에 괜스레 마음이 동할 수 있다. 하지만 최근 집안일을 혼자서 도맡아 한 바람에 감정이 상했다면 오랜만에 배우자가 빨래하는 모습을 보면서 섹시하다는 생각보다는 "이제야!"라는 만족감이 더 클 것이다.

성적 브레이크도 똑같다. 성병이 두려워 제동을 걸게 되는 강도는 감염 가능성과 성병의 결과를 얼마나 인지했느냐에 따라 달라진다. 콘돔을 사용한다고? 상대의 병력과 성 편력을 알고 있다고? 다른 사람을 만나지 않는다는 걸 확신한다고? 그렇다면 위협은 줄어든다. 콘돔을 쓰지 않는다고? 상대의 과거를 알 수 없다고? 배신할 가능성이 크다고? 그렇다면 위협은 증가한다. 사회적인 결과도 마찬가지다. 사회적 지위, 평판, 인간관계에 피해를 줄 수 있는 요소는 실제 그 일이 일어날 가능성과 일이 벌어졌을 때의 타격에 따라 위협으로 인지되는 수준이 다르다.

자신의 뇌가 세상을 섹시하게 보는 맥락을 찾고, 성적 맥락을 최대화하는 기술을 갖추는 것이 성적 만족을 키우는 핵심이다. 이 장 끝에 어떤 맥락이 자신의 감각 지각에 영향을 주는지 파악하도록 하는 활동지가 있다. 활동지를 작성하며 과거에 최고였던 성적 경험 세 가지와 별로 좋지 않았던 성적 경험 세 가지를 떠올리고, 그 이유를 외적 상황과 내면 상태의 측면에서 간결하고도 구체적으로 생각해보자. 모두 시간을 내 꼭 작성해봤으면 한다. 좋았던 경험과 별로 좋지 않았던 경험을 한 가지씩만 되짚어보더라도 자기 뇌가 어떤 맥락 안에서 세상을 섹시하게 해석하는지 또는 그 반대인지 감이 올 것이다.

아팠나요, 아니면 섹시했나요?

두 살배기 아들 신발 끈을 힘들게 묶어주고 있는데 지나가던 남편이 엉덩이를 찰싹 친다면 짜증이 날 것이다. 하지만 성관계 중이라면 같은 행동이 섹시하게 느껴질 수 있다. 맥락은 엉덩이 때리기나 가벼운 채찍질처럼 보통 통증으로 지각되는 감각도 에로틱한 감각으로 바꾼다. 성적 '복종'은 긴장을 풀고 상대를 신뢰해 통제권을 허락하는 행위다. 신뢰도가 높고 서로 합의된 상태에서의 노골적인 성적 맥락에는 뇌가 활짝 열린 수용적인 상태라 어떤 감각이라도 에로틱하게 해석할 준비가 되어 있다. 평소 '싫어요/안 돼요'라는 거절과 함께 브레이크를 밟고 살아야 하는 사회 속에서 여성이 통제를 포기한 채 완벽한 신뢰 속에 긴장을 풀고 (즉, 브레이크에서 발을 떼고) 모든 감각을 허락하는 야한 상상에 빠지는 것은 놀라운 일이 아니다.

섹스, 쥐, 로큰롤

뇌의 감각을 지배하는 맥락의 힘을 증명한 과학적 증거가 있을까? 지금부터 록 가수 이기 팝의 음악을 들려줄 때 쥐의 뇌에서 어떤 일이 일어나는지 살펴보자.

실험실 쥐 한 마리가 방 세 칸짜리 상자 안에 있다.[12] 연구자들이 쥐의 뇌에 고통 없이 심어둔 작은 탐침이 뇌의 측좌핵 NAc에 가하는 자극을 조절한다. 측좌핵은 뇌 깊숙이 자리 잡은 작은 구역으로, 어떤 대상을 향해서 다가가거나, 반대로 멀어지라고 지시한다. 상자 속 첫 번째 방은 쥐에게 평소 익숙한 실험실 환경이다. 조명은 켜져 있지만 상당히 고요하다. 이곳에서 연구자들이 측좌핵의 맨 윗부분을 자극하면 쥐는 냄새를 맡거나 탐험하는 등의 접근 행동을 한다. 심리학자 존 고트먼은 이 행동을 "어머, 이게 뭘까?" 행동이라고 불렀다.[13] 호기심과 탐험, 다가가기가 특징인 행동이다. 반면에 연구자들이 측좌핵의 바닥 쪽을 자극하면 쥐는 발을 굴리거나 머리를 돌리며 회피하는 모습을 보인다. "젠장, 이게 대체 뭐지?" 행동이다. 두려움, 회피, 거리두기의 행동이다. 둘 다 정상적인 반응이고, 생체공학적 반+원격 조종 쥐한테서 정확하게 기대할 수 있는 행동이다.

이제 실험쥐는 다음 방으로 간다. 이곳은 조명이 꺼져 있다. 고요하고 조용하며, 평소 집에서 나는 냄새가 난다. 마치 휴양지에 온 듯, 이곳이 퍽 마음에 든다. 이런 상태에서 연구자가 측좌핵의 위쪽을 자극하면 쥐는 첫 번째 방에서처럼 접근 행동을 보인다. 그러나 흥미로운 건 다음 반응이다. 연구자가 측좌핵의 바닥을 자극해도 접근 행동이 나타나는 것이다! 안전하고 긴장을 풀 수 있는 환경에서는 측좌핵 전체가 접근 행동에 동기를 부여한다.

세 번째 방으로 이동하자마자 과도하게 밝은 조명으로 눈이 부시고 이기 팝의 음악이 요란하게 울려 퍼진다. "Live at the King Biscuit Flower Hour"록 음악 라디오 프로그램의 라이브 공연 앨범의 곡들이 다양한 음량으로 무작위적으로 연주되어 정신을 차릴 수가 없다. 이런 환경은 극심한 스트레스를 준다. 이곳에서 실험쥐는 싸구려 나이트클럽에 들어간 내성적인 책벌레가 되어버린다. 이때는 연구자가 위쪽 측좌핵을 자극해도 호기심 어린 행동을 전혀 일으키지 못한다. 스트레스가 심한 이 새로운 환경에서는 측좌핵의 어느 부위를 자극하더라도 "젠장, 이게 대체 뭐지?" 행동이 유발된다.

감각의 지각이 맥락에 달려 있다고 할 때 생각할 수 있는 가장 깊은 차원이 이것이다. 뇌에서 가장 오래전에 진화된 부분, 즉 "원숭이의 뇌"는 상황에 따라 접근과 회피라는 정반대의 반응을 보일 수 있다는 뜻이다.[14] 안전하고 편안한 환경에서는 어디를 자극하든 상관없다. 어차피 접근, 호기심, 욕망을 일으킬 테니까. 스트레스를 주는 위험한 환경에서도 자극 부위는 중요하지 않다. 어차피 회피, 불안, 공포를 일으킬 테니까.

"맥락은 뇌가 섹스에 반응하는 방식을 바꾼다"라는 말은 그저 양초, 코르셋, 침실 문 잠그기와 같은 "분위기를 조성하라"는 것이 아니다. 훌륭한 성 맥락 안에서는 거의 모든 것이 섹스에 대해 호기심 가득한 "어머, 이게 뭘까?"의 욕망을 활성화하지만, 반대로 외적인 상황이든, 내적인 상태든 별로 편하지 않은 맥락에서는 상대가 아무리 섹시하고 아무리 야한 속

1부 기초 아닌 기초

옷을 입고 있어도, 내가 아무리 그를 사랑하더라도, 당신에게 궁금하고, 감탄하고, 갈구하는 경험을 불러일으킬 것은 없다는 뜻이다.

맥락에 따라 감각을 지각하는 방식이 달라지는 것은 완벽하게 정상이다. 그게 뇌가 작동하는 방식이니까.

영문을 알 수 없는 문제가 있다.

메릿은 자신의 민감한 브레이크 때문에 현실에서 힘겹게 성생활을 유지하고 있었다. 지난 10년간 메릿은 성적 상상력을 자유롭게 발휘해 에로 소설의 독자이자 작가로 살아왔다. 메릿이 가장 즐겨 읽고 쓰는 소재는 게이 남성의 BDSM인데—그녀는 농담 삼아 "게이의 50가지 그림자"라고 부른다—두 남성이 강렬한 힘의 관계로 얽히는 이야기가 그녀의 성적 상상을 사로잡는다.

"두 남자가 변태적인 섹스를 하는 스토리에는 흥분하면서 내가 사랑하는 여성과 섹스할 때는 금방 식어버리는 걸 어떻게 이해해야 하죠? 갑자기 소음이나 손톱 따위에 신경 쓰이고, 심지어 딴생각까지. 그러면서도 전 남자들이 공공장소나 고문대 위나 나무에 묶인 채로 관계하는 장면을 매일 몇 시간씩 쓰고 있다고요."

성적 브레이크가 있다는 사실을 알게 된 것도 도움이 되기는 했다. 그러나 캐럴과 맥락에 대해—어떤 맥락이 자신을 흥분시키는가, 또 어떤 맥락이 브레이크를 밟는가—서로 이야기 나누면서 비로소 메릿은 성적 환상을 상상하기는 쉽지만 현실은…… 쉽지 않다는 것을 깨달았다.

민감한 브레이크를 가진 여성에게는 당연한 일이다. 판타지 속 맥락—외적 상황과 내적 뇌의 상태—은 현실의 맥락과는 크게 다르다. 침대에 누워 누군지도 모르는 거구의 다섯 남성이 다가오는 상상을 할 때 실제로 당신은 안전하고 스트레스가 없기 때문에 판타지의 참신함이 불에 기름을 끼얹는 것이다. 그건 좋은 맥락이다.

그러나 실제로 다섯 명의 모르는 남성에게 둘러싸여 있다면 당신의 뇌는 당연히 스트레스 반응을 일으킨다. 도망쳐! 싸워! 또는 꼼짝 말고 있어! 그리고 그 스트레스는 당신의 브레이크를 밟을 가능성이 크다. 별로 좋지 못한 맥락이다.

"그럼 뭘 어떻게 해야 하나요?" 메릿이 내게 물었다.

"신뢰." 내가 말했다. "브레이크를 푸는 건 결국 신뢰의 문제예요."

메릿은 고개를 저으며 캐럴을 봤다. "나는 당신을 150퍼센트 신뢰해. 캐럴 당신이 바닥에 완충 장치가 설치되어 있다고 말하면 나는 절벽에서 눈을 가리고도 주저 없이 뛰어내릴 수 있단 말이야."

그러자 캐럴이 말했다. "그럼 당신이 믿지 못하는 사람이 딱 한 명 남겠네. 그렇지?"

메릿이 우리 둘에게 눈을 찡긋하며 말했다. "나? 난 나를 믿지 않아. 그게 선생님이 말씀하시는 거예요?"

내가 말했다. "자신을 믿지 않나요?"

"전 제가 공과금을 밀리지 않고 내는 사람이라는 걸 믿어요. 그리고 부모로서의 나 자신을 신뢰하죠. 작가로서도. 맞아요, 전…… 하.”
메릿은 말을 멈추더니 나를 쳐다보고 생각에 잠긴 듯 인상을 썼다.

“당신은 자신의 지적 능력을 신뢰하지.” 캐럴이 말했다. “그리고
자신의 마음도. 하지만 몸도 그럴까?”

메릿은 이마에 손을 세게 문지르며 말했다. “솔직히 말하면, 신뢰
하지 않아. 근데 그럴 만한 이유가 있다고.”

우리는 그 그럴 만한 이유에 대해 이야기했다.

이제 중뇌변연계 피질에 관해 설명할 차례다. 다음 두 소
제목에서는 매우 학술적인 내용이 나오는데, 정원의 비유를
들자면 정원의 토양이 씨를 새싹으로 바꾸는 과정이다. 이 일
은 정원사에게 별다른 통제권이 없고, 우리가 관찰할 수 없는
저 아래에서 일어난다. 그러나 자신(또는 파트너)의 섹슈얼리
티를 북돋우는 것이 어려운 사람에게는 다음 몇 쪽의 내용이
무의식의 영역에서 일어나는 전반적인 성 반응을 이해하는 데
큰 도움이 될 것이다.

준비됐나요? 시작합니다.

좋아하기, 원하기, 학습하기

뇌의 ‘쾌락 중추’와 관련해 다음의 흥미로운 연구 결과를 들어

본 적이 있을 것이다. 음식을 입에 넣는다. 그럼 이 시스템이 작동한다. 물을 마신다. 이 시스템이 반응한다. 음악을 듣는다, 예술작품을 본다, 마약을 한다, 소설을 읽는다. 그러면 중뇌변연계 피질은 이 자극을 평가하고, 학습하고, 동기를 부여하느라 바쁘게 돌아간다. 포르노를 본다, 이웃의 성관계 소리를 듣는다, 파트너의 손이 내 머리를 가볍게 어루만지며 움켜쥐는 것을 느낀다. 그러면 뇌 속의 이 시스템이 평가하고, 계획하고, 좀더 가깝게 가도록…… 혹은 멀어지도록 부추긴다.

침실 벽에 중뇌 그림을 붙여놓고 제대로 공부할 사람을 위해 말하자면, 이 시스템에 관여하는 기관은 배쪽창백핵, 측좌핵(이기 팝 연구에서 나온 영역), 편도체, 뇌간의 외측 팔곁핵이다.

핵심은 이 구역이 실제로 '쾌락' 중추가 아니라는 것이다. 아니, 정확히 말해 쾌락 중추이기만 한 것은 아니다.

우리가 흔히 뇌의 '쾌락 중추' 또는 '보상 중추'라고 일컫는 영역은 사실 굉장히 복잡하고 흥미로운 곳이다. 이곳을 단순히 '보상' 또는 '쾌락'의 영역이라 부르는 것은 '외음부'를 가리켜 '질'이라고 말하는 것이나 다름없다.

물론 쾌락이 이곳에 속하는 것은 맞다. 하지만 어디까지나 그 일부일 뿐 유일한 처리 대상은 아니다. 이 중추에 소속된 다른 요소를 부정하는 것은 그 중요성을 간과하고 인간이라는 다면적 짐승의 본질을 오해하는 행위다.

실제로 진화적으로 아주 오래된 이 뇌 구역에는 좋아하기, 원하기, 학습하기라는 서로 얽혀 있지만 구분되는 세 가지 기능이 있다. 이 세 가지 메커니즘은 켄트 베리지와 모르텐 크링겔바흐가 "모두를 중재하는 하나의 향락적 뇌 시스템"이라고 표현한 포유류 공통의 하드웨어를 구성한다.[15]

이 메커니즘을 소설 『반지의 제왕』의 신화에 나오는 절대반지에 비유할 수 있다. 원작에서 절대반지에는 다른 "힘의 반지"를 모두 통솔하는 힘이 있다. 감정적 뇌의 맥락에서 절대반지는 스트레스 반응(두려움, 공격, 폐쇄), 혐오, 육체적 쾌락에서 예술적 쾌락까지 모든 형태의 쾌락, 사랑, 사회관계, 그리고 성을 포함한 모든 감정 시스템과 동기 부여 시스템을 처리한다.[16] 이 모든 감정이 감정의 절대반지라는 동일한 장소에서 동시에 활동한다는 뜻이다.

그러니까 대중 과학 기사에서 "섹스할 때와 코카인을 할 때 뇌의 같은 부분에 불이 켜진다"라는 내용에 너무 감동할 필요는 없다는 말이다. 그건 당연한 결과다. 원래 그곳은 모든 것을 중재하는 절대반지니까.

내가 앞으로 이 책에서 '절대반지'라는 말을 사용할 때 나는 좋아하기, 원하기, 학습하기의 세트를 의미한다. 이곳에서는 섹스, 스트레스, 사랑, 혐오 등 모든 감정 반응이 경쟁하고 교류하며 서로 영향을 주고받는다.

좋아하기, 원하기, 학습하기의 세 가지 시스템이 작동하는 방식은 다음과 같다.

1) 좋아하기liking는 보통 말하는 '보상'에 가장 가깝다. 좋아하기의 메커니즘은 뇌에서 작용하는 '좋아요/싫어요'로서 자극의 '향락적 영향력'을 평가한다. 어떤 자극 때문에 기분이 좋은가? 좋다면 얼마나 좋은가? 어떤 자극 때문에 기분이 나쁜가? 나쁘다면 얼마나 나쁜가? 신생아의 혀에 설탕물을 한 방울 떨어뜨리면 아기의 좋아하기 시스템은 폭죽을 터트린다. 처음부터 설탕은 보상을 주는 물질로 입력되었기 때문이다. 우리는 태어날 때부터 단맛을 즐기도록 설계되어 있다. 소금은 그렇지 않다. 이 하나의 시스템이 달콤한 맛, 성적 감각, 미의 지각, 사랑의 기쁨, 승리의 스릴까지 모든 형태의 쾌락을 관리한다.

2) 학습하기learning는 지금 일어난 일을 다음에 일어날 일과 연결하는 과정이다. 파블로프의 개가 종소리를 듣고 침을 흘린 것은 개의 학습 체계가 종소리와 음식을 연결했기 때문이다. 2장에서 실험실 쥐가 레몬과 재킷을 섹스와 연결 지은 것도 이런 학습 체계 때문이다. 이는 명시적 학습과는 다른 암묵적 학습이다. 명시적 학습은 시간 간격을 두고 반복하면서 의지적으로 시 한 편을 외우는 과정이다. 반면 암묵적 학습은 자극을 시간과 공간에 연결하는 학습하기 시스템이다. 우리는 어떤 음식이 맛있고, 누구의 성격이 못됐는지 일부러 공부하거나 외우지 않아도 자연스럽게 배운다. 이런 종류의 감정은

1부 기초 아닌 기초

암묵적으로 학습된다.

3) 원하기wanting는 전문 용어로 '유인적 동기incentive salience'라고 부르며, 감정적 뇌의 가속장치에 해당된다. 대상을 향해 다가가거나 멀어지려는 욕구에 불을 붙이는 시스템이다. 원하기가 스트레스 반응 메커니즘에서 활성화되면, 안전을 갈망한다. 원하기가 애착 메커니즘에서 활성화되면(4장 참조), 애정을 갈구한다. 그리고 원하기가 성적 액셀에서 활성화되면 당연히 성적 자극을 추구한다.

원하기가 활성화되면 켄트 베리지가 말한 "특별한 유혹의 순간"을 경험한다.**17** 조급한 갈망과 열망을 일으키는 것이 원하기 시스템이다.

그런데 이것들은 모두 맥락에 좌우된다. 휴양지 환경과 나이트클럽 환경에서 쥐의 반응을 기억하는가? 측좌핵의 자극으로 촉발되는 "어머, 이게 뭘까?"와 "젠장, 이게 대체 뭐지?" 행동이 원하기의 행동이다. 더 가까이 가기를…… 또는 더 멀어지기를 원하는 것이다. 둘 중 어떤 행동을 하게 되는지는 그 쥐가 얼마나 편안한 상태인지, 또는 얼마나 스트레스를 받고 있는지에 따라 달라진다.

이 시스템이 인간의 섹슈얼리티에서는 어떻게 작용할까? 예를 들어 연인의 키스가 액셀을 밟으면 **학습하기**가 작용한다. 그렇게 액셀은 키스란 성과 관련된 것임을 배운다.

그러나 **학습하기**는 중립적이다. 이 시스템은 신호가 근사하다거나 끔찍하다는 정보는 주지 않는다. 그저 성과 관련된 것이라고만 알려준다. 이때 학습하기를 자극한 신호가 성과 관련될 뿐 아니라 근사하기까지 하다면, 그 신호는 좋아하기를 함께 활성화한다. 그리고 그 신호가 몹시 좋은 것이면 그때는 원하기까지 촉발한다.

정리하자면 순서는 다음과 같다. 성과 관련된 사건이 일어난다. 이에 뇌가 "이봐, 이건 성적인 거야!"라고 가르친다. 그건 학습하기다. 이때 적절한 맥락에서는 뇌가 "그거 섹시한데!"라며 좋아하기로 옮겨간다. 그리고 그 자극이 아주 좋은 것이라면 뇌는 "오호, 좀더 해주세요"가 되는데 그게 바로 원하기다.

좀 이해가 되었는지? 휴! 어려운 부분이었는데 잘 따라왔는지 모르겠다. 이 책의 나머지 부분에서 나는 좋아하기, 원하기, 학습하기의 절대반지를 종종 언급할 것이다. 예를 들어 6장에서 우리는 단순한 생식기 반응은 학습하기의 결과이지만, 뇌에서 일어나는 '성적 흥분'은 학습하기+좋아하기임을 배운다. 그리고 8장에서는 오로지 성적 쾌락의 절대반지에 집중하고 다른 동기에서는 벗어나는 것이 오르가슴에 이르는 길임을 알게 된다.

인간의 섹슈얼리티에서 이 세 가지 시스템의 기능을 측정하는 연구는 거의 시작도 되지 않았다. 그런데도 이 책에 포함시킨 이유는 이 시스템이 성적 행복에 영향을 준다는 과학적 증거를 확보해서가 아니라, 내가 지금까지 사람들을 교육하면서 욕구와 쾌락, 생식기 반응이 늘 하나로 묶이지는 않는다는 사실을 아는 것이 얼마나 큰 변화를 주는지 목격했기 때문이다. 뇌는 더 원하지 않으면서도 **좋아할** 수 있다. 또 섹스로 이어지는 자극을 학습할 수 있으며, 학습하기는 맥락에 따라 욕망을 자극해 더 다가가게 할 수도, 공포를 자극해 뒤로 물러서게 할 수도 있다. 뇌는 심지어 별로 좋아하지도 않으면서 원할 수 있는데, 올리비아를 통해 이를 확인할 것이다.

그리고 이 세 가지 모두가 맥락에 좌우된다. 원하기, 좋아하기, 학습하기 시스템이 스트레스나 애착 문제(4장 참조)를 다루느라 정신없을 때는 강한 성적 자극이 주어져도 전혀 섹시해 보이지 않는다.

이 시스템이 서로 별개로 작동한다는 것을 이해하면 앞에서 성적 브레이크의 존재를 깨달았을 때만큼이나 강력한 힘이 발휘된다. 이 시스템이 어떻게 서로 다른 성 반응을 나타내는지 보기 위해 두 가지 맥락에서 살펴보자.

맥락 1: 아직 임신하기 전이다. 밤에 남편이 침대로 올라와 옆에 눕는다. 평소처럼 두 사람은 서로 부둥켜안고서 내일의 계획을 이야기한다. 남편의 손이 몸을 더듬기 시작한다. 편안하고 애정이 충만한 상태에서 곧 **학습하기**와 **좋아하기**가 활성화되고 이어서 **원하기**까지 발동한다. 당신은 키스로 화답하며 남편을 함께 어루만진다. 이하 생략.

맥락 2: 출산하고 두 달 후. 남편이 침대로 올라와 옆에 눕는다. 그러더니 모처럼 꿀잠을 자고 있는 당신을 깨워서 끌어안고는 내일의 계획을 말한다. 당신도 남편의 몸에 팔을 두르고 한동안 얘기한다. 이윽고 남편의 손이 몸을 어루만지기 시작한다. 만성 수면 부족과 잦은 수유로 몸은 지쳤고, 질은 아직 아물지 않았으며, 1년 전보다 발 크기가 반 치수 커졌는데, 아기가 수시로 만져대는 가슴을 남편이 쓰다듬는다. 이 새롭고 낯선 몸에 대한 남편의 손길이 학습하기를 활성화한다. 이건 성적인 거야! 그러자 두려워진다. 이어서 원하기가 발동되지만 섹스를 피하길 원하는 쪽이다. 그래서 등을 돌리며 말한다. "자기야, 다음에 하자."

당신의 남편은, 그리고 어쩌면 당신 자신도 이런 생각이 들 것이다. "영문을 모르겠어. 옛날에는 좋아했잖아."

동일한 자극, 다른 맥락. 감정의 절대반지가 일으킨 다른 반응이 다른 결과로 이어진다.

앞에서 말한 '출산'을 "부모님을 요양병원에 모신 일" "남편의 외도 사실을 알게 됨" "직장에서 해고됨"으로 바꿔도 비슷한 결과를 얻는다. 반대로 "아기를 갖기로 결심함" "사랑의 서약을 갱신" "복권 당첨" 등으로 대체하면 전혀 다른 결과를 낳는다.

이기 팝 음악을 들려준 쥐의 반응에서 봤듯이, 스트레스

지수가 높을 때는 사실상 그 어떤 자극에도 당신의 원하기 시스템은 회피적인 "젠장, 이게 대체 뭐지?"의 모드로 활성화된다. 반대로 성 긍정의 맥락 안에서는 어떤 것이든 호기심 가득한 "어머, 이게 뭘까?"의 모드로 활성화된다.

정확히 어떤 맥락을 성 긍정으로 받아들이는지는 사람에 따라, 또 그 사람의 삶의 단계에 따라 다양하다. 그렇더라도 대체로 공통적인 것은 다음과 같다.

- 낮은 스트레스
- 높은 애정
- 노골적인 에로틱함

이 장을 시작하면서 소개했던, 여성을 흥분시키는 자극의 예시를 기억하자. 모두 절대반지가 작용한 결과물이다.

올리비아와 패트릭은 멋진 커플이다. 재밌고 매력적이며, 이 커플의 사랑에는 전염성이 있어서 두 사람을 보고 있으면 누구나 사랑에 빠진 기분이 들 것이다. 이들은 다투는 와중에도 서로 껴안고 웃는다. 지금은 20대이지만, 아마 103세가 되어도 여전히 10대처럼 사랑을 나눌 것이다.

이들이 주로 부딪치는 부분은 잠자리다. 패트릭은 다른 80~90퍼센트의 사람들처럼 스트레스를 받으면 브레이크를 밟고 섹스에 대한 관심을 모두 꺼버린다. 그는 '정지형'이다(4장에서 더 다룰 것이다). 그러나 액셀이 민감한 올리비아에게 스트레스는 훌륭한 연료다. 그녀는 '고도흥분형'이다. 두 사람 다 대학원생이므로 학기 말 시험 기간에 함께 스트레스를 받는데, 다시 말해 올리비아가 섹스에 가장 적극적일 때 패트릭은 가장 소극적으로 된다는 뜻이다.

같은 맥락, 다른 경험이다.

이런 두 사람의 특징이 관계의 맥락 안에서 서로의 상태를 악화시키며 극한으로 치닫는다. 패트릭은 자신이 원하지 않는 섹스를 올리비아는 원한다는 스트레스 때문에 스트레스 수치가 더 올라가고, 그래서 브레이크를 더 세게 밟게 된다. 마찬가지로 올리비아는 자신이 섹스를 원하는데 패트릭은 원하지 않는다는 스트레스 때문에 스트레스 수치가 더 올라가고, 그래서 액셀을 더 세게 밟게 된다. 나는 이것을 "쫓고 쫓기는 관계chasing dynamic"라고 부르지만(7장 참고), 올리비아에게도 나름의 표현법이 있다.

"개판 5분 전."

패트릭이 말했다. "학기 중에 우리 둘 다 끼니도 못 챙길 만큼 바쁠 때 이렇게 돼버려요. 감정 얘기는 꺼낼 수도 없죠. 어떻게 하면 좋을까요?"

나는 어깨를 으쓱했다. "쉬워요. 둘 다 차분한 상태일 때 함께 계획을 세워요. 그런 다음 스트레스 상황이 오면 계획대로 하는 거예요."

올리비아가 말했다. "아……"

예전에도 들었던 반응이다. 모종의 감정 위로 거대한 붉은 깃발을 흔드는 실망감. 지난번에는 지나쳤으나 이번에는 놓치지 않았다.

"다른 대답을 기대했어요?" 내가 물었다.

"전 저를 고쳐줄 거라고 기대했거든요."

"고친다고요? 왜요? 올리비아, 당신 어디가 망가졌나요?"

"그런 건 아니지만, 그냥 기분이 별로 좋지 않아요. 통제할 수 없다는 게요. 저 자신을 위해서도 그렇고 제가 패트릭을 몰아세우지 않기 위해서도 이 부분을 억제하고 싶거든요."

그것은 정상이다. 스트레스에 섹스가 추가되는 맥락은 쾌락을 키우지 못한다. 스트레스를 받거나 불안하고 부담을 느낄 때 올리비아는 "오르가슴에 대한 충동이 일지만, 사실은 저를 제 몸과 패트릭한테서 단절시키는 욕구예요. 정말 싫어요. 제가 마치 제 몸의 손님 같거든요. 통제 불능이죠."

좋아하기가 빠진 원하기의 완벽한 예다.

"아, 그럼 이게 두 사람 사이에서 가장 큰 문제이고, 올리비아 당신도 불편한 거죠?" 내가 말했다. "그거라면 간단히 바꿀 수 있어요. 물론 쉽지는 않지만요."

둘이 동시에 물었다. "어떻게요?"

정원사의 한계

내가 원하기, 좋아하기, 학습하기라는 말을 사용할 때는 "저녁에

뭐 먹고 싶어?" 또는 "그 영화 좋았어?"와 같은 일반적인 의미에서의 원하고 좋아하는 것이 아니므로 고딕체로 구분하고 있다. 이런 뇌 시스템은 의식적으로 활성화할 수 없고 지각하지 못할 때도 많다.[18]

반대의 경우도 있다. 코카인 중독 연구에서 피험자들의 중뇌변연계는 화면에서 고작 33밀리초 동안 보인 코카인 관련 이미지에 반응했다. 미처 '알아챌' 새도 없이 이미지가 너무 빨리 지나가기 때문에 참가자들에게 물으면 무엇을 봤는지 답하지 못했지만, 코카인 중독자의 원하기 시스템에 불을 지피기에는 충분했다.[19] 실험 대상자는 자신이 어떤 이미지를 봤는지 인지하지 못했지만 그들의 감정적 뇌는 이미지에 맞춰 반응했다.

정원의 비유로 설명하면, 정원사가 하는 일과 정원이 하는 일의 차이다. 정원사는 잡초를 뽑고 물과 비료를 줄 수 있지만, 실제로 식물이 자라게 하지는 못한다. 식물을 자라게 하는 것은 정원이라는 원하기, 좋아하기, 학습하기 시스템이다. 정원은 정원사가 식물을 얼마나 잘 보살피는지, 날씨(삶의 외적 상황)는 어떤지, 토양(몸의 액셀과 브레이크)이 식물에 얼마나 적합한지 등 온갖 조건에 영향을 받는다. 그러나 정원사가 아무리 팔을 걷어붙이고 나서도 정원을 억지로 자라게 할 수는 없고, 그저 정원이 번성할 최고의 환경을 마련할 뿐이다. 앞으로 4, 5, 9장에서 정원을 위한 성 긍정 맥락을 만드는 방법을 설명한다.

"저한테 무슨 문제가 있나요?"(정답: 아니요)

한 사람의 성적 흥분, 욕구, 오르가슴은 시간이 지나면 달라지게 마련이며, 그 사람을 기쁘게 하는 쪽으로도, 당황하게 하거나 걱정시키는 쪽으로도 바뀐다. 이는 생식기와 이중 제어 메커니즘이라는 성적 하드웨어의 변화 때문이기도 하지만, 외적 환경과 내적 상태라는 맥락에 의해 달라질 때가 더 많다.

뇌가 성적 자극을 처리하는 방식에 맥락이 미치는 영향력을 이해했을 때 얻는 가장 중요한 결과가 이것일지도 모른다. 섹스가 '안' 좋아졌다고 해서 당신에게 문제가 있는 것은 아니다. 성 반응에 영향을 주는 외부 환경, 또는 스트레스 반응 같은 동기 부여 시스템에 변화가 일어났을 가능성이 크다. 거꾸로 해석하면 자신을 바꾸지 않고도 긍정적인 변화를 끌어낼 수 있다는 뜻이다.

맥락의 힘을 이해할 때 기대할 만한 다른 중요한 결과물은 여성이 저마다 서로 그렇게도 다른 이유를 납득하게 된다는 것이다. 많은 여성에게 성 긍정 맥락은 문화적으로 승인되지도 않고, 쉽게 얻을 수도 없다. 예를 들어 대학 시절의 일회성

만남이나, 결혼하고 10년 동안 옛날식 섹스를 1287번째 하는 것처럼. 하지만 다른 여성에게는 낯선 파티 장소에서 다른 사람들의 외투가 걸린 옷장 벽에 기대어 모르는 사람과 하는 하룻밤 사랑이 좋은 맥락일 수 있다. 또 누군가에게는 오래 사귄 상대와의 따뜻하고 애정 어린 섹스가 가장 자극적이다. 어떤 여성은 다양한 맥락에서 성적 흥분을 느끼고, 또 어떤 여성은 그 범위가 지극히 좁다. 하지만 자신과 파트너의 행복을 중요하게 생각하는 한, 그리고 그것이 즐겁다면, 어떤 맥락이라도 상관없다.

반대로 맥락의 힘을 알지 못하면, 성관계에 흥미가 사라지거나 성욕이 줄었을 때 자신 또는 상대에게 문제가 생겼다거나 더 이상 섹스를 좋아하지 않는다는 결론을 내릴 수 있다. 필요한 것은 그저 더 좋은 맥락일 뿐인데도 말이다.

올바른 맥락에서 일어나는 성적 행위는 인간이 즐길 수 있는 단연 가장 즐거운 경험이다. 섹스는 파트너와 결속시켜주고, 행복한 화학물질로 온몸을 뒤덮으며, 본질적인 생물학적 욕구를 만족시키고, 우리를 영적으로 고양된 상태로 이끈다. 그러나 그릇된 맥락에서 시도된 섹스는 말 그대로 죽음까지 맛보게 한다. 맥락에 따라 섹스는 맛있는 것에서 구역질 나는 것, 재밌는 것에서 고통스러운 것까지 무한한 형태를 띤다. 그리고 액셀과 브레이크의 이중 제어 메커니즘 때문에 때로는 상반되는 두 가지가 동시에 일어나기까지 한다.

맥락과 자신의 둔감한 액셀의 관계를 알게 된 커밀라는 자신의 상태를 샤워의 은유에서 생각해보기로 했다. 정원의 은유는 별로 와닿지 않았지만 샤워의 은유는 자신에게도 적용할 수 있을 것 같았다. 커밀라는 로맨틱하고 애정이 넘치는 맥락, 신나고 참신한 맥락, 스트레스가 없는 맥락이 자기 뇌에서 성적 신호의 민감도를 증가시킨다는 것을 알게 되었다.

아니면 커밀라 자신의 표현대로 보일러가 "물을 데우고 수압을 서서히 높이는" 맥락이거나.

그런데 커밀라는 자기에게 다른 무엇보다 최고의 맥락은 상대가 자신을 갈망한다는 기분이라는 생각이 들었다. 헨리와 처음 사귈 무렵의 특징이었던 오랜 전희는 커밀라에게 섹스를 원하는 마음을 가장 북돋우는 맥락적 요인이었는지도 모른다.

커밀라는 헨리와 이 이야기를 나눴고 시험해보기로 했다. 헨리는 저녁 내내 커밀라에게 치근덕대고 유혹했으며, 그 결과 마침내 그녀를 얻었다. 그런데 이 실험에서 두 사람은 의외의 사실을 알게 됐으니 바로 그녀를 흥분시킨 맥락은 구애가 아닌 기다리는 시간이었다는 것이다.

처음에 커밀라는 어떻게 될지 뻔히 아는 행동을 하는 게 조금 어색했지만 계획에 적극 동참하는 모습을 헨리에게 보여주려고 노력했다. 영화관에 갔다가 걸어서 집에 돌아온 후 헨리가 손을 잡았을 때 커밀라는 그에게 키스하려고 했다. 그러자 헨리가 그녀의 속도를 늦추며 막았다. 그리고 그가 그녀에게 키스했을 때 그녀는 더 진하게 키스하려 했지만 이번에도 헨리가 막았다. "지금은 내가 당신에게 구애하는 거야, 알지?" 그가 말했다. "당신이 나한테 다가오면 내가 당신에게 다가갈 수가 없잖아."

이 말에 커밀라는 결정적인 깨달음을 얻었다.

커밀라에게 정말 필요한 것은 자신의 좋아하기 시스템이 커지고 확장되어 마침내 원하기 시스템이 활성화될 때까지 기다리는 시간이었다. 두 사람은 그녀의 성욕을 부추기는 것이 "갈망의 대상이 되는 느낌"이라는 가설로 출발했으나 진짜 비결은 천천히 진행하고 만족을 늦추면서 가속장치가 충분히 활성화되도록 여유를 주는 것임을 알게 되었다. 그녀가 좋아하기에서 원하기로 가는 과정은 점화용 불씨로 가스레인지에 불을 붙이는 것과 같다. 가스가 충분하지 않고, 충분하지 않고, 충분하지 않다가 펑! 하고 좋아하기에서 원하기로 넘어가는 것이다.

샤워의 은유로 돌아가면 커밀라의 액셀은 온수 탱크 전체를 데우는 데 시간이 오래 걸리는 보일러와 같다. 훌륭하게 작동하지만 약간의 인내심이 필요하다. 그러나 기다릴 가치는 충분하다.

커밀라와 헨리 모두 세심하고 사려 깊으며 체계적이고 진도가 느린 사람들이라 이 방식은 대단히 잘 먹혔다. 그렇다고 이 방법이 모든 커플에게 적용되는 것은 아니다. 훌륭한 섹스란 모두에게 통하는 방법을 시도하는 게 아니라 당신과 당신의 파트너, 두 사람에게 통하는 방법을 시도하는 것이란 점을 기억하자.

1부에서 우리는 몸과 뇌와 맥락이라는 성적 하드웨어가 전반적인 성적 행복에 미치는 영향을 알아봤다. 또한 저 세 요소가 모든 사람에게서 똑같은 부품으로 이뤄져 있지만 모두 다르다는 것을 알게 되었다. 다른 말로 하면 성적 행복을 키우는 저마다의 고유한 '정원'이 있다는 뜻이다.

이제 2부에서는 맥락에 영향을 주는 요인을 구체적으로 다룬다. 즉, 정원에 내리쬐는 햇빛과 내리는 비, 그리고 비료다. 어떤 것은 정원사인 당신이 통제할 수 있는 반면 어떤 것은 그러지 못하는데, 모두 정원의 올바른 생장에 영향을 준다. 4장에서는 스트레스와 사랑이라는 두 가지 주요 동기 부여 시스템을 소개하고 이 시스템이 성 반응에 어떻게 영향을 주는지 설명한다. 5장에서는 환경의 문화적 요인—어떻게 보이고 행동해야 한다는 사회적 압박, 성적으로 '옳고' '그름'을 따지는 도덕적 또는 미디어 메시지—이 어떻게 성기능에 영향을 주는지를 살피고, 성 부정적 문화가 묶어놓은 심리적 매듭을 푸는 방법을 보게 될 것이다.

네 줄 요약

- 뇌가 지각하는 감각은 맥락에 따라 달라진다. 간지럼의 예를 들어보자. 성적으로 흥분했을 때 상대가 간지럽히면 즐겁고 재미있다. 반면 화가 나 있을 때 간지럼을 태

우면 짜증이 난다. 같은 감각이라도 맥락에 따라 다르게 지각된다.

- 스트레스가 심한 상황에서 뇌는 어느 것이든 잠재적 위협으로 해석한다. 반면 성적으로 흥분된 상태에서 뇌는 어느 것이든 성적 자극으로 해석한다. 왜? 맥락 때문에!

- **원하기, 좋아하기, 학습하기**는 뇌에서 서로 독립적으로 작용하는 기능이다. 우리는 좋아하지 않으면서 원할 수 있고, 원하지 않지만 기대할 수 있다. 그 외에 다른 조합도 가능하다.

- 많은 사람에게서 성욕을 불러오는 최고의 맥락은 낮은 스트레스＋높은 애정＋노골적인 에로틱함의 조합이다. 다음의 문제지를 작성하면서 자신에게 적합한 맥락을 찾아보자.

1부 기초 아닌 기초

섹시했던 맥락 1

과거에 있었던 긍정적인 성 경험을 떠올려본다. 아래의 빈칸에 그 경험을 설명하되, 관련 내용을 최대한 자세히 적어보자.

무엇이 좋아서 기억에 남았는지 생각해보자.

범주	설명
정신적, 육체적 건강	
• 신체 건강	
• 신체 이미지	
• 기분	
• 불안	
• 집중력 저하	
• 성적 기능에 대한 걱정	
• 기타	

파트너의 특징

• 외모

• 신체 건강

• 냄새

• 정신 상태

• 기타

관계의 특징

• 신뢰

• 권력관계

• 감정적 교감

• 상대가 나를 원한다는 느낌

• 섹스의 빈도

환경

• 개인 공간/공공장소
  (집, 직장, 휴가지 등)

• 장거리 섹스(전화, 채팅 등)

• 상대가 가족과 함께할 때나
  일할 때 긍정적인 모습을 봤다.

154

인생의 현재 상황

- 직장 관련 스트레스

- 가족 관련 스트레스

- 명절, 기념일 '사건'

놀이 요소/유희

- 자신이 공상을 이끌었음

- 상대가 공상을 이끌었음

  ('야한 이야기')

- 상대가 만지거나

  만지지 않은 신체 부위

- 오럴섹스 해주기, 또는 받기

- 삽입 성교 등

기타

섹시했던 맥락 2

과거에 있었던 긍정적인 성 경험을 떠올려본다. 아래의 빈칸에 그 경험을 설명하되, 관련 내용을 최대한 자세히 적어보자.

무엇이 좋아서 기억에 남았는지 생각해보자.

범주	설명
정신적, 육체적 건강 • 신체 건강 • 신체 이미지 • 기분 • 불안 • 집중력 저하 • 성적 기능에 대한 걱정 • 기타	

1부 기초 아닌 기초

파트너의 특징

• 외모

• 신체 건강

• 냄새

• 정신 상태

• 기타

관계의 특징

• 신뢰

• 권력관계

• 감정적 교감

• 상대가 나를 원한다는 느낌

• 섹스의 빈도

환경

• 개인 공간/공공장소
  (집, 직장, 휴가지 등)

• 장거리 섹스(전화, 채팅 등)

• 상대가 가족과 함께할 때나
  일할 때 긍정적인 모습을 봤다.

인생의 현재 상황

- 직장 관련 스트레스
- 가족 관련 스트레스
- 명절, 기념일 '사건'

놀이 요소/유희

- 자신이 공상을 이끌었음
- 상대가 공상을 이끌었음

  ('야한 이야기')
- 상대가 만지거나

  만지지 않은 신체 부위
- 오럴섹스 해주기, 또는 받기
- 삽입 성교 등

기타

섹시했던 맥락 3

과거에 있었던 긍정적인 성 경험을 떠올려본다. 아래의 빈칸에 그 경험을 설명하되, 관련 내용을 최대한 자세히 적어보자.

무엇이 좋아서 기억에 남았는지 생각해보자.

범주	설명
정신적, 육체적 건강 • 신체 건강 • 신체 이미지 • 기분 • 불안 • 집중력 저하 • 성적 기능에 대한 걱정 • 기타	

파트너의 특징

• 외모

• 신체 건강

• 냄새

• 정신 상태

• 기타

관계의 특징

• 신뢰

• 권력관계

• 감정적 교감

• 상대가 나를 원한다는 느낌

• 섹스의 빈도

환경

• 개인 공간/공공장소
 (집, 직장, 휴가지 등)

• 장거리 섹스(전화, 채팅 등)

• 상대가 가족과 함께할 때나
 일할 때 긍정적인 모습을 봤다.

인생의 현재 상황

- 직장 관련 스트레스
- 가족 관련 스트레스
- 명절, 기념일 '사건'

놀이 요소/유희

- 자신이 공상을 이끌었음
- 상대가 공상을 이끌었음

  ('야한 이야기')
- 상대가 만지거나

  만지지 않은 신체 부위
- 오럴섹스 해주기, 또는 받기
- 삽입 성교 등

기타

섹시하지 않았던 맥락 1

과거에 별로 좋지 않았던 성 경험을 떠올려본다. 끔찍했던 기억은 제외하고, 그다지 좋지 않았던 경험을 말한다. 관련 내용을 최대한 자세히 적어보자.

왜 별로 좋지 않은 기억으로 남았는지 생각해보자.

범주	설명
정신적, 육체적 건강 • 신체 건강 • 신체 이미지 • 기분 • 불안 • 집중력 저하 • 성적 기능에 대한 걱정 • 기타	

파트너의 특징

• 외모

• 신체 건강

• 냄새

• 정신 상태

• 기타

관계의 특징

• 신뢰

• 권력관계

• 감정적 교감

• 상대가 나를 원한다는 느낌

• 섹스의 빈도

환경

• 개인 공간/공공장소
  (집, 직장, 휴가지 등)

• 장거리 섹스(전화, 채팅 등)

• 상대가 가족과 함께할 때나
  일할 때 긍정적인 모습을 봤다.

인생의 현재 상황

- 직장 관련 스트레스
- 가족 관련 스트레스
- 명절, 기념일 '사건'

놀이 요소/유희

- 자신이 공상을 이끌었음
- 상대가 공상을 이끌었음

  ('야한 이야기')
- 상대가 만지거나

  만지지 않은 신체 부위
- 오럴섹스 해주기, 또는 받기
- 삽입 성교 등

기타

섹시하지 않았던 맥락 2

과거에 별로 좋지 않았던 성 경험을 떠올려본다. 끔찍했던 기억은 제외하고, 그다지 좋지 않았던 경험을 말한다. 관련 내용을 최대한 자세히 적어보자.

왜 별로 좋지 않은 기억으로 남았는지 생각해보자.

범주	설명
정신적, 육체적 건강 • 신체 건강 • 신체 이미지 • 기분 • 불안 • 집중력 저하 • 성적 기능에 대한 걱정 • 기타	

파트너의 특징

• 외모

• 신체 건강

• 냄새

• 정신 상태

• 기타

관계의 특징

• 신뢰

• 권력관계

• 감정적 교감

• 상대가 나를 원한다는 느낌

• 섹스의 빈도

환경

• 개인 공간/공공장소
  (집, 직장, 휴가지 등)

• 장거리 섹스(전화, 채팅 등)

• 상대가 가족과 함께할 때나
  일할 때 긍정적인 모습을 봤다.

166

인생의 현재 상황

• 직장 관련 스트레스

• 가족 관련 스트레스

• 명절, 기념일 '사건'

놀이 요소/유희

• 자신이 공상을 이끌었음

• 상대가 공상을 이끌었음

  ('야한 이야기')

• 상대가 만지거나

  만지지 않은 신체 부위

• 오럴섹스 해주기, 또는 받기

• 삽입 성교 등

기타

섹시하지 않았던 맥락 3

과거에 별로 좋지 않았던 성 경험을 떠올려본다. 끔찍했던 기억은 제외하고, 그다지 좋지 않았던 경험을 말한다. 관련 내용을 최대한 자세히 적어보자.

왜 별로 좋지 않은 기억으로 남았는지 생각해보자.

범주	설명
정신적, 육체적 건강 • 신체 건강 • 신체 이미지 • 기분 • 불안 • 집중력 저하 • 성적 기능에 대한 걱정 • 기타	

파트너의 특징

- 외모

- 신체 건강

- 냄새

- 정신 상태

- 기타

관계의 특징

- 신뢰

- 권력관계

- 감정적 교감

- 상대가 나를 원한다는 느낌

- 섹스의 빈도

환경

- 개인 공간/공공장소
  (집, 직장, 휴가지 등)

- 장거리 섹스(전화, 채팅 등)

- 상대가 가족과 함께할 때나
  일할 때 긍정적인 모습을 봤다.

인생의 현재 상황

• 직장 관련 스트레스

• 가족 관련 스트레스

• 명절, 기념일 '사건'

놀이 요소/유희

• 자신이 공상을 이끌었음

• 상대가 공상을 이끌었음

  ('야한 이야기')

• 상대가 만지거나

  만지지 않은 신체 부위

• 오럴섹스 해주기, 또는 받기

• 삽입 성교 등

기타

성적 신호 평가

지금까지 작성한 내용을 다시 읽어보자. 좋았던 섹스와 별로 좋지 않았던 섹스에 관한 자신만의 맥락이 보이는가?

섹스를 좋게 만드는 맥락	섹스를 별로 좋지 않게 만드는 맥락

성기능을 향상시키는 맥락에 좀더 쉽고 자주 도달하도록 노력할 마음이 생겼다면, 당신과 파트너가 할 수 있는 일을 다섯 가지 적어보자.

해야 할 일	얼마나 영향을 미치나?	얼마나 쉬운가?	얼마나 빨리 할 수 있나?
1.			
2.			
3.			

4. _____ _____ _____ _____

   _____ _____ _____ _____

5. _____ _____ _____ _____

   _____ _____ _____ _____

이제 효과, 편리함, 신속성이 올바로 조합된 두세 가지를 고른 다음, 변화가 일어나기 위해 해야 할 일을 모두 적어본다. 되도록 **간단하고 구체적으로** 쓴다. 추상적이거나 막연한 생각, 태도가 아니라 실제로 실천할 수 있는 **행동**을 적는다. 그리고 자신에게 묻는다. "변화를 결심했다면 어떤 일을 목록에 올려야 할까?"

변화 1

┌───┐
│   │
│   │
│   │
│   │
│   │
└───┘

변화 2

변화 3

마지막으로, 이 세 가지 변화 가운데 실제로 실천할 한 가지만 고른다. 파트너와 함께 적당한 시작일을 정한다. 작성 후한 달 안에 시작하는 것이 좋다. 계획을 세우고, **그대로 실천하시오!**

2부

맥락 속 섹스

4장

감정적 맥락: 원숭이 뇌 속의 섹스

사람들은 내게 질문하고, 그러고 나서 자기 이야기를 한다. 내 머릿속은 그 사연들로 가득 찬 도서관이다. 야심 찬 도전이 대실패로 끝난 한 편의 코미디, 치유하지 못한 슬픈 관계의 비극, 경외심을 불러일으키는 생존과 초월의 서사시까지. 저 이야기 하나하나가 모두 새로운 발견이다.

메릿의 이야기는 생존의 이야기다.

"왜 내 몸을 신뢰해야 하죠?" 메릿의 말이다. "어른이 된 후 제 몸은 언제나 믿을 수 없었고 말을 듣지 않았어요. 스트레스를 받으면 모든 게 멈춰버려요. 아프고, 다치고, 어떤 시스템도 작동하지 않아요. 여기에는 성관계도 포함되고요."

메릿의 민감한 브레이크를 생각하면 물론 이해할 수 있는 일이지만, 다른 일이 함께 일어나고 있는 것 같았다.

"들어보니 당신의 몸은 스트레스 앞에서 '경직' 반응을 선택한 것 같아요. 도망치거나 싸우는 것이 아니라 그냥 모든 게 일시에 멈춰버리는 거죠." 내가 말했다. "장기적으로 고강도 스트레스에 노출되거나 트라우마로부터 치유되는 과정에서 흔히 일어나는 일이에요. 둘 중 해당되는 게 있나요?"

"둘 다요." 캐럴과 메릿이 함께 대답했다.

"선생님은 제가 제 몸을 신뢰하지 못하는 이유가 스트레스 때문이라고 생각하나요?" 메릿이 내게 물었다.

나는 확실히 그렇다고 생각한다.

이 장은 스트레스와 사랑이 어떻게 성적 쾌락에 영향을 주는지를 설명한다.

자기 몸을 신뢰하라. 그리고 몸이 하는 말에 귀를 기울여라. 특정한 순간이나 일시적인 상황에서 나오는 말이 아닌, 진화적 유산의 깊고도 원초적인 메시지에 귀를 기울여라.

나는 위험에 처했어/나는 안전해

나는 고장 났어/나는 온전해

나는 길을 잃었어/나는 집에 왔어

평소 몸이 보내는 이런 메시지를 잘 들었던 사람이라면 이 장을 건너뛰어도 좋다. 그러나 많은 이가 그렇듯 몸의 신호를 해석하기가 어렵다면 이 장이 유용할 것이다. 한 사람의 성적 흥분에 영향을 주는 것은 성적 맥락만이 아니다. 기존의 정서 상태를 포함해 다른 모든 감정 요소가 여기에 관여한다.

감정의 절대반지가 관리하는 감정 시스템 중에서 성적 쾌락에 가장 즉각적인 영향을 미치는 두 가지가 바로 **스트레스**와 **사랑**이다. 스트레스는 위협을 처리하는 생리학적·신경학적 과정이며, 사랑은 같은 종족에게 끌리는 생리학적·신경학적 과정이다.

스트레스는 걱정, 불안, 두려움, 공포 등 "얼른 도망쳐!"가 변형된 감정의 근간이다. 그리고 짜증, 성가심, 좌절, 분노 등화의 원인이기도 하다. 또한 우울장애의 전반적 특징인 기능 정지shutdown의 밑바탕에 있다. 이 장의 첫 번째 파트에서 나는 아마 독자가 예전에 들었던 것과는 다른 관점으로 스트레스를 볼 것이다. 성생활이 엉망이 되지 않도록 스트레스를 잘 관리하려면 단순히 '긴장을 풀거나' '진정하는' 게 능사는 아니다. 핵심은 '스트레스 반응의 주기'를 완성하는 것이다. 즉, 스트레스를 완전히 배출해 '나는 위험에 처했다'에서 '나는 안전하다'로 몸 상태를 이동시키는 것이다.

이 장의 두 번째 파트에서는 사랑에 대해 논의한다. 이 책에서 말하는 사랑은 곧 애착이다. 사랑은 인간을 하나로 묶는 선천적 생물학적 메커니즘이다. 애착은 열정, 로맨스, 연결될 상대를 찾은 기쁨의 뿌리다. 그러나 슬픔, 질투, 상심의 밑바탕에 있기도 하다. 또 사랑에 빠졌을 때는 기쁨을, 실연했을 때는 고통을 준다. 그러나 언제나 애착은 '나는 망가졌어'에서 '나는 온전해'로 우리를 옮겨놓는다.

마지막으로 세 번째 파트에서는 스트레스와 애착, 그리고 섹스가 교차하는 지점을 이야기한다. 그곳에서 사람들은 강렬한 사랑이 이끄는 열정적이고 원기 왕성한 기쁨과, 다른 사람 사이에서 최악의 불협화음으로 인한 괴로움을 경험한다. 스트레스와 애착과 섹스가 감정적 절대반지 안에서 함께 활성화될 때 그것들은 이구동성으로 '나는 길을 잃었어'라고 외치며, '이제 집에 왔어'의 상태가 될 때까지 찾고 또 찾는 동기를 부여한다. 나는 애착 고통에서 시작된 섹스를 "줄거리를 진전시키는 섹스"라고 묘사하고 이런 역학관계를 유리하게 활용할 방법을 소개한다.

이 장에서는 스트레스 반응 주기와 애착 메커니즘이 성 반응과 통합되는 과정을 이해하고, 이를 이용해 성적 쾌락을 향상시킬 전략을 제안하는 것은 물론, 그로 인해 쾌락이 손상되었을 때 해결할 옵션을 제공한다.

여성의 성적 행복은 맥락을 염두에 둘 때에만 제대로 이해할 수 있다. 하지만 사실 맥락의 대부분은 섹스 자체와는 상관이 없다. 그 말은 성생활을 바꾸지 않고도 성적 행복을 개선하고 성적 쾌락을 증폭시킬 수 있다는 말이다. 나는 이 장과 다음 장에서 성적 행복의 변화와 깊이 연관되었다고 증명된 맥락을 설명한다. 맥락을 향상시켜라. 그러면 성적 쾌락은 저절로 따라올 테니까.

스트레스 반응 주기: 투쟁, 도피 그리고 경직

먼저 스트레스 유발 요인을 스트레스와 분리하자. 스트레스 유발 요인은 고지서, 가족, 일, 성생활에 대한 조바심 등 스트레스 반응을 일으키기 시작하는 것들이다.

반면 스트레스는 스트레스 유발 요인에 대한 반응으로 뇌와 몸에서 활성화되는 변화 시스템이다. 스트레스는 위협을 느낀 상황에서 적절히 반응하도록 진화한 메커니즘이다. 또한 포식동물의 발톱과 이빨이 주요 스트레스 요인이고 우리 조상이 한 시간에 시속 48킬로미터로 뛰어다니던 시절에 진화된 적응 형질이다. 요즘은 사자에게 쫓길 일이 없지만, 맨날 소리나 지르는 무능력한 상사 앞에서 우리 몸은 눈앞에서 사자를 만났을 때와 비슷하게 반응한다. 심리적 메커니즘은 딱히 사자와 상사를 구분하지 않는다. 앞으로 볼 텐데 이 사실이 성생활에 중요한 영향을 미친다.

스트레스는 대개 '투쟁 또는 도피' 반응으로 소개되지만, '쾌락 중추'가 쾌락에 관한 것만이 아니듯, 스트레스도 싸우고 도망치는 게 전부는 아니다. 대신 투쟁-도피-경직 반응이라고 부르자. 그 작동 방식은 다음과 같다.

뇌가 환경에서 위협을 지각하면 혈류에 쇄도하는 아드레날린과 코르티솔, 심장박동 증가, 호흡률 증가, 혈압 증가와 같은 엄청난 생화학적 변화가 일어난다. 또한 면역 억제, 소화 기능 억제, 동공 확장, 현재를 좀더 경계하는 주의력 전환도 일어난다. 이 모든 변화는 자동차 경주 전에 엔진의 회전 속도를 올리고, 물속에 잠수하기 전에 크게 숨을 들이마시는 것처럼 당장 취할 행동을 준비한다.

이때 선택되는 행동은 뇌가 위협을 어떻게 받아들이느냐에 따라 달라진다. 즉 맥락에 달려 있다는 말이다.

그 위협이 사자라고 해보자. 사자는 초기 인류에게서 이 메커니즘이 진화할 당시 가장 흔했던 위협이다. 스트레스 메커니즘은 사자를 보자마자 "나는 위험에 처했어! 내가 뭘 해야 하지?" 하고 소리친다. 이때 1초도 안 돼 뇌는 사자를 보면 달아나는 게 상책이라고 알려준다.

그래서 사자가 쫓아오는 것을 보면 어떻게 할까?

공포가 밀려오며…… 냅다 달린다.

이런 상황에서 생각할 수 있는 결말은 두 가지다. 첫째, 사자에게 잡아먹힌다. 그럼 거기서 상황은 종료된다. 둘째, 용케 도망쳐서 목숨을 구한다. 그러면 무사히 마을에 돌아와 소리 지르며 구조를 요청하고 모두 함께 뛰쳐나가 사자를 잡아 저녁으로 먹고, 이튿날 아침 남은 사체를 잘 매장해 사자의 희생에 감사한다.

이제 어떤 기분이 드는가?

안심이다! 살아서 정말 다행이야! 내가 가족과 친구를 얼마나 사랑하는지 깨달았어!

그것이 스트레스 반응 주기의 완료다. '나는 위험에 처했어'로 시작해서, 열심히 도망치는 것이 중간 단계, 그리고 '나는 안전해!'가 결말인 순환 과정이다.

이번에는 사자가 아닌 다른 위협을 생각해보자. 손에 칼을 쥐고 화가 난 표정으로 친한 친구 뒤로 다가가는 사람을 봤다고 하자. 이때 뇌는 그를 제압하는 것이 최선이라고 결정한다.

당신은 화가 난다('나는 위험에 처했어!'—애착을 다룰 때 보겠지만 사람들은 자신이 사랑하는 이를 '자기 자신'으로 생각한다). 그래서 싸운다.

이번에도 결과는 싸우다가 죽거나, 싸워서 살아남는 것이다. 어느 쪽이든 스트레스 유발 요인과 스트레스를 제거하는 행동을 통해 스트레스 반응 주기를 완료해야 한다.

투쟁 또는 도피의 이 두 반응은 모두 가속장치를 자극하는 스트레스 반응으로 교감신경계가 내리는 '행동 개시!'의 신호에 반응한 결과다. 투쟁은 감정의 절대반지가 스트레스 유발 요인을 제압해야 한다고 결정할 때 일어난다. 반면에 도피는 감정의 절대반지가 스트레스 유발 요인으로부터 도망쳐야 한다고 결정할 때 일어난다.

그러나 뇌가 스트레스 요인 앞에서 이건 도망쳐서도, 맞서 싸워서도 살아남을 수 없겠다고 판단했다면? 바로 뒤에서 사자의 이빨이 자신을 무는 것을 느낀 순간처럼 말이다. 이때는 극심한 고통에 의해 부교감신경계가 활성화되며 '정지!'를 촉발하는 제동 반응이 일어난다. 이 순간 신체는 완전히 정지되어 몸을 전혀 움직이지 못하거나 간신히 최소한의 움직임만 가능한 '긴장성 부동화不動化'를 경험한다. 야생에서는 동물이 포식자에게 자기가 죽었다는 확신을 주기 위한 최후의 수단으로 몸이 뻣뻣하게 굳으며 땅에 쓰러진다. 스티븐 포지스에 따르면 경직은 통증 없는 죽음을 촉진한다.[1]

그런 극심한 위협에서 살아남은 동물은 특별한 행동을 한다. 먼저 몸을 떤다. 그리고 공중에서 발을 진동하며 흔들고는 숨을 크게 내쉰다. 곧 일어서서 몸을 털고 재빨리 줄행랑친다.

여기서는 먼저 경직 현상이 투쟁-도피라는 '행동 개시!' 스트레스 반응을 저해해 몸속에서 아드레날린이 중재하는 모든 스트레스가 정체된다. 그러다가 몸서리를 치면서 한숨을 내쉴 때 비로소 동물의 몸은 브레이크에서 발을 떼고 투쟁-도피 반응에 의해 활성화된 과정을 완료한 다음 잔여물을 털어낸다. 스트레스 주기의 완료다. 이런 과정을 '자기 주도적 종료'라고 부른다.[2]

한 친구가 응급으로 간단한 손가락 수술을 받고 다섯 시간 만에 마취에서 깨어난 아들의 이야기를 들려주었다.

간호사들 말이, 마취에서 깨더니 "몹시" 괴로워하더래. 발작을 일으키면서 소리 지르고 팔다리를 심하게 휘젓고 다 싫다고 고함치고 다리를 미친 듯이 버둥대면서 "달리고 싶단 말이야, 달리고 싶단 말이야!"라고 외쳤다는 거야.

다리를 버둥거리며 "달리고 싶단 말이야!"라고 말하는 것은 '도피'다. 모든 사람이 싫다고 한 것은 '투쟁'이다. 마취는 의학적으로 경직 상태를 유도한다. 연구자가 야생동물을 마취시킬 때도 비슷한 일이 일어난다. 나는 이것을 '내적 감정

Feels'이라고 부르는데, 뚜렷한 환경 요인 없이 그냥 몸속에서 일어나는 감정이다. 이 아이에게는 실제로 어떤 위험도 없지만, 스스로 처리해야 할 '내적 감정'이 많았다. 이때 아이 엄마의 대처가 훌륭했다.

나는 아이를 붙잡고 진정시키면서 사랑한다고, 안전하게 지켜주겠다고 계속해서 말했어. 마침내 아이가 차분해지더니 옷을 갈아입고(옷을 찢었거든) 함께 나왔지. 주차장에 도착했을 때는 차분한 태도로 나를 사랑한다고 했고, 집에 가자마자 그대로 쓰러지더니 완전히 곯아떨어지더라고.

그는 스트레스 주기를 완료했고 마지막에 애정과 수면이라는 이완 상태에 도달했다.

일상에서는 경직 상태에서 해제되는 과정이 이처럼 극적이지는 않다. 그러나 거의 모든 스트레스 반응 주기가 이렇게 시작과 중간, 끝으로 이어지면서 완료된다. 모두 처음부터 신경계에 내장된 기능이고, 맥락만 올바르면 문제없이 작동한다.

스트레스와 섹스

"섹스를 더 자주, 즐겁게 하려면 스트레스를 해소해야 합니다"

라는 말은 결코 대단한 비결처럼 들리지 않는다. "운동은 건강에 좋아요" 또는 "잠이 보약입니다"와 같이 뻔한 조언이다.

하지만 실제로 여성의 절반 이상이 스트레스, 우울감, 불안 때문에 섹스에 대한 관심이 줄었다고 말한다. 성적 흥분이 낮아지고 오르가슴도 방해한다.[3] 만성 스트레스 상태에서는 생리 주기가 흐트러지거나 생식 능력이 떨어지며 모유 생산이 줄고 자연유산 비율이 증가할 뿐 아니라 생식기 반응이 약해지고 성관계 중에 집중력이 떨어지며 통증이 심해진다.[4]

스트레스 호르몬과 신경 화학물질이 어떻게 성 반응 호르몬과 신경 화학물질에 반응해 성적 행동을 억제, 자극하는 걸까? 누구도 정확한 메커니즘은 알지 못하지만 일부 밝혀진 내용이 있다.

우선, 스트레스로 지친 인간은 모든 자극을 좀더 위협적으로 받아들인다. 밝은 조명과 이기 팝의 폭탄을 맞았던 실험실 쥐를 떠올려보자.

또한 평소 뇌는 정보를 한 번에 소량씩만 다룬다. 이런 측면에서 보면 스트레스란 일종의 정보 과부하 상태다. 한꺼번에 너무 많은 일이 밀어닥치면 뇌는 우선순위를 정해 어떤 일은 단순화하거나 아예 무시한다. 전쟁터에서 부상자를 위급 수준에 따라 분류하고 치료 순서를 정하는 것과 같다.

이때 뇌는 생존에 필요한 정도에 따라 우선순위를 정한다. 호흡, 포식자로부터의 탈출, 적절한 체온 유지, 수분 및 영양

2부 맥락 속 섹스

상태 유지, 사회 집단에 머무르기 등이 가장 꼭대기에 놓인다. 물론 이 순위는 맥락에 따라 달라진다. 만약 굶어 죽기 일보 직전이라면 집단의 회원 자격을 잃더라도 이웃의 빵을 훔칠 가능성이 크다. 숨을 제대로 쉬지 못하는 상황이라면 허기 따위는 느끼지도 못할 것이다. 그리고 전반적으로 버거운 21세기의 삶을 사는 현대인이라면 사실상 거의 모든 것을 섹스보다 앞에 둔다. 우리 뇌가 세상 모든 것을 내 앞에 달려드는 사자로 여긴다는 말이다. 사자에게 쫓기고 있다면 섹스가 가당키나 할까?

요약하자면,

걱정, 불안, 두려움, 공포는 스트레스다. "사자가 있다! 도망쳐!"

짜증, 성가심, 좌절, 화, 분노는 스트레스다. "사자가 있다! 해치워버려!"

감정 마비, 셧다운, 우울증, 절망은 스트레스다. "사자가 있다! 죽은 척해!"

이 중 어느 것도 지금이 밤일하기에 좋은 때는 아니라고 말한다.

스트레스는 살아남기 위한 것이다. 하지만 섹스가 수행하는 많은 목적 중에 살아남기는 없다(애착을 설명하는 부분에서 예외를 확인하라). 그래서 대부분의 사람이 스트레스를 받으면 브레이크를 끝까지 밟아 성적 관심을 원천 봉쇄하는 것이다.

단, 올리비아처럼 스트레스가 액셀을 밟아대는 10~20퍼센트
는 예외다. 그러나 스트레스가 성적 흥미(원하기)를 증폭시키는
순간에도 성적 쾌락(즉, 좋아하기)은 차단된다. 스트레스 상태에
서 하는 섹스는 즐거운 섹스와는 다르다. 이젠 잘 알겠지만,
모두 맥락 때문이다.

스트레스의 부정적 영향을 줄이고 더 즐거운 섹스를 즐기
려면 스트레스를 관리하라.

네네, 말은 쉽지요.

올리비아는 스트레스를 받으면 섹스에 대한 관심이 늘어난다. 그
게 패트릭과 충돌하는 원인이다. 패트릭은 스트레스를 받으면 반대
로 섹스에 대한 관심이 줄기 때문이다. 설상가상으로 스트레스로 인
한 성적 관심은 올리비아 스스로 제어하기가 힘들다.

어떻게 하면 이 감정을 다스릴 수 있을까?

주기를 완료하는 법을 연습해야 한다.

올리비아의 통제 불능 상태를 전문 용어로는 "부정적 정서를 관
리하는 부적응적 행동"이라고 한다. 스트레스, 우울, 불안, 외로움, 분
노 같은 불편한 감정을 느낄 때, 원치 않는 결과가 예상되는 위험한
행동으로 이를 다스리려는 성향을 말한다. 강박적 성적 행동은 하나
의 예일 뿐이고, 다른 예로는,

• 알코올이나 기타 약물의 위험한 사용

- 역기능적 관계―예를 들면 타인의 감정을 통해 자기감정을 처리하려는 것
- 꼭 해야 할 일이 있을 때 드라마 몰아 보기처럼 주의를 다른 곳으로 돌려 도망치는 것
- 이상 섭식 행동―제한식, 폭식, 단식

물론 이것들도 건강한 방식으로 이루어질 수 있다. 하지만 스트레스 반응의 주기를 완료해 '내적 감정'을 처리하는 대신 위험성이 큰 행동을 감행하면 원치 않는 결과를 초래할 가능성이 높다. 그 결과는 별다른 해를 끼치지 않을 수도 있지만, 당장 오늘 밤 세상과 작별하게 될 만큼 위험할 수도 있다. 이런 행동의 목적은 한 가지다. 밑바닥에 있는 감정을 다스리는 것. 사람들은 주기를 어떻게 끝마쳐야 할지 모르거나 감정이 너무 크게 상했을 때 이렇게 행동한다.

10대였을 때 올리비아의 부적응적 대처 전략은 이상 섭식이었다. 폭식한 다음 운동하고, 다시 폭식하고 운동했다. 섭식장애에서 벗어날 무렵 올리비아는 자기가 몸매 때문에 이런 행동을 한 게 아니었음을 깨달았다. "불안의 원인으로 탓할 것이 필요했어요. 마침 문화적 세뇌가 제 몸을 좋은 표적으로 만들었죠." 올리비아가 말했다. 강박 행동은 자신에게 지나치게 버거운 감정을 처리하려는 시도였다.

이후 지금까지 몇 년 동안 올리비아는 별다른 증상이 없었다. 그러나 "가끔은 문 앞에서 내 몸집이 너무 커서 문을 통과하지 못할까 봐 몸을 옆으로 돌려서 들어가요. 그러다가 제 행동을 깨닫는 순간

다시 몸을 돌려서 똑바로 가지요. 제가 걱정하는 건 제 몸집이 아니라는 걸 배웠거든요. 문제는 제 불안감이었어요."

요즘 올리비아는 스트레스를 관리하고 에너지를 생산적으로 발산하기 위해 달리기를 한다. 대신 마라톤은 1년에 한 번으로 제한했다. "전 뭐든 과도하게 하는 경향이 있거든요. 자제할 필요가 있지요."

"내가 보기엔 자신을 절제하는 것 못지않은 중요한 일을 하고 있는 것 같은데요?" 내가 말했다. "브레이크를 거는 것보다 달리기라는 운동 자체가 주기를 마치게 돕고 있어요. 섹스에 대해서도 똑같이 할 수 있어요."

"그럴 수 있을까요?"

"물론이죠."

올리비아는 입술을 깨물면서 머리를 끄덕였다. 그러더니 말했다. "안 될 것 같은데요."

결과는 5장에서 확인해보자.

망가진 문화 → 망가진 스트레스 반응 주기

스트레스 관리의 핵심은 스트레스 반응의 주기를 완료하는 것이다. 경직 상태에서 풀려나고, 포식자한테서 도망치고, 적을 해치우고, 그런 다음 즐기는 것.

그러나 가젤과 고릴라와 달리 현생 인류에게 스트레스는 여러 이유로 좀더 복잡하다. 첫째, 현대인은 사자에게 쫓길 일이 없다. 대신 낮은 강도의 스트레스가 장기적으로 지속된다. 잡아먹히든 목숨을 건지든, 결과가 그 자리에서 결정되는 '급성 스트레스 요인'과 달리 스트레스 요인이 '만성적으로 계속되는' 것이다. 급성 스트레스 요인은 시작과 중간과 끝이 명확하다. 도망치고 살아남아 축하하는 것으로 끝나는 주기의 완료가 처음부터 몸에 내장되어 있다. 만성 스트레스 요인은 좀 다르다. 스트레스 지수가 낮게 지속될 때는 의도적으로 주기를 완료하지 않는 한 스트레스가 활성 상태로 몸 안에 남아 있기 때문에 사람을 병들거나 지치게 하고, 섹스(또는 그 밖의 뭐든지)를 해도 즐겁지 않다.

둘째, 감정을 경시하는 우리 문화는 '내적 감정'과 잘 어울리지 못한다. 눈앞에 스트레스 요인이 보이지 않으면 스트레스를 느낄 이유가 없고 그러니 잘라내면 된다고 말한다. 그 결과 '스트레스 관리'란 단순히 스트레스 요인을 제거하는 작업이라고 보거나, 전원 스위치를 누르듯 단번에 스트레스를 꺼버릴 수 있다고 생각한다. 그래서 '이제 그만 진정하지'라며 다그친다. 우리 문화는 '내적 감정'을 거북하게 여긴 나머지 방금 교통사고를 당한 사람에게 진정제를 투여해 그들의 몸이 자연스러운 해소 과정을 거치지 못하게 막는다. 이런 선의의 의료 개입은 외상성 손상에서 살아남은 사람을 경직시켜 원치 않는 결과를 낳을 때가 있다. 생존자의 뇌에 '외상 후 스트레스 장애PTSD'가 자리 잡는 계기가 되는 것이다.[5]

셋째, 감정을 경시하는 문화나 약물치료 때문이 아니더라도 초사회적 동물인 인류의 뇌는 이미 자기 억제에 능하므로 스트레스 반응을 스스로 중도에 중단한다. "지금은 하찮은 감정 따위에 얽매일 때가 아니니까." 우리는 사회적 협동을 위해 이런 식의 자기 억제를 빈번하게 강요한다. 예컨대 다른 사람에게 겁주거나 불편하게 하지 않으려고. 안타깝게도 우리 사회는 '내적 감정'의 소화에 필요한 시간을 모조리 빼앗았다. 그래서 사람들은 공포와 분노, 절망 속에 자신을 밀어넣고 문을 걸어 잠근다. 스트레스 반응 주기를 끝마칠 시간과 공간, 전략이 절실하다.

주기를 완료하라!

어떻게?

아무리 팔을 걷어붙이고 나서도 정원의 식물들을 억지로 자라게 하지는 못하는 것처럼 스트레스 반응 주기를 강제로 종료할 수는 없다. 주기를 끝마치려면 브레이크를 밟는 대신 액셀과 브레이크에서 부드럽게 발을 떼어 스스로 멈추게 해야 한다.[6] 그러려면 올바른 맥락을 만들고 자신이 해낼 수 있다고 굳건히 믿어야 한다.

그렇다면 어떤 게 올바른 맥락일까?

사자의 공격에서 자신을 구하기 위해 당신의 몸은 어떤 행동을 하겠는가? 사자에게 쫓기고 있다면 당신은 무엇을 하겠는가?

맞다, 뛴다.

그렇다면 직장 일로 (또는 성생활 때문에) 스트레스를 받고 있을 때 당신은 무엇을 하는가?

달리거나 걷는다. 또는 헬스장의 일립티컬 머신에 올라타거나 클럽에 가서 몸을 흔들거나 그것도 아니면 혼자 방에서 미친 듯이 춤을 춘다. 신체 활동은 스트레스 반응 주기를 완료하고 중추신경계를 진정된 상태로 재조정하는 가장 효율적인 전략이다. "운동이 스트레스에 좋다"라는 말은 괜한 소리가 아니다.[7]

단순히 '좀더 기분이 나아지게' 하는 것 말고도 주기 완료에 유용하다고 과학이 제시한 것들이 있다. 잠, 애정(뒤에서 좀더 다룰 것이다), 명상(마음챙김, 요가, 태극권, 보디스캔 명상 마음의 눈으로 온몸을 훑어내려가며 몸의 감각을 관찰하는 명상법 등), 엉엉 울기, 감정 폭발 등이다. 어떤 사람들은 눈물로 스트레스를 씻어내는 대신 울면서 스트레스 안에서 뒹굴 때가 있다. 방문을 걸어 잠그고 10분 동안 흐느껴 운 다음 한숨을 크게 내뱉고 났더니 마침내 긴장이 완전히 풀어진 느낌이 든다면, 눈물을 통해 '나는 위험에 처했어'에서 '나는 안전해'로 옮겨간 것이다.

같은 방식으로 예술도 도움이 된다. 정신건강 전문가들이 일기 쓰기나 그 밖의 자기표현 활동을 권하는 것은 글 짓고 그림 그리는 과제 자체에 치료 효과가 있기 때문이 아니다. 그러나 창조 작업은 스트레스를 배출할 긍정적 맥락을 찾도록 격려한다.

나는 여기에 외모를 꾸미는 것처럼 자신을 가꾸는 행위도 추가하고 싶다. 구체적인 연구 결과가 있는 것은 아니지만, 스트레스를 심하게 받을 때 목욕, 네일아트, 머리하기와 화장하기가 기분 전환에 도움이 되었다는 이야기를 많이 들었다. 공식적인 자료는 아니지만, 나는 이것도 증거라고 부르고 싶다. 자신을 애정으로 가꾸고 돌보는 시간을 가져라.

5장에서 다시 언급하겠지만 나는 이런 행동이 '자신에게 베푸는 친절self-kindness'과 관련 있다고 생각한다. 그러나 내가 아는 한 이 부분을 구체적으로 측정한 연구는 아직 없다.[8] 어쨌거나 우리의 동료 유인원들은 서로의 털을 골라주고 벌레를 잡아먹는다. 어쩌면 목욕과 몸치장이 여기에 상응하는 현대인의 행동인지도 모른다.

사람들은 저마다 스트레스를 해소하는 방식이 있다. 그리고 개인마다 전략은 다르다. 어떤 전략을 쓰든 주기를 완료하려면 모든 단계를 의식적으로라도 거쳐야 한다. 브레이크를 밟지 말고 끝까지 가게 두라는 말이다. 감정은 터널이다. 마지막에 빛을 보려면 어둠을 뚫고 끝까지 걸어야 한다. 내가 이 이야기를 너무 자주 해서 학생들은 내가 터널 얘기를 꺼낼 때면 진저리를 친다. "제발, 터널은 이제 그만이요." 하지만 나는 여전히 반복한다. 그게 진실이니까.

자신에게 맞는 전략을 파악할 때까지는 먼저 자신을 억누르는 패턴에 주의를 기울이고, '내적 감정'을 온전히 발산할 수 있는 장소와 사람을 찾아라. 어떤 패턴은 중요하고 또 변하지 않는다. 반면 문제를 키우는 패턴도 있다. 사람이 살면서 세상의 평가나 타인을 거스를 일에 신경 쓰지 않고 '내적 감정'을 자유롭게 표출할 장소가 적어도 한 군데는 있어야 한다.

마지막 주의 사항: 우리는 스트레스를 해결한다면서 스트레스 유발 요인만 제거하는 실수를 곧잘 저지른다. 몇 년 전 대학 캠퍼스의 또래 성 교육자 모임 리더들이 내 사무실에 와서는 자기들이 주관한 섹스 축제를 성황리에 마쳤다고 자랑했다. 수개월간의 노고를 엄청난 성공으로 보상받았지만 그들은 유독 지치고 망연자실한 표정이었다. "축제는 끝났어요! 그런데 왜 이제 막 축제가 시작된 것처럼 지친 기분이 드는 걸까요?!"

"그건 스트레스가 아니라 스트레스 유발 요인만 제거했기 때문이에요." 내가 말했다. "몸은 아직 자신이 사자에게 쫓기고 있다고 생각하는 거죠."

해결책: 몸과 소통하는 일을 하라. "너는 도망쳤고, 살아

남았어!"

- 신체 활동
- 서로 애정 나누기
- 감정 폭발 또는 시원하게 울기
- 점진적 근육 이완 또는 기타 감각운동적 명상
- 몸단장, 마사지, 네일아트처럼 자기 몸 돌보기

춤을 전공한 사람은 신체 활동을 선택하고, 여성과 젠더를
전공한 사람은 여러 사람과 함께 '감정 폭발'의 기회를 만든다.

어둠을 무서워하지 마세요

다년간 많은 사람, 특히 젊은 여성이 내게 이메일을 보
내거나 워크숍 휴식 시간에 찾아와서 개인 상담을 요
청한다. 그들은 눈을 마주치지 못한 채 어려서부터 불
안한 생각이 자꾸 떠오른다고 고백한다. 고등학생 때
부터 치료를 받았지만, 자신을 늪으로 내모는 기괴하
고 불안하며 때로는 폭력적이기까지 한 성적 생각들
을 치료사에게는 절대 말할 수 없었다. 한 젊은 여성은
그런 은밀한 생각이 가족과의 관계까지 방해한다고 했

2부 맥락 속 섹스

다. 사랑하는 가족을 다시는 못 보게 되더라도 자기가 그런 생각을 한다는 사실만큼은 감춰야 한다고 믿었기 때문이다.

이처럼 '침투적 사고intrusive thought'로 괴로워하는 이들은 그런 생각을 하는 자신이 나쁜 사람이 되지 않을 방법을 듣고 싶어한다. 물론 나는 설명할 수 있다.

침투적 사고는 보통 강박장애의 일종으로 여겨진다. 반복되는 생각으로 불안이 표출되는 현상이기 때문이다. 어떤 사람에게는 폭력이 침투하는데, 그 형태는 성적인 것일 수도 있고, 혐오스러운 것일 수도, 종교적이거나 부도덕한 것일 수도 있다. 하고 싶어서 그런 생각을 하는 것이 아니라 오히려 이런 것들을 절대로 원치 않기 때문에, 실은 내가 원하고 있으면 어쩌나 싶고, 혹은 숨겨진 내면 어딘가에서는 원할지도 모른다는 생각 때문에 괴로워한다.

나는 코미디언 마리아 뱀퍼드가 제작한 한 인터넷 쇼의 「어둠을 두려워하지 마요」라는 주제가로 이 침투적 사고를 배웠다. 마음속에 어둡고 원치 않는 것들이 있어도 괜찮다고 말하는 짧고 쾌활한 노래다. 연구에 따르면 실제로 거의 모든 사람이 어떤 형태로든 원치 않는 침투적 생각을 경험하고, 특히 강박장애가 있는 이들의 3분의 1가량은 이런 생각이 성적인 형태를 띤다고 한다. 성에 대해 두려워하도록 배운 결과가 불안으로 나타나는 것이다.[9]

이것을 치료할 방법은 있다. 인터넷만 검색해봐도 침투적 생각으로 인한 불안의 강도를 서서히 줄여나갈 방법이 많이 소개되어 있다. 일단 불안이 줄면 그런 생각의 빈도, 강도, 중요성도 감소한다. 만약 본인이 원치 않는 성적 생각에 침투적, 강박적으로 빠져들거든, 자격증이 있는 치료사에게서 검증된 치료를 받을 수 있다는 사실을 꼭 기억하자.

섹스가 사자로 변할 때

일상적인 스트레스 유발 요인 외에도 삶이 치유의 기회를 주지 않는 깊은 상처가 있다. 각종 트라우마, 특히 성적 트라우마—최소 5명 중 1명의 여성이 살면서 성폭행을 당한 적이 있고, 최대 3명당 1명으로까지 추정할 수 있다[10]—가 만연하다는 점에서 여성의 성 건강을 논할 때 트라우마를 이야기하지 않을 수 없다. 아동기의 성적 학대부터 성폭행, 온갖 형태의

2부 맥락 속 섹스

대인 폭력에 이르기까지 여성은 과도하고도 체계적인 표적이 되며, 이때 트라우마 생존자의 성기능은 정서적, 신체적, 인지적으로 극심한 영향을 받는다. 다시 말해 여성이 남성보다 성에 관한 '이슈'가 더 많다면 그건 그럴 만하다는 것이다.

(만약 독자가 트라우마 생존자이고 현재 그 경험으로 힘겨운 상황이라면 다음 소제목으로 넘어가도 좋다.)

트라우마는 타인에 의해 몸에 대한 통제력을 빼앗길 때 발생한다. 이때 순간적으로 몸이 굳어버려 잠금 해제가 불가능하다. 그 원인이 자동차 사고든 성폭력이든 '경직'이라는 생존 메커니즘이 발동하는데, 이는 겁에 질린 나머지 무감각, 긴장성 부동화, 육체 이탈을 경험하는 기능 정지 상태다. 어떤 사람은 "쇼크에 빠진다"라고 표현한다. 삶을 위협하는 스트레스에 대한 이 반응은 스트레스 유발 요인으로부터 벗어나지도 못하지만, 그렇다고 싸울 수도 없다고 뇌가 판단할 때 활성화된다. 경직 상태는 가장 위험하고 폭력적인 상황을 위해 마련된 장치다.

강간은 피해자 옹호자이자 전직 경찰관인 톰 트렘블레이가 "한 인간이 목숨을 건질 수 있는 가장 폭력적인 범죄"라고 기술한 사건이다.[11] 성적인 폭행을 겪은 적 없는 사람은 생존자의 경험을 "섹스라는 무기로 시도된 살해 위협"에서 살아남은 것으로 생각하면 좀더 명확히 체감될 것이다.

성폭력은 우리가 일반적으로 생각하는 '폭력'처럼 보이지 않을 때가 많다. 총이나 칼이 거의 등장하지 않고, 대개는 폭력 하면 쉽게 떠올리는 '공격'조차 없다. 하지만 여기에는 강제가 있고, 다음에 일어날 일을 피해자는 선택할 수 없다. 성폭행 생존자들이 싸우지 '않았던' 것은 그 위협이 너무 가까이서 일어났고 도망칠 수도 없었기 때문이다. 그래서 그들의 몸은 본능적으로 '경직' 상태를 선택했다. 그게 살아남을 수 있는, 아니면 적어도 고통 없이 죽을 기회를 주는 스트레스 반응이기 때문이다.

트라우마는 하나의 특정 사건으로만 야기되는 것이 아니라 집요한 괴롭힘이나 계속되는 학대에 반응해서도 생겨난다. 예를 들어 엄밀히 따지면 '합의'된 관계지만, 피해자가 성관계를 원치 않는 상황에서도 몸을 다치지 않으려고, 빠져나갈 수 없는 관계에 갇혀 있기 때문에, 또는 협박에 의해 승낙하는 경우가 있다. 이런 맥락에서는 시간이 지나면서 서서히 피해자의 몸은 자신이 도망가거나 싸울 수 없는 상황임을 배운다. 경직은 생존을 보장하는 최선의 방법으로 학습된 기능 정지 패턴이므로 스트레스 반응의 기본 옵션이 되었다.

사람들의 생존 경험은 저마다 다르지만, 일종의 분리된 비현실감이 나타나곤 한다. 비현실성이 일으킨 착시는 차츰 실존의 무게와 버거운 기억에 짓눌려 무너져 내린다. 그러다가 실제로 일어난 일이었음을 자각하게 되면 생존이라는 압도적인 과제에 눌려 전에는 갈 길을 찾지 못했던 공포와 분노가 서서히 수면 위로 올라온다.

그러나 생존이 곧 회복인 것은 아니다. 생존은 본능적으로 이루어지며, 때로는 생존자의 의지를 거스른다. 하지만 회복에는 상대적으로 안전한 환경, 그리고 경직이라는 생리 반응을 공포의 경험과 분리하는 능력이 요구된다. 공포와 분노가 배출되어 마침내 주기를 완료할 수 있도록.

커밀라도 헨리도 트라우마를 경험한 적은 없지만 헨리—착한 남자, 신사—의 전 여자친구는 두 사람이 사귀는 동안 성폭행을 당한 적이 있다.

우리는 트라우마에서 벗어나고 살아남는 일에 대해 많이 이야기하지 않는다. 공동 생존에 대해서는 말할 것도 없다. 공동 생존이란 트라우마 생존자를 돕는 감정적 작업을 말한다. 폭행을 저지른 남성은 상대적으로 소수이며—조사에 따르면 불과 5퍼센트—이들이 압도적으로 높은 비율의 폭행을 저지르지만,[12] 폭행에서 살아남은 파트너를 둔 남성은 많다. 그러나 이 남성들이 생존자의 가장 가까운 사람으로서, 또는 공동 생존자로서 생존자와 자신을 어떻게 돌봐야 하는지 가르쳐주는 장치는 없다.

헨리는 커밀라를 '갈망'하는 계획을 실행하기 전에는 전 여자친구의 트라우마가 섹스에 대한 그의 접근 방식에 어떻게 영향을 주었는지 거의 인지하지 못했다. 이 '갈망'이라는 방식이 그에게는 어색했는데, 헨리는 커밀라의 열정적인 욕망을 무엇보다 사랑했지만, 커밀라는 그 욕망에 이르기까지 워밍업이 많이 필요한 사람이었기 때문이다.

커밀라가 준비되었다는 것을 어떻게 알 수 있을까? 과거처럼 섹스를 원하는 것이 아니라, 섹스를 "원하는 것을 원하는" 것이라면 그게 정말로 욕구이고 동의일까?

커밀라는 이해를 돕기 위해 헨리에게 액셀과 브레이크 이야기를 해주었다.

"내 브레이크는 민감하지 않지만, 액셀은 고집이 세지. 나는 짐을 잔뜩 실은 이사 트럭인데 언덕 밑에서 정지해 있다가 위로 올라가려고 해. 하지만 천천히 나아간다고 해서 그게 멈추고 싶다는 뜻은 아니잖아? 안 그래? 나한테는 언덕 꼭대기에서 멋진 것이 기다리고 있어야 해. 그래야 위로 올라가고 싶어지거든. 당신은 내가 준비되면 당신에게 말해줄 거라는 걸 이미 알고 있어. 또 뭔가가 내 브레이크를 밟는다면 그것 역시 내가 직접 알려주리라는 것도 믿고. 그렇지?"

"물론이야." 그가 말했다.

"그럼 됐어."

침묵이 이어졌다. 하지만 헨리는 머릿속에서 퍼즐 조각을 이리저리 돌리며 그림의 어디에 끼워서 맞춰야 할지 알아내고 있었다.

"천천히 나아가는 것과 멈추고 싶은 것은 같은 게 아니야." 그가 되풀이해서 말했다. "당신은 데우는 데 오래 걸리는 온수 보일러야. 가스레인지 점화용 불씨고."

"바로 그거야."

"그리고 멈추고 싶을 때는 나한테 말해주겠다는 거지."

"당근이지."

헨리, 신사이자 괴짜인 그가 천천히 고개를 끄덕였다. "무슨 말인지 알겠어."

(사실 6장을 보면 그는 약간 착각하고 있었지만, 나는 두 사람의 행복한 결말을 약속한다.)

섹스와 생존

성 트라우마는 액셀과 브레이크 양쪽의 정보 처리 과정에 모두 영향을 준다. 전에는 뇌에서 성적이라고 해석되던 감각, 맥락, 생각이 위협으로 바뀌고, 그래서 과거의 섹시한 맥락이 오히려 브레이크를 밟는다. 그리고 회복 중인 생존자의 뇌에서 만성적으로 높은 스트레스 수치가 성적 자극에 낮은 우선순위를 매기면서 더 차단될 수 있다.

반대로 생존자가 특정한 성적 행동에 자신을 가두기도 한다. 트라우마에서 벗어나려는 강박에 사로잡힌 뇌가 트라우마를 다른 식으로 이해하고 반복하기 때문이다. 가만히 둬야 더 빨리 낫는 걸 알면서도 입가의 상처를 뜯거나 여드름을 짜는 것처럼 뇌는 트라우마를 그냥 두지 못한다. 그 결과 생존자는 습관적으로 여러 성 파트너와 관계하지만 그러면서도 스스로 통제한다는 기분은 느끼지 못한다.

트라우마 생존자는 트라우마를 극복하기 위해 지금까지 수많은 감정적 작업을 해왔거나 앞으로 시도할 가능성이 크다. 만약 당신이 최근에 겪은 트라우마에서 벗어나지 못했다면(예를 들어 이전 소제목을 읽으면서 심장이 두근거렸다면), 이 책에서 제시하는 것보다 더 강도 높은 지원을 받을 것을 권한다. 심리 치료도 좋고, 트라우마 치유에 대한 훌륭한 책도 여러 권 있다. 개인적으로 베셀 반 데어 콜크의『몸은 기억한다』를 최고로 꼽는다. 생존자와 생존자를 사랑하는 모든 사람이 이 책에서 중요한 것을 배우게 될 것이다. 또한 스테이시 헤인스의『치유의 섹스: 성 트라우마를 치유하기 위한 마인드보디 접근법Healing Sex: A Mind-Body Approach to Healing Sexual Trauma』과 웬디 말츠의『성적 치유의 여정: 성적 학대에서 생존한 이들을 위한 안내서The Sexual Healing Journey: A Guide for Survivors of Sexual Abuse』를 포함해 성 트라우마 생존자를 위한 좋은 책도 출간되었다.

트라우마가 과거에 일어난 일이고 어느 정도 회복된 상태라 하더라도 성기능에 잔여 효과가 남아 있는 것은 정상이다. 성 트라우마는 정서적 경험의 구석구석을 파고들기 때문에 뽑아도 뽑아도 계속 나오는 잡초처럼 예기치 않은 순간에 발견되곤 한다.

이런 잔여물을 처리하는 접근 방식에는 크게 세 가지가 있다. 1) 하향식, 또는 인지적, 사고 기반 접근 2) 상향식, 또는 신체적, 몸에 기반한 접근 3) 우회식, 마음챙김 기반 접근이다.[13]

1) 하향식: 트라우마 자체를 처리한다. 인지 기반 치료에는 인지적 행동 치료, 인지 처리 치료, 변증법적 행동 치료 등 여러 형태가 있다. 하지만 모두 트라우마에 대해 스스로 지어낸 의미를 인지하고 그 패턴에 도전하거나, 또는 트라우마 이후 스스로 익힌 행동 습관을 인지하고 그 패턴에 도전하는 과정이 포함된다.

이 방식에서는 사고든 행동이든 자신의 패턴을 인지하는 것이 중요하다. 그런 다음 그것을 새로운 패턴으로 바꾸는 방법을 익힌다. 괴로운 생각이 들면 예전처럼 습관적으로 자기 방어를 발동시키는 대신 새로운 패턴을 시도한다. 패턴을 바꾸는 과정에서 잔여 트라우마가 나타나는데, 이런 '내적 감정'이 느껴지면 지금의 자신은 안전하다고 각인시킨다. 그리고 당시에 나는 나 자신을 보호하기 위해 할 수 있는 모든 것을 다 했노라고 말한다. 여전히 스스로를 탓하고 있다면 트라우마는 오직 가해자의 잘못이지 내 잘못은 아니라고 인지하며 자신을 용서해야 한다. 온전한 몸으로 안전한 곳에서 평안하게 앉아 있는 지금의 자신을 떠올린다. 과거의 자신을 끌어안고 그때 필요했던 위로를 건네며 나는 살아남았고 삶이 더 나아졌다는 확신을 주는 모습을 그린다. 이것이 새로운 패턴이다. 저 감정들이 내 몸을 거쳐 무사히 나가버리게 하자.

2) 상향식: 몸을 처리한다. 사고와 행동 패턴을 분석해 트라우마를 처리하는 방식이 와닿지 않는다면, 감각운동 치료나 '신체 감각 알아차리기Somatic Experiencing, SE'처럼 몸을 기반으로 하는 치료가 더 효과적일 수 있다.[14] 이런 접근법은 신체와 외상 후 섹슈얼리티의 관계를 치유하는 효과적인 방법으로, 단독으로 사용할 수도 있고 다른 접근법으로 보완할 수도 있다.

SE 임상치료사 크리스틴 체임벌린과의 대화에서 체임벌린은 신체 기반 치료가 주류 치료법으로 늦게 확산된 이유는 스트레스를 처리하는 인체 본연의 기능(앞서 '주기의 완료'라고 말한 것)에 대한 문화적 이해가 부족해서라고 말했다. 우리 문화는 몸을 믿지 않고 무시한다. 그렇기 때문에 결국 어떤 사람은 올리비아처럼 부적응적 대처 전략을 시도하게 된다.

체임벌린은 이렇게 말했다. "몸 자체의 지능을 치유에 활용할지 스스로 결정해야 합니다. 몸에서 벗어나는 대신 특별한 치유의 틀 안에서 몸의 목적과 방향을 신뢰하며 함께 작업하는 것이죠. 그 결과 생리적 스트레스가 변화하고 해소될 수 있습니다." 성적인 관계를 맺는 사람 사이에 일어나는 많은 장애물이 사실은 생리적 스트레스를 제대로 처리하지 않은 결과라는 점에서 이 치료법은 반갑다. 미완료 상태의 오래된 스트레스 반응을 해소할 때 비로소 과거에 정체된 지점에서 새

2부 맥락 속 섹스

로 나아갈 공간을 마련할 수 있기 때문이다.

그리고 막힌 부분을 발견하면 인내심을 가지고 친절하고도 부드럽게 계속 주의를 기울인다. 그러면 온기 덕분에 태양 아래의 눈처럼 녹아내리며 뚫릴 것이다. 그 역시 그대로 둔다. 감정은 주기를 완료하려는 생리적 연쇄 반응이며 알아서 하게 둘 때 성공 가능성이 더 크다. 그 감정들은 영원히 머무는 거주민이 아닌, 잠시 머물렀다 가는 나그네가 되고 싶어한다. 몸이 앞으로 나아가고 싶어하면 그렇게 하도록 둔다. 이때 울음이 터지거나 몸이 떨리거나 웅크리게 될지도 모른다. 몸이 본인 의지와 상관없이 행동한다는 생각이 들 수도 있다. 하지만 몸은 무엇을 해야 할지 알고 있다. 슬퍼하는 아이 옆에 말없이 앉아 있는 것처럼 자기 몸 옆에 침착하게 앉아 있어준다면 몸은 알아서 제 할 일을 할 것이다.

3) 우회식: 마음 챙김. 가장 부드러운 접근법은 간접적인 방법이다. 트라우마를 직접 다루는 대신 마음챙김을 수련해도 트라우마가 오랜 상처에서 파편처럼 서서히 분해된다. 마음챙김 수련에 관한 훌륭한 서적이 많은데, 그중에서도 내가 가장 좋아하는 것은 마크 윌리엄스, 존 티즈데일, 진델 세갈, 존 카밧진의 『마음챙김으로 우울을 지나는 법』이다. "우울증을 극복해야 한다"는 말 때문에 흔들리지 마라. 이 책은 불편한 감정을 다스리게 돕는 현실적인 안내서다.

마음챙김 연습을 간단한 버전으로 소개한다.

1. 2분으로 시작한다. 하루에 2분씩, 오로지 호흡에만 집중한다. 공기가 몸에 들어가며 가슴과 배를 확장시키고 다시 몸 밖으로 빠져나가며 가슴과 배가 움츠러드는 모든 과정에 신경을 쏟는다.

2. 그 2분 동안 어느새 딴생각에 빠져든다. 그건 정상이며, 건강한 현상이다. 하지만 거기에 핵심이 있다. 정신이 딴 데서 헤매고 있다는 걸 알아차리는 것. 그럼 그 생각을 떨쳐내고—2분이 지나자마자 다시 돌아올 수 있으니까 잠시만 참자—다시 호흡에 집중한다.

정신이 방황하는 것을 '알아차리고' 다시 호흡에 집중하는 것이 마음챙김의 진짜 작업이다. 마음챙김은 호흡에 주의하는 것 자체가 목적이 아니라, 자신이 무엇에 주의하는지 (재단하지 않고) 알아차린 다음 거기에 더 집중하고 싶은지를 선택하는 것이다. 수련자가 '챙겨야' 할 것은 자신의 호흡 그리고 호흡에 기울이는 주의력, 둘 다이다. 자신이 무엇에 신경 쓰는지 알아차리는 연습으로 뇌를 통제하고, 그렇게 해서 뇌가 자신을 좌지우지하지 않게 하려는 것이다.

이렇게 매일 규칙적으로 2분짜리 연습을 하다보면, 자신이 무엇에 집중하고 있는지 주기적으로 의식하게 되고 그것이 지금 당장 집중하고 싶은 것인지, 아니면 다른 데로 주의를

2부 맥락 속 섹스

돌릴 것인지 의식적으로 결정할 수 있게 된다. '자신이 무엇에 주의를 기울이고 있는가'보다 '어떻게 주의를 기울이는가'가 더 중요하다.

이것이 정원에서 트라우마라는 잡초를 뽑는 우회적 전략이다. 일단 잡초를 찾아낸 다음, 물을 줄지 말지, 솎아낼지 말지, 비료를 줄지 말지를 결정하라는 것이다. 자신이 지정한 시간만이라도 트라우마라는 잡초에 물과 양분을 주지 않으면 잡초는 어느덧 서서히 사라질 것이다. 그리고 보호막을 걷어 낼수록 잡초는 더 빨리 시들어 죽는다.

마음챙김은 모두에게, 또 모든 상황에 바람직한 수련이다. 마음챙김과 마음의 관계는 운동이나 채소가 몸과 맺는 관계와 같다. 이 책을 읽고 일상에서 딱 한 가지만 바꿀 생각이라면, 이 하루 2분짜리 연습을 추천한다. 이 연습은 감정의 원인과 결과를 구분하고 관리에 대한 선택권을 자기 자신에게 줌으로써 '감정을 깊이 존중'하게 만든다.[15]

사랑의 기원

플라톤의 『향연』―혹시 방금 깜빡 졸면서 고개를 떨군 사람이라면 배우 존 캐머런 미첼 주연의 「헤드윅Hedwig and the Angry Inch」에 나오는 「사랑의 기원The Origin of Love」으로 음악을 바꿔주시길—에서 아리스토파네스는 인간이 사랑에 빠지는 이유를 우화로 설명한다.

원래 인간은 얼굴 두 개, 팔 네 개, 다리 네 개, 생식기 두 세트를 가진 둥근 공 모양이었다. 이 중 일부는 두 남성이었고, 일부는 두 여성이었으며, 나머지는 남자 하나, 여자 하나였다. 그러나 인간을 제멋대로 주무르고 싶었던 제우스가 번개로 동그라미를 절반으로 갈랐고, 그때부터 인간은 헤드윅의 노래처럼 "심장을 관통하는 일직선"의 고통을 겪게 되었다.[16]

이 우화에 따르면 사랑은 자기를 다시 온전한 모습으로 만들려는 노력이다. 아리스토파네스에 따르면 사람들은 잃어버린 반쪽을 찾아 지구를 방황하다가 마침내 두 반쪽이 만나면,

두 사람은 사랑과 우정, 친밀감에서 비롯된 놀라움에 사로잡혀, 감히 말하건대 단 한순간도 서로의 시야에서 벗어나지 못한다. 이들은 평생을 함께 보내면서도 서로에게 무엇을 원하는지 설명할 수 없었다.

이것이 실제로 우리가 사랑에 빠지는 이유는 아니지만, 생각보다 훨씬 더 진실에 가깝다. 우리가 사랑에 빠지는 이유는 애착 때문이다. 애착은 온전함을 추구하는 생물학적 행위다.

애착은 태아와 성인 보호자 사이의 유대를 위해 진화한 감

2부 맥락 속 섹스

정 메커니즘이다. 출산의 고통은 자신의 일부가 떨어져 나가는 기분을 설명하는 데 적절하다. 또한 크리스토퍼 히친스의 말처럼, 당신이 부모라면 "당신의 심장은 다른 사람의 몸 안에서 뛰어다닌다".[17]

유아도 애착을 형성하며 자신을 돌봐주는 어른과의 친밀감을 추구한다. 애착은 온전함을 되찾기 위해 태어난 순간부터 작동한다. 자신, 그리고 다른 사람의 몸에 살고 있는 자신의 일부를 안전하게 유지하는 것. 애착이 곧 사랑이다.

사춘기가 되면 애착 메커니즘은 부모와의 애착에서 또래와의 애착으로, 또는 연애관계로 이어진다. 아기와 보호자든, 사랑에 빠진 두 어른이든, 마주 보기, 미소, 얼굴 쓰다듬기, 포옹 등 애착 메커니즘을 활성화하는 특정한 애착 행동이 있다. 그러나 사춘기가 지나면서 애착 행동의 레퍼토리에 성적 행동이 추가된다.

뇌 촬영 연구 결과 부모 애착을 긍정적으로 경험하는 사람의 중뇌변연계(3장에서 나온 원하기/좋아하기/학습하기) 활동은 연인 간 애착을 경험할 때 활성되는 형태와 대단히 유사했다. 그리고 그 활성은 원하기보다는 좋아하기에 훨씬 더 치중해 있었다.[18] 동시에 애착은 우리가 '실연의 아픔'을 겪는 이유다. 어렸을 때 우리 삶은 필요할 때마다 달려오는 성인 양육자에게 전적으로 의존했다. 어른이 되면 더는 그럴 필요가 없지만, 몸은 그것을 알지 못한다. 그래서 애착 대상이 돌아오지 않으면 죽을 것 같은 기분이 드는 것이다.

그런 까닭에 사랑은 사람을 기분을 좋게 한다. "나는 온전해."

죽을 것 같은 상처를 줄 때만 빼고. "나는 망가졌어."

왜냐하면, 애착 때문에.

과학이 말하는 사랑에 빠지는 이유

현실에서 인간은 많은 사람과 중요한 사회적 관계를 구축한다. 그래서 배우자나 연인만이 아니라 자기 내면과 가족 및 친구와의 관계에서도 채워지는 느낌을 받는다. 그러나 우리 문화가 통상 '사랑'이라 불러온, 특정한 인물과 '사랑에 빠지는' 또는 '결속하게 되는' 경험이 있다. 자식이 있거나 연애를 해봤다면 애착의 서사, 즉 애착 과정을 특징짓는 다음의 몇 가지 행동 지표가 익숙할 것이다.

1) 가까이 있기. 그 사람이 주위에 있을 때는 상대와 연결되었다고 느끼므로 기분이 좋고(좋아하기), 되도록 가까이 있고 싶어한다(원하기). 대부분의 부모는 화장실에서 소변을 보는 혼자만의 30초짜리 시간에도 화장실 문 안으로 내민 아기의 작은 손가락으로 이 열망을 체험한다. 연애관계라면 SNS, 문자, 전화 통화, 이메일은 물론이고 그 사람이 있는지 보려고

사물함 앞을 하루에 대여섯 번씩 기웃거리거나 집에 빨리 가려고 일찍 퇴근하는 것까지 다양한 형태를 띤다.

2) 안전한 피난처. 살면서 일이 순탄하게 흘러가지 않을 때면 애착 대상에게 털어놓고 위로와 도움을 구한다. 성인은 직장에서 길고 힘든 하루를 보낸 후 배우자에게 전화를 건다. 스트레스 반응이 활성화되었을 때 애착 메커니즘은 이렇게 말한다. "애착 대상한테 가서 스트레스를 풀어!" 나중에 좀더 자세히 말하겠지만, 이것은 "돌보고 친구가 되는" 관계다.

3) 분리의 고통. 그 사람이 옆에 없거나 가버리면 고통스럽다. 그리고 그리워한다. 성인이라면 배우자가 장거리 출장을 갔을 때 느끼는 외로움이다. 처음에는 괜찮은 것 같다가 어느덧 너무 자주 떨어지는 것 같고, 너무 오래된 것 같고, 너무 멀리 있는 것 같다.

4) 안전 기지. 그 사람이 어디에 있든 그곳이 곧 내 집이다. 장거리 출장에서 돌아와 배우자의 무릎을 베고 누워 손을 붙잡고 눈을 마주 보며 그동안 있었던 일을 보고한다.

실제 사례: 내 제부는 고등학교 음악 교사인데 2년에 한 번씩 학교 합창단을 데리고 1~2주간 유럽에 간다. 그때마다 내 동생 어밀리아는 자기 집에서 '향수병'을 느낀다. 남편이 자기의 정서적 보금자리이고 안전 기지이기 때문이다. 그래서 분리의 고통을 느낀다.

어밀리아가 가장 좋아하는 책 『제인 에어』의 남자 주인공

로체스터 씨는 제인에게 애착과 분리의 고통을 이렇게 표현한다.

> 가끔 당신을 생각하면 이상한 기분이 든단 말이지. 특히 지금처럼 내 옆에 가까이 있을 때는 말이오. 내 왼쪽 갈비뼈 아래 어딘가에서 빠져나온 끈이 그대의 작은 몸에서 나온 끈과 이어져 있고 절대 끊어지면 안 될 것 같은 기분. 저 소란스러운 해협과 200마일의 육지가 우리 사이를 갈라놓는다면 이 교감의 끈이 끊어질까 몹시 두렵고, 그렇게 되면 몸속에서 피가 샐 것만 같다는 불안한 생각이 드오.

애착과 섹스: 어두운 면

로체스터 씨의 말은 애착과 스트레스가 교차하는 지점에 대해 '괴로운 관계'라는 힌트를 준다.

3장에서 나는 존 고트먼의 책에 등장하는 학대관계의 여성이 폭력 행위 직후에 최고의 섹스를 했다고 말한 것과, 『욕망하는 여자』에서 이저벨이 한 사람에게 정착하는 관계를 두려워하는 전 남자친구와의 섹스는 갈망하면서 훌륭한 현 남자친구에게는 육체적으로 끌리지 않는 것을 언급했다. 이 의외의 상황은 애착이 위협받을 때 섹스를 시도하는 행동을 이해하

　　　　　　　　　　　　　　　　　2부 맥락 속 섹스

면 모두 납득된다.

애착은 생존에 관한 것이 아니다. 하지만 관계는 생존에 관한 것이다. 따라서 관계가 위협받고 있다는 생각이 들면 그 것을 붙잡기 위해 뭐든 한다. 세상에 애착 대상과의 연결만큼 귀중한 것은 없기 때문이다.

지금부터 나는 내가 접한 가장 어둡고 충격적인 과학으로 이를 설명하려고 한다. 이 연구 결과는 애착이 인간뿐 아니라 영장류의 감정적 안녕에 얼마나 큰 영향을 미치는지 보여주므로 더 충격적이다. 20세기 중반에 해리 할로가 수행한 '괴물 엄마' 연구에서 연구진은 기계 '엄마'를 제작해 히말라야원숭이 새끼가 애착 대상으로 삼게 했다. 그리고 새끼가 이 기계 어미에게 정서적 애착을 형성하자 기계 장치는 새끼를 흔들고 찌르고 차가운 공기를 분사해 옆에서 강제로 쫓아냈다.

'엄마'가 자기에게 못되게 굴고 거부했을 때 새끼는 어떻게 반응했을까?

엄마에게 도로 달려갔다.

할로의 전기 『사랑의 발견』의 저자 데버라 블룸은 라디오 쇼 「디스 아메리칸 라이프」에 출연해 이렇게 표현했다.

히말라야원숭이 새끼들은 돌아와 어미가 자기를 다시 사 랑하게 할 수 있는 것은 무엇이든 했습니다. 옹알대고 긁 고 털을 골라주고 치근덕대면서 사람의 아기가 엄마한테

하는 것과 똑같이 행동했죠. 그리고 친구를 버렸어요. 새끼들은 관계를 수정해야 했습니다. 치명적인 문제였거든요.[19]

당연한 결과다. 괴로운 순간에 애착 대상은 안전한 피난처다. 애착 대상이 그 괴로움의 원인일지라도.

히말라야원숭이 새끼가 괴물 엄마와의 관계를 회복하기 위해 애착 행동을 보인 것과 마찬가지로 불안정한 관계에 있는 여성도 애착을 형성하거나 회복하기 위한 애착 행동으로 섹스를 시도할 수 있다. 그래서 버그너가 던진 질문에 대답하면서 이저벨이 '원했던' 것은 분리 불안의 상황에서 애착 대상과의 밀착이었다. 도파민과 옥시토신 호르몬은 이저벨의 원하기 시스템에 사악하게 작용해 절대 자기에게 헌신하지 않을 애착 대상을 향해 그녀를 몰아붙이고, 안전한 피난처를 필요로 하는 애착 시스템의 기능을 만성적으로 활성화했다.[20]

이것이 스트레스와 애착이 연결된 결과의 어두운 측면이다. '나는 길을 잃었어'의 기분은 '나는 집에 왔어'가 되기 위해 애착 대상과의 관계를 안정시키는 쪽으로 동기를 부여한다. 치료사이자 작가인 수 존슨은 이것을 '위안의 섹스solace sex'라고 불렀다. 사랑받는다는 것을 증명하려는 욕구가 동기인 성관계를 말한다.[21]

친절하고 배려심 깊고 헌신적인 남자와 사귀면서 이저벨

의 '나는 길을 잃었어'는 발동되지 않았다. 이상적인 관계였음에도 성적 욕구를 점화하진 못했다. 그래서 별로 기분이 좋지 못했다.

해결책이 있을까? 이저벨은 줄거리를 진전시켜야 한다.

애착과 섹스: 섹스는 줄거리를 진전시킨다

우리가 제인 에어와 로체스터 씨의 잠자리 장면을 엿볼 일은 없겠지만, 굳이 상상한다면 삽입 성교로 두 사람이 "온전함을 되찾게 되는" 현대 로맨스 소설 속 성관계와 비슷하리라. 에드워드 로체스터의 음경이 제인의 질이라는 자물쇠에 딱 맞는 열쇠가 되어 그녀의 마음으로 가는 문을 연다. 이런 식의 내용을 담고 있는 현대 로맨스 소설은 인기가 좋다.

나는 로맨스 소설을 읽는다. 평소 성폭력과 관련된 일을 많이 하므로 가끔은 "그래서 두 사람은 영원히 행복하게 살았습니다"가 필요하고, 로맨스 소설은 그걸 찾을 수 있는 장소다. 로맨스 소설은 주로 여성이, 주로 여성 독자를 위해, 주로 여성의 성적 욕망과 관계의 만족을 목표로 삼는 장르다. 그런 목적에서 21세기의 많은 로맨스 소설은 『제인 에어』나 『오만과 편견』과 다르다. 현대 소설 속 여자 주인공은 섹스를 한다. 그것도 많이. 어떤 때는 여성용 포르노라고 부를 수준으로.

그러나 최고의 로맨스 소설에서 섹스는 불필요하게 그려지는 자극적 요소가 아니다. 그곳에서 섹스는 애착 행동으로서 남자 주인공과 여자 주인공이 온갖 역경 및 장애물에 맞서서 줄거리를 이어나가게 한다.

한 예로 로라 킨세일의 『폭풍 속에서 핀 꽃』에서 여자 주인공은 여러 차례 남자 주인공을 떠나 아버지에게로 돌아가지만, 그에게서 "멀어질수록 마음이 편치 않고"(분리 통증), "결국에는 아버지로부터 등을 돌리고 남자 주인공에게 돌아가서"(가까이 있으려는 행동), "거친 열정"으로 그와 재결합한다.[22]

로맨스 소설은 '나는 길을 잃었어'에서 '나는 집에 왔어'에 이르기까지 벌어지는 애착의 서사이며, 섹스는 주요 애착 행동의 역할을 담당한다.

내가 내 여사친들에게 줄거리를 진전시키는 섹스에 대해 이야기하면 그들은 눈이 커지면서 이런 식으로 말한다. "결혼하면 스토리는 끝나는 거야. 해피엔딩. 더 이상의 줄거리는 없다고."

그래, 맞다. 하지만 그 덕분에 해결책이 더 명확해진다. 줄거리를 추가하라!

이쯤해서 독자가 "아니 이런 헛소리가 있나. 그건 아주 새롭거나 역기능의 관계에서만 섹스가 흥분된다는 뜻이잖아"라고 생각했다면 당신에게 들려줄 좋은 이야기, 나쁜 이야기,

더 좋은 이야기가 있다.

첫 번째 좋은 소식은, 당신이 갈망하는 섹스는 대개 기분 좋은 섹스가 아니라는 것이다. 기억하겠지만 좋아하기와 원하기는 같지 않다. 그건 "위안의 섹스"다. 위안의 섹스는 "에로틱하지만 공허"한 "봉쇄된 섹스"와 달리 "위로는 주지만 에로틱하지 않다".[23] 위안의 섹스는 공포를 잠재우므로 안심을 준다. 하지만 안심을 쾌락으로 착각하지 말자.

소변이 정말 급한 상황에서 오래 참고 있다가 극적으로 해소했다면, 그 강렬한 안도감이 순간 쾌락으로까지 느껴진다. 불안정한 관계에서 줄거리를 진전시키는 섹스가 바로 그런 것이다. 상대와의 관계에서 두려움과 불안을 느낄 때는 소변이 급할 때처럼 기분이 좋지 않다. 그리고 마침내 해결했을 때에만 안도감이 든다.

하지만 우리는 상대와의 관계와 성생활에서 단순한 안도감 그 이상의 의미를 원하지 않나?

그래서 좋은 소식은 만약 당신이 상대와의 성관계에서 이런 종류의 열망을 잃었더라도 크게 손해 보는 것은 아니라는 것이다.

나쁜 소식은, 맞다. 관계가 불안정할 때—새로운 관계든 관계가 위협받는 순간이든, 현실 속에서든 상상 속에서든—사람들은 차라리 섹스를 갈망하는 편이 더 쉽다고 생각한다. 그러나 또 다른 좋은 소식은 수십 년 동안 파트너와 훌륭한 섹스를 해온 사람들에 대한 연구가 풍부하다는 사실이다. 핵심은 '충분히 안전해지는' 것이다. 그 연구는 7장에서 소개하고, 그 전에 먼저 애착 관리 방식에 영향을 주는 개인차에 관해 알아보자.

대참사였던 휴가와 추한 울부짖음이 불러온 놀라운 결과를 듣고 내가 로리에게 물었다. "그 뜨겁고 거친 잠자리 이후에는 어떻게 됐어?"

로리가 말했다. "내리 세 시간을 잤지…… 섹스만큼이나 좋았어. 울지 않고도 그런 결말을 볼 수 있었다면 좋았겠지만."

"브레이크 위에 차곡차곡 쌓여 있던 스트레스를 울음이 배출해준 것 같은데? 덕분에 액셀이 자유로워졌으니까."

"아, 음. 그럼 나라는 사람은 섹스하려면 지금보다 더 울어야 한다는 말이야?"

"그렇다기보다는 스트레스를 배출할 기회가 좀더 있어야 한다는 뜻이지." 내가 말했다. "특히 당신은 스트레스 요인을 없앨 기회가 별로 없으니까. 게다가 조니는 당신의 애착 대상이잖아. 스트레스를 받을 때 기댈 수 있는 대상이고, 전적으로 그와 애정을 주고받고 싶어 하잖아. 맞지?"

"맞아."

"그렇다면 한 가지 제안을 해도 될까?"

"물론이지. 뭐든 환영이야."

"섹.스.를.멈.춰. 그걸 규칙으로 삼는 거야. '섹스는 하지 않는다!' 한 달쯤? 당신은 확실히 애착 대상과 애정을 주고받고 싶어해. 하지만 삶의 스트레스가 브레이크를 짓누르고 있고, 거기에 섹스를 해야한다는 의무감까지 걱정을 얹으면서 더 악화시키지. 그러니까 스트레스를 다스릴 좀더 효과적인 방법을 찾을 때까지 생식기 접촉은 일절 금하는 걸로 규칙을 정해봐."

"말도 안 돼. 어떻게 성생활을 끝내는 걸로 성생활을 도울 수 있다는 말이야?"

"끝내라는 게 아니야. 맥락을 바꾸라는 거지."

"하지만 나한테는 여전히 있을 수 없는 일이야. 우리는 함께 여행을 떠났고, 그냥 서로한테 좀 화가 났을 뿐이야. 하지만 내가 조니 앞에서 울었고, 잠자리를 했지."

"로리, 난 어떤 맥락이 당신에게 적합한지 결정하는 사람이 아니야. 그건 당신도 마찬가지고. 하지만 여기서 공통분모는 스트레스가 브레이크를 밟고 있다는 사실이 주는 스트레스까지 포함한 스트레스야. 그러니까 최소한 스트레스가 브레이크를 밟는다는 사실에서 오는 스트레스만이라도 잠깐 내려놓자는 거지. 그냥 일단 받아들여봐. 그건 완벽하게 정상이라고. 당신은 지금 썩어가는 맥락 안에 있어. 그러니까 맥락을 바꾸고 어떻게 되는지 한번 보자고."

로리는 한숨을 쉬었다. 그리고 집에 가서 조니에게 말했다. 두 사람은 섹스하지 않겠다는 규칙을 정했다. 나는 그 결과를 5장에서 말할 것이다. 지금은, 맥락을 바꾸는 한 가지 강력한 방법이 섹스해야 한다는 의무에 딸려오는 수행 불안performance anxiety의 스트레스를 치워버리는 것이라고만 말하겠다.

애착 유형

성인기의 애착 '유형'—누구에게 어떻게 애착을 갖는지—은 양육 방식에 따라 결정된다.

애착 유형은 크게 안정 애착과 불안정 애착으로 나뉜다. 유아의 삶은 전적으로 성인 양육자에게 달려 있으므로 버려질 위험을 잘 관리하는 것이 무엇보다 중요한 문제다. 우리는 성인 양육자(대개는 부모)가 항상 가까이 있으면서 필요할 때마다 달려올 것이라는 믿음이 있어야만 단단히 애착된다. 울면 달려오고, 돌아서면 뒤에 서 있을 거라는 믿음이다. 양육자가 늘 그 자리에 있지 않더라도, 충분한 신뢰가 쌓이면 단단한 애착을 형성할 수 있다. 이런 조건에서 뇌는 양육자가 떠나도 곧 다시 돌아온다는 것을 학습한다. 그들은 우리를 버리지 않을 테니까.

양육자에게 단단히 애착된 아이는 어른이 되어서도 자기가 사귀는 사람에게 잘 애착할 가능성이 크고, 양육자에게 느슨하게 애착된 아이는 어른이 되어 사귀는 사람에게도 느슨하게 애착할 가능성이 크다.

부모의 스트레스가 극도로 심한 상태이고 부모에게 돌볼 아이가 많거나 약물 또는 알코올 중독 상태, 기분장애나 성격장애가 있다면, 그들은 자녀가 필요로 할 때 육체적·감정적으로 옆에 있어주지 못했을 가능성이 크다. 양육자를 신뢰할 수 없는 상태에서는 애착이 불완전하게 형성된다. 미국에서 절반가량의 사람은 안정적 애착 유형에 속하고, 나머지 절반은 불안정 애착 유형에 속한다.[24]

불안정한 애착 유형은 크게 불안과 회피의 두 전략을 시도한다. 불안형은 버려질 위협에 대처하기 위해 애착 대상에게 절실히 매달린다. 그런 아이는 쉽게 질투하며 분리 고통을 강하게 느낀다. 어른도 마찬가지다. 반면 회피형은 어떤 사람에게도 애착하지 않는 전략으로 버림받을 위험에 대처한다. 회피형 아이는 자기 부모를 다른 부모보다 더 선호하지 않는다. 연구에 따르면 회피형 어른은 익명의 성관계를 허용할 가능성이 더 크다.

각 유형을 구체적으로 이해할 수 있도록 연구자들이 성인의 애착 유형을 평가할 때 사용하는 기준을 소개한다.[25]

안정 애착

- 파트너와 함께 자기 생각과 느낌을 나누는 것이 편하다.
- 파트너가 나를 떠날까봐 걱정하는 일이 거의 없다.
- 사귀는 사람과 가까이 있는 것이 아주 편안하다.

• 힘든 일이 있을 때 사귀는 사람에게 기대면 도움이 된다.

불안정 애착—불안형

• 파트너의 사랑을 잃을까봐 두렵다

• 내가 옆에 있는 것을 파트너가 원하지 않는 건 아닐까 하고 걱정한다.

• 파트너가 나를 정말로 사랑하는 건 아닐까봐 걱정할 때가 많다.

• 사귀는 사람이 내가 그를 생각하는 것만큼 나를 생각하지 않으면 어떡하나 걱정한다.

불안정 애착—회피형

• 파트너에게 솔직한 생각과 기분을 말하지 않는 편을 선호한다.

• 사귀는 사람에게 의존하는 게 어렵다.

• 사귀는 사람에게 마음을 열게 되지 않는다.

• 사귀는 사람과 너무 가까워지지 않는 게 좋다고 생각한다.

안정 애착 유형과 불안정 애착 유형 중 누가 더 만족스러운 성생활을 영위할 것 같은가?

두말할 것 없이 안정적 애착 유형이다.

섹스와 애착의 관계를 파헤친 연구들을 리뷰한 2012년 논문에 따르면 안정 애착은 우리가 상상할 수 있는 성적 행복의 모든 영역과 연관되어 있다. 안정 애착 유형의 사람들은 섹스 중에 더 긍정적인 감정을 느끼고, 더 자주 섹스하며, 흥분과 오르가슴 정도가 높고, 파트너와 섹스에 관해 더 많은 이야기를 나눈다.[26] 상대와 합의를 주고받는 데 능숙하고 피임 등 안전한 섹스를 시도할 가능성이 크다. 섹스를 더 즐기고, 상대가 필요로 하는 것에 더 신경 쓰며, 섹스와 사랑이 연결되었다고 느끼고, 진지한 관계에 있는 사람과 잠자리하며, 성적으로 자기 확신이 강하다. 안정적 애착 유형은 가장 건강하고 즐거운 성생활을 누린다.

불안형 애착은 불안에서 유도되는 '위안의 섹스'를 할 가능성이 큰데, 섹스를 곧 애착 행위로 이용하는 것이다. 불안감은 즐겁지 않아도 강렬한 섹스를 유도할 수 있다. 이 유형은 섹스에 대해 걱정을 많이 하고 섹스를 관계의 수준과 동일시한다. 특히 친밀감이 낮은 사람과의 섹스 중에 통증을 느낄 가능성이 크다. 콘돔을 사용할 가능성은 적고, 성관계 전에 술을 마시거나 약물을 사용할 가능성이 크며, 성병이나 원치 않는 임신을 피하는 등 안전한 섹스에 어려움을 겪는 것으로 나타났다. 불안형 애착은 통증, 불안, 건강상의 위험을 더 많이 겪는다.

불안형이든 회피형이든 불안정 애착 유형의 사람들은 성적으로 강압적인 관계의 한쪽일 가능성이 크다. 회피형 애착의 경우 섹스를 처음 시작하는 나이가 늦은 편이고, 섹스나 기타 성행위의 빈도가 낮다. 진지한 관계가 전제되지 않은 섹스를 더 긍정적으로 생각하고, 원나이트를 많이 시도하며 정말 원해서가 아니라 사회적 기대치를 충족하기 위해 섹스할 가능성이 크다. 회피형은 섹스를 삶이나 인간관계와 연결 짓지 않는다.

결과적으로 불안정 애착은 브레이크를 밟는다. 애착을 이해하지 못하면서 성적 행복을 이해할 수는 없다. 또한 관계에서 애착을 잘 관리하지 못하면 성적 행복을 극대화할 수 없다.

애착 관리: 졸린 고슴도치

애착 유형은 성 반응과 관계 만족도에서 피할 수 없는 요소며, 개인마다 다른 것은 물론이고 관계에 따라서도 다양하다.[27] 그리고 바꿀 수 있다.[28] 그러나 이렇게 깊은 감정의 패턴을 다룬다는 것이 쉽지는 않고 때로는 치료를 필요로 한다. 하지만 사람들은 자신의 감정 반응에 대한 '비판단적 자각'을 키우거나 관련 도서를 읽는 것만으로도 많은 진전을 볼 수 있다. 예를 들어 성적 애착 문제를 직접 다루는 '정서 중심 부부 치료'를 개발한 수 존슨의 『우리는 사랑에 대해 얼마나 알고 있을까』를 추천한다. 그러나 상대에게 성 문제를 꺼내기 어려워하는 커플이 많다. 이런 주제는 상처받기 쉽고, 또 상대에게 상처를 줄까봐, 또는 상대의 기대에 미치지 못할까봐 두려워하기 때문에 섬세함이 더 요구된다. 따라서 서로를 부드럽고 친절하게 대하는 특별한 기술이 필요하다.

　　　　　　　　　　　　　　　2부 맥락 속 섹스

나는 성과 사랑에 대한 소통과 감정 관리를 '졸린 고슴도치' 모형으로 생각해봤다. 이 모형은 다음과 같다. 섹스에 대한 어려운 감정을 집 안의 어느 난감한 장소에서 발견한 졸린 고슴도치라고 생각해보자. 의자에 막 앉으려다가 그 위에서 고슴도치를 발견했다면,

1) **고슴도치의 이름을 알아낸다.** "지금 나는…… 질투가 나/화가 났어/상처 받았어" 등. 대개는 동시에 여러 감정이 얽혀 있지만 그래도 정상이다.

2) **고슴도치와 평화롭게 나란히 앉는다.** 도망치지 말고, 판단하지도 말고, 수치스러워하거나 화를 내지 않는다. 마치 반가운 손님이 온 것처럼 그냥 함께 앉는다.

3) **무엇이 필요한지 묻고 듣는다.** 이렇게 질문한다. **어떤 게 도움이 될까요? 두렵거나 화가 났다면, 그 원인을 어떻게 처리하면 좋을까요? 슬프거나 상처받았거나 비통한 상태라면, 어떻게 아픔을 달랠 수 있을까요?** 감정을 배출하고 주기를 완료하는 것 말고 적극적으로 시도할 다른 방도가 항상 있는 것은 아니다. 하지만 그건 파트너의 잘못도, 그의 의무도 아님을 기억하라. 파트너의 도움은 전적으로 자발적인 것이고 당신이 감사를 표현할 기회를 준다.

4) **느낌과 필요를 소통한다.** 감정을 파트너에게 말한다. "나는 ○○한 기분이야." 그리고 "○○가 도움이 될

것 같아." 예를 들면 이렇다. "나는 당신이 동료와 시간을 보낼 때마다 위기감을 느껴. 내가 안심할 만한 계획을 세우면 좋겠어." "나는 당신이 ○○했을 때 받은 상처가 아직 남아 있어. 감정의 터널을 통과할 시간이 필요해."

고슴도치에게 무작정 화내거나 두려워해서는 자신도, 고슴도치도 돕지 못한다. 또한 "으악, 졸린 고슴도치잖아!"라고 소리치면서 파트너의 무릎에 밀어버리고 뾰족한 가시를 대신 처리하도록 기대할 수는 없다. 그 고슴도치는 당신 거니까. 고슴도치를 차분하게 다룰수록 자신이나 다른 사람이 다칠 확률은 줄어든다.

고슴도치 은유는 파트너와 어려운 상황을 공유하고 그를 협업의 대상으로 만드는 것이 중요하다는 것도 보여준다. 상대가 만족하도록 나 혼자 알아서 '고쳐야' 하는 문제가 아니라는 뜻이다. 두 사람이 친절과 연민을 바탕으로 함께 어려움을 나누는 쪽으로 방향을 틀어야 한다.

치유의 선택
친구 한 명이 나쁜 관계를 청산하고 SNS에 이렇게 선언했다. "더는 아파하지 않기로 했어. 그 사람은 더 이상 나를 아프게 할 수 없어." 두 번째 문장은 100퍼센트 올바르고 축하받아야 마땅하다. 그러나 첫 번째 문장은 애착과 주기 완료의 관점에서 보면 바람직하지 않다. 나쁜 관계를 끝낼 때는 당신의 내면에 남아 있는 억눌린 상처와 분노와 슬픔, 두려움이 안전하게 배출되도록 '허락'해야 한다.

친구의 말을 좀더 올바로 표현한다면, "나는 상처가 치유되게 허락하기로 했어"다. 치유는 언제나 통증을 동반한다. 손가락이 부러지면 아프고 그러다가 완전히 나을 때까지 서서히 통증이 줄어든다. 감정적 상처도 마찬가지다. 마음이 다쳤는데 아프지 않겠다고 '선택할' 수는 없다. 다친 손가락이 아프지 않게 '선택할' 수 없는 것처럼. 고통을 치유의 일부로 받아들이자. 부러진 뼈가 시간이 지나면서 치유되듯이 마음도 치유될 것이고 앞으로 점점 덜 아프게 된다는 것을 믿어보자.

사회에서 살아남기

함께 어려움을 나누는 것은 '돌보고 친구 되기'라고 알려진 또 다른 스트레스 반응이다. 이 역시 스트레스와 애착의 결합으로 볼 수 있는 영역이다.[29] 초사회적 종으로서 우리의 생존은 싸우고 도망치고 얼어붙는 개인의 능력만이 아니라 같은 종족과 협업해 서로 보호하는 능력에도 달려 있다. 여성은 다른 사람과의 애정 어린 관계를 통해 잠재적 위협을 다루는 이런 '친화적' 스트레스 반응에 더 근접한다. 하지만 항상 그랬듯이 이런 차이가 어디까지 선천적이고 어디까지 후천적으로 학습된 것인지는 명확하지 않다. 어쨌든 보통 여자아이에게서 더 빨리 시작해 18개월이 되면 부모가 무섭게 굴어도 피하는 대신 다가간다.[30]

스트레스와 애착이 중첩되는 곳에서 감정의 절대반지가 주는 메시지는 '길을 잃었어!'이고, 사자를 피해 애착 대상에게 뛰어갈 때의 메시지는 '이제 집에 왔어'다. 스트레스를 받을 때 강박적으로 이메일을 확인하거나, SNS를 한없이 스크롤하거나, 애인에게 뜬금없이 '별일 없어?'라는 문자를 보내거나, 친구들에게 연달아 전화를 돌리거나, 영화 「금발이 너무해」의 엘처럼 네일숍으로 달려간다면 '돌보고 친구 되기'의 스트레스 반응이 진행 중이다. 돌봄을 받는 기분과 돌보는 기분 모두 스트레스 반응에 '주기 완료'로 등록된다.

그러나 현대 문화에서 사회적으로 스트레스를 치유하는 방식에는 본질적 모순이 있다. 다른 사람에게 둘러싸인 상태는 스트레스 반응을 완료하는 핵심 요소일 때가 많지만, 사회적으로 적절한 상태를 유지하고 타인을 불편하게 하지 않으려고 브레이크를 밟다보면 스트레스 반응을 스스로 억제하게 되는 것이 문제다. 종족과 함께 안전하게 머물기 위해 스트레스 반응을 미완료 상태로 유지하는 것이다.

물론 이런 모순은 문화 속에서 '관계의 매니저'로 인정되는 여성에게서 좀더 두드러진다. 남녀관계에서 문제가 생기면 스트레스 반응에 고삐를 당기는 것은 대개 여성이다. 남성이 '내적 감정'을 느낄 공간을 마련해주기 위해서다. 남녀관계에서 스트레스가 발생하면 문화적 규범 때문에 그 영향력이 여성에게 더 강하게 작용한다는 말이다. 그것은 여성의 성적 흥미와 반응에도 영향을 미칠 가능성이 크다. 또한 여성은 남성이 스트레스를 배출할 수 있도록 자기 스트레스는 계속 붙들고 있기 때문에 그가 자신의 스트레스를 헤쳐나가는 와중에도 그녀는 자기 스트레스 안에 갇혀 있게 된다.

찰스 디킨스에게 비난의 화살을 돌려볼까? 그의 소설 『크리스마스 캐럴』에서 아들 팀을 잃은 크래칫 부인은 다른 아이들에게 자신이 눈물짓는 것은 "바느질감의 색깔 때문에 눈이 아파서"라고 말하며 남편에게 약한 모습을 보이고 싶어하지 않는다. 어렸을 때 나는 디킨스의 의도대로 크래칫 부인이 참 용감하다고 생각했다. 그러나 스트레스 반응 주기를 잘 아는 지금의 나는 이렇게 소리 치고 싶다. "부인, 당신의 아이가 죽었어요! 우는 건 '약한' 게 아니에요. 게다가 당신의 남은 아이들도 이럴 땐 슬퍼하는 게 정상이라는 걸 알아야 해요!"

종족과 함께 있다고 해서 주기가 완료되어야 하는 '내적 감정'이 대체되는 것은 아니다. 스트레스 반응을 해소해 주기를 완료해야만 다음으로 넘어갈 수 있다. '집'은 판단의 대상이 되거나 수치를 느끼거나 '그냥 긴장 풀어' 또는 '잊어버려'라는 말을 듣지 않고 마음껏 스트레스를 배출할 수 있는 물리적, 감정적 장소다. '집'은 사랑스러운 파트너가 있는 곳이다. 사랑하는 존재와 함께하는 사람은 차분하고 주의 깊으며 타인에게 다정하다. 두 사람이 최상의 관계에 있다면 분노, 공포, 기능 정지라는 스트레스를 겪더라도 고요하게 자기 자리에 머물러 있는 파트너의 존재에서 큰 힘을 얻는다.

모든 문화에는 어떤 상황에서 어떤 종류의 감정이 적절한지 규정하는 규범이 있다. 그러나 서양 문화가 건설한 세계에는 사람들이 다양한 강도의 감정을 경험하고 다른 이들과 교감할 장소가 부족하다. 그래서 많은 이가 영적 수련을 시도하거나, 또는 자기 스트레스도 감당하지 못해 허우적대는 파트너 대신 반려동물에게 애정을 쏟는다. 신과 반려견은 '내적 감정'을 가진다는 이유로 당신을 판단하거나 탓하지 않는다. 단, 당신과 잠자리를 갖지는 못한다.

섹스는 성인의 애착 행동이다. 애착이 위협받을 때, 파트너와 스트레스 유발 요인을 공유할 때, '나는 길을 잃었어'의 신호에 직면했을 때, 섹스는 두 사람이 서로 끈끈하게 연결되어 함께 어려움을 헤쳐나갈 수단이 될 수 있다. 하지만 어디까지나 서로에게 '내적 감정'을 위한 시간과 공간을 내어줄 때에만 쾌락이 된다.

생명수

나는 위험에 처했어/나는 안전해.
나는 망가졌어/나는 온전해.
나는 길을 잃었어/나는 집에 왔어.

이런 생물학적 과정을 거치면서 마음의 상태가 변하고, 그러면서 뇌가 맥락을 성적으로, 감각을 성적 쾌락으로 받아들이는 방식이 달라진다.

스트레스는 대부분의 사람에게 브레이크를 밟도록 하지만 어떤 이들에게는 액셀을 밟도록 한다. 그건 사람마다 다르다. 그러나 스트레스는 모든 이의 성 반응 맥락에 변화를 불러오며, 그것이 다시 성 감각을 인식하는 방식을 바꾼다.

스트레스를 관리해 성적 쾌락이 방해받지 않게 하는 가장 중요한 열쇠는 주기를 완료하는 것이다. 경직 상태를 풀고, 포식자로부터 달아나고, 적을 정복하라. 그런 다음 스노 글로브의 눈이 가라앉듯이, 축하하라.

섹스는 애착 행동으로서 두 성인의 사회적 유대를 강화한다. 때로는 사랑에 빠진 이들의 열정적이고 즐거운 섹스이며, 때로는 애착이 위협받는 사람들이 서로를 절박하게 붙잡는 섹스다. 통념과 달리 애착이 가장 탄탄하고 안정된 상태일 때, 즉 관계가 만족스럽고 걱정과 '사건'이 없을 때 섹스는 성적 흥분의 뒷자리를 차지한다.

스트레스와 (애착이라는 형태로서) 사랑은 섹스의 동반자다. 섹스는 파트너와의 유대를 공고히 하고, 혼돈과 공포 속에서 유일한 방패가 자신이 선택한 가족인 세상에서 스스로 안전하고 소중하며 힘을 얻는다고 느끼게 한다.

여성은 내게 사연을 이야기한다. 나는 그 이야기들을 머릿속 도서관에 보관한다. 도서관의 한 선반이 넘친다. 성폭행 사연을 보관한 곳이다. 다른 이야기들처럼 이것들도 경외심을 끌어내는 발견의 스토리지만, 사실은 세상이 여성의 성적 자율성에 얼마나, 사악할 정도로 무관심한지를 드러내는 가장 어두운 이야기다.

메릿의 이야기가 그중 하나다. 메릿은 캠퍼스 동성애자–이성애자 연합의 리더로서 당당히 커밍아웃했지만, 그 남자가 친구들에게 "그녀를 이성애자로 바꿀 수 있다"고 내기했다는 걸 나중에 알게 되었다.

그렇다. 참으로 역겨운 일이다. 누구도 이런 일을 겪지 않으면 좋겠지만, 그런 일은 일어난다.

성폭행을 당하면서 그녀의 몸은 생존 모드로 바뀌었다. 그녀는 얼어붙었다. 하지만 스트레스의 브레이크 반응을 배우기 전에는 왜 자신이 그때 싸우거나 도망가거나 그의 사타구니를 걷어차지 못했는지 스스로도 납득하지 못했다. 그 후로 메릿은 자기 몸을 신뢰하려고 무던히 애썼고, 그녀의 몸은 그녀가 믿지 않아도 건강하게 작동하려고 분투했다.

트라우마는 누군가 몰래 정원에 들어와 정성껏 키워놓은 식물들을 무참히 뽑아버린 것과 같다. 트라우마에는 분노가 있다. 망가진 정원에 대한 비통함이 있다. 그리고 다시 자라지 않을 거라는 두려움이 있다.

그러나 정원은 다시 자랄 것이다. 그게 정원이니까.

메릿은 정원의 은유에 빠져들었다. 그래서 어느 날 거리에서 나를 보자마자 멈춰 세우더니 손에 휴대전화를 들고 말했다. "정원에 대해 생각해봤어요. 제 파트너가 찾은 걸 꼭 읽어드리고 싶어요!"

그녀는 읽어갔다.

여기 생명수가 있다.

나는 그 물을 마신다. 그러나 그걸 알기까지

이토록 먼 길을 와야 했다![31]

"생명수요." 메릿이 말했다. "모든 것을 잃고 모험을 떠난 한 남자에 대해 시인 루미가 쓴 시예요. 이 남자에게는 『오즈의 마법사』에 나오는 도러시처럼 내내 능력이 있었어요. 생명수가 뭔지 아세요?"

"말해봐요." (누군가 거리에서 나를 멈춰 세우고 말한 가장 희한한 이 야기였다.)

메릿이 대답했다. "생명수는 바로 사랑이에요!"[32]

나는 메릿의 말이 옳다고 생각한다. 여성의 섹슈얼리티가 정원이라면, 사랑은 비, 스트레스는 태양이다. 비와 태양은 정원의 식물을 위로 끌어올리면서 양분과 역경을 동시에 제공한다. 양쪽 다 너무 많으면 안 되지만, '딱 안전할 만큼' 적절한 균형을 이룬다면 정원은 무성해질 것이다.

어떤 식물은 물을 많이 원하고 어떤 식물은 덜 원한다. 어떤 정원은 그늘졌고 다른 정원은 하루 종일 해가 비친다. 액셀이 민감한 올리비아의 정원은 내리쬐는 태양 아래 기뻐하는 식물로 가득 차 있다. 사실상 사막이나 다름없다. 뜨겁고 구름 없는 하늘을 좋아하는 조슈아트리와 블랙풋 데이지가 잘 자라는 사막. 하지만 그런 그녀의 정원도 좋은 게 너무 많으면 시들어 죽는다. 반면 상대적으로 둔감한 액셀을 지닌 커밀라는 햇빛이 덜 필요하고 무성해지기까지 시간이 많이 필요한 양치식물과 이끼가 자라는 산악 지대의 숲이다.

브레이크가 민감한 메릿의 정원은 아주 약한 가뭄에도 금세 시들어버린다. 로리의 정원은 지구온난화의 영향으로 달라진 기후에 식물이 적응하지 못해 그녀는 정원 전체가 죽어갈까봐 두렵다. 로리는 정원이 사라지면 남편까지 잃을까봐

2부 맥락 속 섹스

겁이 난다.

몸이 자신에게 보내는 근본적인 메시지—'나는 위험에 처했어' '나는 망가졌어' '나는 길을 잃었어'—를 귀여겨듣고 존중하는 것은 성적 쾌락이 넘쳐나는 맥락을 조성하는 데 필수다. 몸이 스트레스 반응 주기를 끝까지 마칠 수 있게 시간과 공간을 허락하고, 스트레스를 배출하고, 배우자와 온전히 교감하는 것은 쾌락에 가장 가까이 다가갈 맥락을 창조하는 근본이다.

서구 문화에서는 이것이 쉽지 않다. 우리와 우리의 본질적 자아 사이에, '위험'과 '안전' 사이에, '망가짐'과 '온전함' 사이에, '길을 잃은 것'과 '집' 사이에 수치와 의심의 벽을 세우기 때문이다.

정원의 은유에서, 여성의 섹슈얼리티에 관한 문화의 메시지는 누구도 선택하지 않았지만 모두가 처리해야 하는 잡초와 아주 비슷하다.

5장에서 그 이야기를 할 것이다.

네 줄 요약

• 스트레스는 80~90퍼센트의 사람에게서 성적 흥미를 감소시킨다. 스트레스로 성적 흥미가 증가하는 나머지 10~20퍼센트조차 성적 쾌락은 줄어든다. 스트레스는

몸이 **스트레스 반응 주기를 완료하게** 허용하는 방식으로
대처한다.

- 트라우마 생존자의 뇌는 성적 자극을 위협으로 학습해
  액셀이 작동할 때 브레이크를 함께 밟곤 한다. **마음챙김**
  은 액셀과 브레이크를 떼어놓는 좋은 전략으로 입증되
  었다.

- 올바른 맥락에서의 섹스는 새로운 파트너에게 애착하게
  하거나 불안정한 관계에서 감정적 유대를 강화한다. 즉,
  머릿속에서 섹스와 사랑은 밀접하게 연결되어 있지만
  올바른 맥락에서만 그렇다.

- 파트너에게 가까워지는 섹스는 '줄거리를 진전시키는'
  것이며, 할 수 있다는 것 말고는 다른 이유가 없는 무의
  미한 섹스와는 반대된다. 섹스를 더 즐겁게, 더 많이 하
  려면 스스로 섹스를 해야 하는 설득력 있는 **이유**를 주어
  야 한다. 앞으로 나아가려면 그렇게 해야 한다.

5장

문화적 맥락:
성을 부정하는 세상에서 성을 긍정하며 살아가기

내 조언에 따라 부부관계를 중단하면서 로리가 미처 예상치 못한 부분이 드러났다.

그들은 매일 밤 잠자리에서 "우리는 오늘 밤 어색한 섹스를 하게 될 거야"라는 불안감 없이 한동안 서로 껴안고 부비적댔다.

그런 고요 속에서 하루는 로리가 조니에게 왜 자기와의 잠자리를 좋아하느냐고 물었다.

그는 정말 감동적인 대답을 했다. "당신이 아름다우니까."

그는 "당신은 예쁘게 생겼으니까" 또는 "당신이 내 아내니까" 또는 "섹스가 좋으니까", 심지어 "당신을 사랑하니까"라고 말하지 않았다. 그는 그저 "당신이 아름다우니까"라고 했다. 진심이었기에 더 완벽한 답변이었다.

진정한 로리가 된 로리는 이 대답에 눈물을 터트렸다. 그 순간까지 로리는 매일 자신이 얼마나 수없이 스스로를 비난해왔는지, 출산 이후로 겪은 신체적 변화에 얼마나 수치를 느꼈는지 깨닫지 못했다. 그런 변화는 자신의 도덕적 결함을 드러내는 것이라 생각했고, 진정으로 "훌륭한 사람"이라면 임신과 출산 같은 사소한 사건으로 몸매가 변하게 두지는 않을 거라며 자책해왔다.

로리는 자기 몸에서 마음에 들지 않는 점을 모두 적기 시작했다. 늘어진 가슴, 꿀렁대는 배, 코티지 치즈 같은 허벅지, 영원히 찡그리고 있는 입가의 주름까지. 조니는 그 "불완전한" 부위들을 하나하나 어루만지며 이렇게 말했다. "그래도 난 여길 사랑해." 또는 "하지만 여긴 아름다워."

마침내 조니가 로리의 눈을 보고 말했다. "당신, 정말 모르는구나. 이것들 때문에 자신이 아름답지 않다고 생각하는 거야? 여보, 자기 몸은 매일 더 섹시해져. 나와 함께 인생을 살아가는 여자의 몸이라는 이유로 말이야. 당신 배가 곧 내 배야. 내 배 좀 봐. 내 배가 이렇다고 당신은 나를 덜 사랑할 거야?"

"물론 아니지."

"거봐, 나도 그래."

이어서 당연한 수순으로 그들은 혼이 나갈 듯한 잠자리를 했다. "우리, 이러면 안 되는 거 아냐?"라고 속삭이면서. 로리에게 "그래야만 하는 것"이 주는 압박은 두 가지로 작용하고 있었다.

로리는 내게 이 이야기를 꺼내면서 남자는 여자가 생각하는 것만큼 신체 변화에 크게 신경 쓰지 않는 게 사실이냐고 물었다.

"물론이지, 수많은 남성한테 들어온 말이야." 내가 로리에게 말했다. "특히 육아를 함께하는 남성들한테서. 그들은 우리만큼 변화를 알아차리지 못하고, 또 알아차린대도 상대에 대한 느낌이 달라지지 않을뿐더러 심지어 좋아하기까지 해. 우리는 남성들을 과소평가하고 있다고."

이 대답을 듣고 로리는 "당신이 아름다우니까" 이야기를 들려주었고, 그날 밤 잠자리에서 로리는 조니가 억지로 관계를 끌고 간다는 느낌을 받지 않았다고 강조했다. 그저 필요한 순간에 자기에게 사랑을 주고 있는 기분이 들었다고 했다.

사람들이 이런 이야기를 할 때 성 교육자는 이 일을 하길 잘했다고 느낀다.

이 장은 로리 자신도 모르게 그녀를 가로막아왔던 걸림돌에 관한 것이다. 그리고 로리와 조니가 어떻게 이 걸림돌을 무너뜨렸는지 보게 될 것이다.

정원의 은유로 돌아가보자. 당신은 풍부하고 비옥한 토양이 있는 자기만의 작은 땅을 갖고 태어났다. 뇌와 몸은 이 정원의 토양이고, 액셀과 브레이크의 개인 간 차이는 정원의 중요한 특징이며 모두 고유한 방식으로 구성되어 있다.

당신의 가족과 문화는 어린 당신의 정원에 씨앗을 심고 돌보며 어떻게 가꿔야 하는지 가르친다. 사랑과 안전, 몸과 섹스에 대한 언어, 태도, 지식과 습관의 씨가 뿌려진다. 사춘기가 되면서 당신은 서서히 스스로 정원을 돌볼 책임을 넘겨받는다.

직접 정원을 가꾸기 시작하면서 그제야 당신은 가족과 문화가 심어놓은 아름다운 식물을 발견한다. 반면 같은 정원에서 유독한 쓰레기도 눈에 띈다. 설령 좋은 식물만 심어놓았더라도 육체를 수치스러워하고 성에 낙인을 찍는 부정적 문화의 잡초는 누구나 얼마쯤 처리해야 한다. 이 잡초는 가족이 심은 씨앗에서 자라기도 하지만, 덩굴옻나무처럼 울타리 밑으로, 담장을 넘어서, 땅속에서 뻗은 뿌리를 통해 다른 정원으로부터 넘어오기도 한다. 누구도 환영한 적 없지만 많은 사람의 정원에서 자라고 있다.

따라서 자기가 직접 선택한 건강한 정원을 갖고 싶다면 한 고랑 한 고랑 살펴가며 그대로 두고 싶은 것은 무엇이고, 솎아내거나 대체하고 싶은 것은 무엇인지 알아내야 한다.

추가로 이런 작업까지 하려면 억울할 수도 있다. 애초에 가족과 문화가 심은 것이지 내가 선택한 게 아니니까. 누구도 내 땅에 쓰레기를 심으면서 허락을 구하지 않았다. "우리가 네 정원에 자기 비난과 성적 수치심을 심어도 되겠지?"라고 물은 사람이 있던가. 아마 그들은 자기 정원과 똑같이 심었을 가능성이 크고, 다른 것을 심어야겠다는 생각은 떠오르지도 않았을 것이다.

10월의 어느 저녁, 캐나다 성 연구자 로빈 밀하우젠과 함께 푸틴을 안주 삼아 맥주를 마시던 중 그녀가 이렇게 말했다. "우리 사회는 여성이 성적으로 제대로 기능하지 못하게 키우고 있어요. 어려서는 질병과 수치심과 두려움, 그리고 '안 돼'라는 메시지를 주입하죠. 그러다가 18세가 되자마자 성의 록스타가 되어야 하고, 멀티 오르가슴을 느껴야 하고, 자유분방의 상징으로 거듭나야 해요. 어처구니없는 요구죠. 사회가 요구하는 것 중에서 미리 준비시킨 것은 하나도 없으니까요."

정확한 말이다.

4장에서는 인생의 한 시점에 맥락—자신의 삶이 안전하며 관계가 온전하다는 느낌—이 성적 쾌락에 미치는 영향을 다루었다. 이번 장은 오랜 시간 총체적으로 이어져온 맥락—'안 돼!'라는 메시지의 세월—과 그로 인해 수십 년간 강화되고 반복된 사고와 감정의 뿌리 깊은 패턴에 관한 것이다. 이런 패턴은 절대 타고나는 것이 아니지만, 스스로 따져볼 수 있기 전에 일찌감치 학습된다. 하지만 후천적으로 습득한 것이기에 원한다면 얼마든지 잊어버리고 자신감, 기쁨, 만족감, 심지어 황홀경을 주는 새롭고 건강한 패턴으로 바꿀 수 있다.

먼저 문화가 여성의 섹슈얼리티에 보내온 세 가지 메시지부터 시작한다. 과학이 기존 관념에 도전하면서 내 학생들을 분투하게 만든 그 메시지는 다음과 같다. '도덕적 메시지'(당신은 사악하다), '의학적 메시지'(당신은 아프다), '미디어 메시지'(당신은 부적절하다). 이 메시지를 완전히 믿는 사람은 많지 않지만 그럼에도 정원을 침범해 존재감을 드러낸다. 하지만 그 정체를 제대로 알면 솎아내기도 수월하지 않겠는가.

다음으로 이 장은 자기 비난과 신체 불만족을 이야기한다. 이 문제는 서구 문화에 너무 뿌리 깊게 자리 잡아서 얼마나 만연하고 유독한지 파악조차 불가능하다. 실제로 많은 여성이 신체에 대한 자기 비난을 중요하고 심지어 이롭기까지 한 가치라고 생각한다. 하지만 나는 다른 관점의 연구를 소개하려고 한다. 만약 이 책을 읽고 독자가 자기 몸을 비난하는 일만 그만둬도 성적 행복에 있어 혁명적 변화를 경험할 것이다.

다음에는 스트레스, 애착과 더불어 또 다른 중요한 감정인 혐오를 이야기한다. 자기 비난처럼 혐오감 역시 성 문화에 너무 깊이 박혀 있어서 혐오가 없는 성적 행복이 어떨지 예상조차 할 수 없다. 그러나 혐오감은 자기 비난만큼이나 성적 행복을 훼손한다. 단, 이것 역시 원한다면 제거할 수 있다.

이 장의 마지막 부분에서는 자기 비난과 혐오감을 긍정적으로 바꿀 전략을 설명할 것이다. 그 전략은 자기 자비self-compassion, 인지부조화, 그리고 기본적인 미디어 정보 해독력이며, 목표는 지금까지 (의도적이든 그렇지 않든) 학습한 것들을 인지하고 앞으로도 계속해서 유지할지 스스로 결정하는 것이다. 그대로 모두 가져가겠다고 해도 무방하다. 중요한 건 자기 몸과 성에 대해 가족과 문화가 아닌 스스로 선택한 신념을 갖추는 것이다. 자신이 선택하지 않은 것이 무엇인지 알고 이제라도 '예' 또는 '아니오'라고 한다면 맞춤형 성적 행복을 누릴 힘도 얻을 것이다.

세 가지 메시지

내 수업에 들어온 학생 다수는 섹스에 관해 나름 많이 안다고 자부하지만 첫 강의의 절반을 듣고 나면 현실을 자각한다.

학생들이 아는 건—실제로도 많이 알고 있긴 한데—섹스 자체가 아니라 섹스에 관해 문화가 믿는 사실이다. 거기에는 사실적 근거가 부족할 뿐 아니라 자기모순적 신념도 가득하다.

한동안 나는 학생들이 강의실에 들고 온 잘못된 신념들 때문에 당황했다. 그러다가 오래전에 출간된 성 관련 문헌을 읽게 되었는데, 그 책에 적혀 있는 100년 전 논리가 내 학생들의 그릇된 생각과 너무 비슷해서 놀랐다. 이 책을 읽은 학생은 한 명도 없었지만 이들은 가족과 문화를 통해 100년 전 생각을 배워왔고, 또 그것을 사실로 알고 있었다.

수업 중에 나는 학생들에게 '섹스'에 대한 두 가지 서로 다른 정의를 읽어주었다. 첫 번째는 T. H. 판 더 펠더가 1926년에 쓴 『이상적인 결혼: 생리학과 테크닉Ideal Marriage: Its Physiology and Technique』에서 인용한 것이다. 그는 "정상적인 성교란",

성적으로 성숙한 이성異性의 두 개체 사이에서 일어나는 교접이다. 관능적 감각을 끌어내기 위해 잔인한 방법이나 인공적인 수단을 쓰지 않는다. 성적 만족의 완성을 직간접적 목표로 삼고, 자극이 어느 수준에 이르러 두 사람이 거의 동시에 오르가슴, 즉 감각의 절정에 도달하는 순간 정액이 질 안으로 사정—또는 배출—되는 것으로 마무리된다.[1]

이어서 나는 1976년에 출판된 『하이트 보고서The Hite Report』에서 '섹스의 재정의'라는 장의 일부를 읽었다.

섹스는 쾌락을 얻거나 다른 사람과 (혹은 홀로) 쾌락을 나누기 위한 개인적인 신체 접촉이다. 섹스를 통해 오르가슴을 느끼지만 느끼지 않을 수도 있으며, 생식기를 통한 섹스는 물론이고 단순한 신체 접촉 등 스스로 옳다고 느껴지는 어떤 방식으로도 가능하다. 섹스의 '목표'가 삽입이어야 할 이유는 없으며, 자신의 느낌을 맥락에 맞추려고 노력할 필요도 없다. 반드시 따라야 하는 성적 행위의 '외부적' 표준은 없다. '호르몬'이나 '생물학적 원리'에 반드시 지배되지는 않는다. 자신의 섹슈얼리티를 자유롭게 탐구·발견하고, 바라는 대로 무엇이든 마음껏 배우고, 또 배운 것을 잊을 수 있으며, 원한다면 어떤 성별의 다른 사람과 얼마든지 신체적 관계를 맺을 수 있다.[2]

나는 학생들에게 물었다. "여러분은 둘 중 어느 것을 배우며 자란 것 같습니까?"

조사할 필요도 없었다. 『이상적인 결혼』!

지금까지 많은 이가 한 세기나 지난 구닥다리 지침으로 성을 배웠다. 그 이후로 수많은 연구와 정치적 변화가 과거의 구태의연한 생각을 조목조목 해체해왔음에도 어떤 이유로든 문화는 최근 몇십 년간 발전한 포괄적이고도 정보에 기반한 개념을 받아들이지 않았다.

2부 맥락 속 섹스

저 케케묵은 생각들은 현대 여성이 마주하는 사회적 성의 세 가지 뒤섞인 메시지로 구성되어 있다. 위에서 언급한 '도덕적 메시지' '의학적 메시지' '미디어 메시지'는 별개지만 서로 얽혀 있는 전령이 보낸 것이다. 각각에는 어느 정도 진실과 지혜가 담겨 있고, 또 어느 정도 자기 본위의 의제를 포함하고 있다. 모든 사람이 적어도 어느 정도는 저 메시지를 받아들였고, 그것으로 자신과 다른 이의 섹슈얼리티를 논한다.

1) 도덕적 메시지: "당신은 손상된 상품이다." 성관계를 원하거나 좋아하는 여성은 단정치 못하다. 처녀성은 여성에게 가장 중요한 자산이다. 너무 많은 파트너("너무 많은"=남성 파트너보다 많은)와 관계하는 여성은 부끄러운 줄 알아야 한다. 섹스에 관한 올바른 행동과 감각은 오직 하나, 아무것도 느끼지 않고 오직 자신이 속한 남성을 수용하는 것이다. 섹스는 여성을 사랑스럽게 만드는 조건이 아니라, 사랑스럽지 '않게' 만드는 조건일 뿐이다. 섹스는 여성을 '욕망의 대상'으로 만들고 많은 여성이 그 갈구의 대상이 되고자 하지만, 이는 '사랑스러운' 것의 차선책일 뿐이다. 성적으로 매력적인 여성은, 정의상, 사랑스럽지 않다.

그리고 단정치 못하다.

도덕적 메시지는 셋 중에서 가장 오래된 것으로 지난 300년 동안 겉모습만 달라진 채 전해졌다. 그 예가 너무 많아서 고르기도 힘들 정도지만 대표적인 예로 1766년에 출판된

제임스 포다이스의 『미혼 여성을 위한 설교집Sermons to Young Women』을 보자. 제인 오스틴의 소설 『오만과 편견』에서 콜린스 씨가 이 책의 한 단락을 아가씨들에게 읽어준다. 전반적으로 이 설교는 "여성은 온순하고, 무지하고, 순수할 때 매력적"이라는 메시지를 담고 있다. 여기서 포다이스는 "맹세, 저주, 이중적 의미, 모든 외설스러운 것"을 포함한 "공적인 기분 전환"에 관해 논의한다(극장에 가는 것을 말하는 것임).

> 처녀의 순결과 현실의 매춘 사이의 중간 단계는 없는 걸까요? 처녀성을 빼앗긴 영혼, 오염된 공상, 발효된 열정을 지니는 것이 정말 아무것도 아닐까요? (…) 그런 것은 실제로 유흥의 장소에 대한 열정이 해가 될 수 없다고 상상하는 사람들의 의견이라고 생각하겠지요.

번역하면, 유흥을 즐기는 여성은 정신의 처녀성을 잃어 매춘부와 다를 바 없어진다는 내용이다. 그렇다면 당연히 사랑스러울 수가 없다.

그리고 단정치 못하다.

제인 오스틴은 이 메시지가 거짓임을 알았고, 당신도 잘 안다. 그러나 당신을 키운 문화에 만연해 있고, 울타리 밑으로 기어들어와 침투한다.

　2) 의학적 메시지: "당신은 병들었다." 섹스는 병을 일으키고

수태하게 한다. 그래서 섹스는 위험하다. 그럼에도 그 위험을 받아들이겠다면 욕구, 흥분, 오르가슴(이왕이면 삽입 성교를 통해, 파트너와 동시에)의 순서로 진행되어야 한다. 그렇지 않으면 문제가 있는 것이므로 의학적으로, 필요하다면 수술로 해결해야 한다. 남성과 성 반응이 다른 여성은 병에 걸린 것이다. 단, (섹스의 목적인) 임신 중의 증상은 제외한다. 남자 의사로부터 성욕이 낮은 이유는 임신하지 않으려고 몸이 성욕을 차단했기 때문이라는 말을 들은 여성까지 있다. 이 여성이 내게 와서 저 말이 사실이냐고 물었다. 짧은 답변: 아니요. 긴 답변: 당연히 아니죠. 그 의사가 이 책의 7장을 읽었으면 좋겠네요.

의학적 메시지는 19세기 중반 이후에 비교적 새롭게 시작된 것이다. 이를테면 마리 스톱스의 1918년 고전 『결혼과 사랑Married Love』에서는 삽입 성교에 관해 이렇게 말한다.

〔남녀가〕 서로 완벽하게 들어맞으면 여성은 남성과 비슷한 신경 반응과 근육 경련의 결정적 순간에 동시에 도달한다. 공동 오르가슴은 대단히 중요하다. (…) 혼자만을 위한 것이 아닌 **상호적인** 쾌락이며, 성례에 참여한 두 사람에게 말할 수 없는 다정함과 이해를 끌어내기 위해 철저히 계산된 것이다.

파트너와 동시에 오르가슴을 느낀다면 분명 좋을 것이다. 그렇다고 그것이 완벽한 성 경험의 지표는 아니다. 그럼에도 100년 가까이 지난 지금도 삽입 성교를 통한 동시 오르가슴은 "최상의 성"을 나타내는 거짓 문화의 지표로서 끈질기게 명맥을 이어간다.

3) 미디어 메시지: "당신은 부적절하다." 엉덩이 때리기, 음식으로 장난치기, 스리섬…… 이런 것쯤 안 해본 사람은 없겠지? 적어도 음핵 오르가슴, 질 오르가슴, 자궁 오르가슴, 에너지 오르가슴, 연장된 오르가슴, 다중 오르가슴은 경험해봤을 거야. 최소 35가지 삽입 체위는 모두 정복했을 테고 말이지. 한 가지도 해본 적 없다고? 그렇다면 당신은 불감증이다. 한 사람과만 관계하고, 야동 따위는 쳐다보지도 않고, 침대 옆 협탁에 바이브레이터가 종류별로 준비되어 있지 않다고? 그렇다면 당신은 내숭쟁이다. 추가로, 당신은 너무 뚱뚱하고 그리고 너무 말랐다. 당신의 가슴은 너무 크고 그리고 너무 작다. 당신의 몸은 잘못되었다. 잘못을 고치려고 노력하지 않는 당신은 게으름뱅이다. 지금 그대로의 모습에 만족한다면 당신은 정체되었다. 감히 자신을 적극적으로 **좋아한다면**, 당신은 거만하다. 한마디로 당신은, 잘못하고 있다. 달라져야 한다. 아니, 그것도 틀렸다. 다른 걸 시도해보라. 영원히.

미디어 메시지는 20세기 중반, 텔레비전과 피임약의 뒤를 바짝 이어 나타난 비교적 최신 메시지다. 그 사례는 상점 계산대 옆 잡지 판매대에서 쉽게 찾을 수 있다. 선반에 꽂힌 잡지들을 보면 잠자리에서 시도할 만한 온갖 자극적인 것을 선명한 고딕체로 나열해놓았다.

독자도 그냥 재미로 하는 것임을 알 것이다. TV 쇼 주인공들이 설정한 기준에 맞춰서 살겠다는 것도 아닐 테고. 하지만 당신이 환영하든 그렇지 않든, 미디어 메시지는 당신의 정원에 영향을 미치고 있다.

앞서 커밀라는 이렇게 말했다. "우리가 보는, 또는 보지 못하는 이미지가 중요해. 그 이미지는 우리에게 무엇이 가능한지를 말해주기 때문이지."

그건 이야기 속 인물의 이미지만이 아니라 스토리 자체에도 해당된다.

커밀라는 사춘기에 들어서면서 1970~1980년대에 유행하던 로맨스 소설들을 탐독했다. 이런 이야기에 푹 빠져서 급기야 소멸 예술의 젠더와 인종 정치를 주제로 학부 논문까지 썼다.

하지만 맥락과 이중 제어 모형을 알게 되면서 커밀라는 그동안 자신이 읽었던 로맨스 소설들을 다시 들추었고 저 이야기들이 창조한 맥락의 섹슈얼리티를 조사했다.

그 맥락에는 기이한 측면이 있었다.

커밀라가 헨리와 내게 말했다. "보면 공통된 줄거리가 있어. 여자 주인공은 착한 아가씨야. 액셀은 아예 없고 브레이크는 민감하기 짝이 없지. 남자 주인공을 만날 때까지 성적 감각은 느껴본 적이 없어. 하지만 책에 남자 주인공이 등장하면 바로 알 수 있어. 왜냐하면 이 착하고 순진한 여자의 액셀이 갑자기 미친 듯이 날뛰거든. 그렇지만 소녀는 브레이크를 유지해야 해. 섹스는 원래 나쁘고 위험한 거니까. 그래도 어쨌거나 남자 주인공은 그녀와 관계하지."

헨리는 눈썹을 치켜뜨며 고개를 저었고, 나는 얼굴을 감쌌다.

"티끌 하나 없는 그녀의 질이 순수함과 선의로 남자 주인공을 서서히 '길들이고', 그들은 진정한 사랑에 빠져서 결혼에 골인하게 돼."

웃기고도 비극적이다. 실제 여성의 섹슈얼리티와는 전혀 다른 내용이기 때문이다.

커밀라의 통찰력 있는 의견은 계속된다. "그러니까 미디어에서 제시하는 여성의 성욕과 감정, 관계는 여성의 몸만큼이나 왜곡되었다는 거야. 여성의 섹스가 에셔 걸만큼이나 형편없이 묘사된다는 말이지. 사실은 문화가 섹스에 관해 말하는 게 전부 잘못되었고, 천천히 달아오르는 내 액셀이 원래 정상인 거 아닐까?"

당연히 그녀는 정상이다. 그녀는 다른 모든 이와 똑같은 부품으로 이루어졌다. 그저 독특한 방식으로 조립되었을 뿐.

당신은 아름답습니다

이 세상에 태어나던 날, 자신의 튼실한 허벅지 살을 보며 무슨 생각을 했는가?

주변의 어른들은 뭐라고 하던가?

모름지기 모든 아기는 양육자가 애정과 기쁨으로 키우면서 열과 성을 다해 아기의 필요를 충족시킨다. 세상에 나온 날 우리 대부분은 축복받고 또 아름답다는 찬사를 듣는다.

그러나 소녀의 눈 코 입 하나하나가, 나날이 늘어가는 몸무게가, 몸의 모든 굴곡과 살집이 그 자체로 완벽하고 사랑스럽던 기쁨의 날과 소녀의 사춘기가 시작된 날 사이에 무슨 일인가가 일어났다.

그사이에 소녀는 자기 몸에서 어디가 사랑스럽고 어디가 사랑스럽지 않은지를 배웠다. 자기 몸을 향한 비난의 씨앗이 심어지고 길러진다. 반면 자기 몸에 대한 자신감과 자기 자비는 무시되며 벌을 받고 솎아내진다.

"저녁 약속에 나온 친구에게 '나 오늘 좀 예뻐 보이지 않아?'라고 말하는 사람은 어떤가요?" 이렇게 말하면 학생들이 웃는다.

"말해봐요, 어때요?"

"그렇게 말하는 사람은 거의 없는데요." 그게 학생들의 답이다.

"그럼 친구한테 '나 오늘 너무 뚱뚱해 보이지 않아?'라고 말하는 사람은요?"

"그거야 늘 입에 달고 다니는 말이죠." 학생들이 말했다.

늘 입에 달고 다니는.[3]

우리 문화에서 여성은 자기 비난이 허용된다. 하지만 자기를 칭찬하고 감히 지금 그대로의 모습을 사랑한다고 하면 지탄받는다.[4]

이런 문화가 여성의 오르가슴, 쾌락, 성욕, 성적 만족을 방해한다. 성적 행복과 신체에 대한 자기비판적 사고 사이에는 직접적인 절충이 일어난다. 20년에 걸쳐 진행된 57개 연구를 리뷰한 2012년의 한 논문에서는 신체상身體像과 성적 흥분, 성욕, 오르가슴, 성관계 빈도, 파트너 수, 성적 자기 확신, 성적 자존감, 성관계 중 알코올 및 기타 약물 사용, 무방비 성관계 등 상상할 수 있는 모든 성적 행동 사이에서 중요한 연결 고리를 발견했다.[5] 그 결과는 연령대별로, 성적 정체성에 따라, 인종에 따라 다양하지만 일관된 공통점이 있었다. 자기 몸을 좋아하지 않는 여성은 성관계에도 만족을 덜 느끼고, 위험한 성관계를 많이 시도하며, 쾌락은 덜, 통증은 더 느끼고, 원치 않는 결과를 더 많이 초래했다.[6]

자기 몸에 대한 긍정적 기분이 성생활을 좋게 한다는 말에 놀라는 사람은 없을 것이다. 생각해보면 너무 당연하니까. 자신에 대해 불안해하고 자신이 매력적이지 않다고 느끼면서 침대에 올라갔다고 상상해보라. 몸을 생각하면 불편해지는데, 그런 몸을 자기가 좋아하는 사람이 만지고 본다면 어떤 기분이겠는가? 자신과 파트너가 느끼는 감각에 집중하겠는가, 아니면 감추고 싶은 것에 집중하겠는가?

그리고 그것이 당신의 액셀을 밟겠는가, 브레이크를 밟겠는가?

당연히 브레이크이지 않겠는가.[7]

이제 자기 몸에 자신감이 충만하고 스스로 아름답다고 느낄 때의 성관계를 상상해보자. 몸 구석구석 사랑스럽지 않은 곳이 없고 상대가 자신에게 반했다는 생각이 들 때, 그 사람이 자기 살을 만지고 눈으로 몸을 훑는다면 어떤 기분이 들지 상상해보라.

양쪽 다 원하기 메커니즘이 최대로 작동한다. 그러나 자기 몸에 부정적일 때는 섹스를 향하는 마음과 자기 몸에서 멀어지는 마음이 충돌한다. 자기 몸을 즐기는 후자에서는 메커니즘이 충돌 없이 섹스 그리고 자기 자신을 동시에 향한다.

그러니 자기 몸에 대한 비난은 성적 행복에 방해가 될 수밖에 없다. 여성의 성적 쾌락을 이해하려면 몸에 대한 만족감을 알아야 한다. 애착과 스트레스를 알지 못하면 여성의 성적 쾌락을 이해하지 못하는 것과 같다. 여성은 자기 몸에 행복하거나 만족하지 않고서는 성생활에서도 온전히 만족하지 못한다.

그러니까 섹스를 더 많이 더 잘하려면, 자기 몸을 사랑해야 한다.

그럼 당연히 후속 질문이 따라오겠지. "그렇군요! 그런데…… 어떻게요?"

물론 쉽지 않은 일이다. 누구도 처음부터 작정하고 자기 몸을 사랑하는 것은 아니니까. 세상에 태어난 날부터 사춘기에 들어설 때까지 있었던 일 중 당신이 선택한 것은 별로 없다. 하지만 자기 비난의 씨앗은 바로 그 시기에 뿌리내리기 시작했다. 당신은 정원에 자기 비난이 심어지는 것에 대해 좋다, 나쁘다며 말할 기회조차 없었다.

결론적으로 많은 여성은 자기 몸보다 자기 몸에 대해 문화가 가르친 것을 더 신뢰한다.

그러나 문화는 부정확하고 틀린 것을 가르쳐왔다. 지금부터 그중에서 가장 확실하게 틀린 두 가지 예를 들겠다. 첫째, 자기 비난은 좋은 것이다. 둘째, 살이 찌는 것은 나쁜 것이다. 둘 다 거짓이다. 지금부터 그 이유를 설명하겠다.

자기 비난=스트레스=성적 쾌락의 감소

여성은 기준에 미치지 못하는 자신을 책망하도록 훈련받아왔다. 상황이 원하는 대로 흘러가지 않으면 우리는 반사적으로 자신에게 화살을 돌린다. "난 너무 멍청해/뚱뚱해/돌았어" "난 진짜 엉망이야" "나는 찌질한 인간이야". 이때 뇌는 자기 비난을 브레이크에 연결된 행동 억제 영역과 함께 처리한다.[8]

2부 맥락 속 섹스

따라서 자기 비난과 우울증이 직접 연관되는 것도 당연하다.[9] 그러면 우울증은 사람을 성적으로 행복하게 만들까? 그럴 리 없다.

그 원리는 이렇다.

근본적으로 자기 비난은 또 다른 형태의 스트레스다.[10] 4장에서 스트레스란 위협에서 벗어나게 돕는 진화적 적응 메커니즘이라고 설명했다. 스스로 "나는 부적절한 인간이야!"라고 생각하는 것은 "나는 사자야!"라고 인정하는 것과 같고, 이때 스트레스 호르몬 수치는 높아진다.[11] 몸은 부정적 자기 평가에 대해 사자의 공격을 받았을 때처럼 반응한다.

그렇다면 해결책은? 자기 친절로 자기 비난을 대체해야 한다.

이 방식에 여성은 두 단계로 반응한다. 일단 자기를 있는 그대로 수용하고 삶이 완벽하지 않아도 스스로 탓하지 않는다는 '자기 친절'의 개념에 본능적인 호감을 느낀다. 연구에 따르면 여성은 자기 비난이 신체적, 정신적 건강에 해롭고 외로움과도 연관된다는 것을 직관적으로 알고 있다.[12] 맞다. 실제로 자기 비난은 고독을 예측하는 최고의 기준 중 하나다. 그래서 자기 비난은 '나는 위험에 처했어'일 뿐 아니라 '나는 길을 잃었어'이기도 하다.

그러나 좀더 깊이 생각한 끝에 여성은 동기 부여를 지속하는 데 자기 비난이 필요하다는 결론에 이른다. 대개 사람들은 자신을 괴롭히는 것이 자기 발전에 조금은 도움이 된다고 믿기 때문이다. "완벽하지 않은 나를 채찍질하지 않으면, 평생 완벽해질 수 없고 자신이 영원히 부적절한 사람이라고 인정하는 것이나 다름없어. 희망을 놓지 않고 더 나아지려는 동기를 얻으려면 나를 비난해야 해"라고 말한다.

자신에게 "비난을 멈추지 마. 안 그러면 영원히 실패할 테니까"라고 말하는 것은 마치 "도망치기를/싸우기를/죽은 척하기를 멈추지 마. 그러지 않으면 사자한테 잡아먹힐 테니까"라고 말하는 것과 같다. 그게 바로 문화의 가르침이므로 많은 사람이 그렇게 믿는 것도 당연하다. 이런 사고방식은 너무 깊이 잠식해서 구구절절 옳고 논리적으로까지 들린다.

하지만 사실이 아니다.

생각해보라. 자신에게서 달아나기를 멈추고 자신을 향한 채찍질을 멈추면 실제로 어떤 일이 일어날까? 수십 년간 자신을 내리친 채찍을 내려놓으면 어떤 일이 일어날까?

매질을 멈추고, 상처에 소금을 바르지 않았을 때 어떤 일이 생기냐면, 치유가 시작된다.

자기 비난은 정원에 침입한 잡초다. 그러나 너무 많은 사람이 이 잡초를 소중한 꽃처럼 대하라고 배웠다. 이 침입종이 섹슈얼리티 정원의 토종 식물을 모두 옥죄어 죽이고 있는데도 말이다. 자기 비난은 동기 부여는커녕 사람을 아프게 한다.

이 장의 후반부에서 나는 자기 비난의 패턴을 바꿀 세 가지 검증된 방식을 소개할 것이다. 지금은 자신을 비난하는 자신에게 또다시 채찍질해봐야 자기 비난을 멈출 수 없다는 사실만 짚고 가겠다. "하, 나는 정말 형편없어"라고 생각하는 자신에게, "맞다, 에밀리가 그런 생각 그만하라고 했는데, 난 진짜 노답이다!"라고 한다면 하나도 도움이 안 된다. 따라서 "하, 나는 형편없어" 따위의 말, 그리고 일이 생각처럼 진행되지 않을 때 자기에게 하는 나쁜 말은 모두 잡초라고 생각하라. 이 잡초는 당신이 심은 게 아니라 울타리 밑으로 기어들어온 것이다. 그리고 잡초를 발견하면 긍정의 씨를 뿌릴 계기로 삼는다. 예를 들어 "하, 진짜 난 제대로 하는 게 하나도 없어"라는 생각이 들면, 대신 그 자리에 "나는 괜찮아"라는 생각을 심는다. "나는 안전해" "나는 온전해" "나는 집에 왔어"라고 할 때처럼. 당신은 괜찮다.

그러면 변화가 일어날 것이다. 변화는 늘 일어나게 마련이다!

어느 오후, 친구 루스와 함께 앉아 섹스 이야기를 했다(나와 길게 얘기하다보면 피할 수 없는 주제). 루스가 이렇게 말했다. "있잖아, 에밀리. 살다보니 참…… 최근에 성생활이 아주 좋아졌어."

"잘됐네!" 내가 물었다. "무슨 일이 있었는데?"

"나 자신과 몸에 대해 자신감이 생겼거든. 지금은 내가 함께 있으면 즐거운 사람이라는 생각이 들고 그걸 즐길 수 있게 됐어."

"그거 정말 잘됐네! 어떻게 그런 생각을 하게 됐어?"

친구가 대답했다. "그냥 어느 날 문득 그런 생각이 들더라고. 나쁜 생각은 모두 헛소리다! 누가 무슨 자격으로 나더러 멋지지 않다고 하는 거야?"

맞다, 그거다.

모든 치수가 건강합니다

체중은 여성이 자기를 비난하게 되는 수많은 대상 중 하나지만, 가장 보편적인 문제이고 빠르게는 세 살부터 시작해 여성의 절반이 스스로를 "뚱뚱"하다고 여기며 걱정한다.[13] 하지만 이것만큼 위험하고 쓸데없는 걱정이 또 없다.

사람들은 건강과 외모라는 두 가지 이유로 체중 감소를 원한다. 저울로 사람의 미모를 측정할 수 있는지는 나도 잘 모르겠지만,[14] 저울로 건강을 측정한다는 속설만큼은 박살 낼 수 있다.

내가 그릇된 신화라고 가장 확실하게 말할 수 있는 게 있으니, 바로 "몸무게로 건강 상태를 알 수 있다"는 주장이다.

이 말은 옳지 않다. 사실을 말하자면, 체중만 봐서는 한 사람의 건강에 대해 알 수 있는 것이 거의 없다. 많은 사람이 이

점을 받아들이지 못하지만 연구 결과는 명백하다. 주류 미디어, 심지어 학계에서도 이 연구에 대해서 논란이 있다. 지금까지 익히 들어왔던 사실과 어긋날 뿐 아니라 사람들에게 자기 몸을 싫어하지 않을 빌미를 주는 것이 다소 위험하게 여겨지기 때문이다(사람들이 자신을 싫어하지 않을 때 더 건강해진다는 것이 증명되었는데도). 그러나 단 2초만 논리적으로 생각해봐도 체중은 **중력**의 측정값 이상은 아니라는 게 너무나 자명하다. 잘 들어보시길.

- 다이어트나 운동을 하지 않고 5킬로그램을 감량하고 싶나요? 무릎 아래를 절단하세요. 저울에 올라가면 체중이 줄어 있을 거라고 보장합니다.
- 지방 2.5킬로그램을 줄이고 싶나요? 머리를 잘라내세요. 머리 무게의 거의 100퍼센트가 지방이니까!
- 언제나 마른 사람을 알고 있나요? 포로수용소 수감자들이에요.
- 가장 빠르고 간편한 체중 감소법! 비행기를 타고 높은 곳으로 올라가세요. 우주여행은 더 바람직합니다. '무중력'이라는 말이 괜히 있는 건 아니니까요.

경박하게 들렸을 수도 있겠지만, "전문가"들이 사지를 제거하고 고문하고 비행 중인 항공기 안에서 재면 바꿀 수 있는 수치로 건강을 측정한다는 것이 어리석고 파괴적이라고 생각하기에 극단적인 예를 들어봤다. 하지만 의학적으로 정의된 "이상적인 체중"에 도달하더라도 몸이 좋아지기는커녕 건강을 해칠 수도 있다.

저 말이 별로 와닿지 않는다면 의사의 소견을 인용하겠다. 예전에 "모든 체중에 건강을Health at Every Size, HAES"이라는 주제로 열린 학회 기간에 심장학자와 소개팅을 한 적이 있다. 대화 중에 그에게 한 발표자가 언급한 통계치에 관해 물었다.

"박사님, 의학적으로 정의된 '이상적인 체중'보다 31킬로그램 더 나가는 것이 2.5킬로그램 덜 나가는 것보다 건강할 수 있다는 게 사실인가요?"

그랬더니 그가 말했다. "정확하게 저 수치라고 말할 수는 없지만, 옳은 말인 것은 맞습니다. 여러 이유로 경미한 저체중이 비만보다 더 큰 위험을 불러올 수 있어요."

이 만남은 더 이어지지 못했고 2년 뒤 나는 어느 만화가 그리고 그의 고양이 두 마리와 결혼했다. 그러나 나는 그 소개팅남과 맛있는 저녁을 먹었고 그는 체중이 아닌 건강한 행동이 중요하다는 것을 증명해주었다.

내 친구 켈리 코피는 스미스 칼리지를 졸업할 무렵 몸무게가 136킬로그램이 넘었다. 당시 켈리는 완전히 절망한 상태였는데, 그게 다 살 때문이라고 여겨 결국 비만수술(베리아트릭 수술)을 받고 몸무게를 절반으로 줄였다.

켈리가 말했다. "처음 몇 주는 행복했어. 하지만 언젠가부터 우울증과 자기혐오가 되돌아왔지."

그렇다면 언제 상황이 바뀌었을까?

"중요한 건 체중이 아니라는 걸 깨달으면서였어. 나와 내 몸을 존중하고 사랑으로 대하는 법부터 배워야 했던 거야."

중요한 것은 몸무게나 몸집, 살이 아니다. 몸무게는 중력의 측정값에 불과하니까. 있는 그대로 자신의 모습으로 즐겁게 살아가는 것이 중요하다.

지금부터 "모든 체중에 건강을"을 소개하겠다. 이름에서도 알 수 있듯이 HAES는 체중이 아닌 건강에 바탕을 두고 현재의 자신으로 살아가는 접근법이다. 린도 베이컨은 HAES를 다룬 책『모든 체중에 건강을: 당신의 체중에 관한 놀라운 진실Health at Every Size: The Surprising Truth about Your Weight』을 썼다. 수십 년간의 영양, 운동, 건강에 관한 연구를 토대로 쓴 이 책은 네 가지 지침을 담은 'HAES 선언'을 강조한다. 1) 자신의 치수를 받아들인다. 2) 자신을 신뢰한다. 3) 즐거운 신체 활동과 영양가 높은 식단으로 구성된 건강한 생활 습관을 갖춘다. 4) 치수의 다양성을 포용한다.[15]

정말 간단하지 않은가? 자기 몸을 있는 그대로 환영하고, 몸이 필요한 것에 귀 기울이고, 건강하게 먹고 움직이는 것. 이렇게 살면 체중이 줄 수도, 줄지 않을 수도 있다(아마 줄지 않겠지만). 하지만 분명히 더 건강하고 행복해질 것이다.

정말 가능할까? 체중을 줄이지 않고도 행복하고 건강하기가?

그럴 수 있다.

그게 사실이길 바라는가?

그건 또 다른 문제다.

이건 자신이 지금도 충분히 아름답다는 가능성을 기꺼이 받아들일 의향이 있느냐, 또 외모에 대한 문화적 표준에 순응하는 대신 진정한 건강을 더 우선시할 준비가 되어 있느냐에 달려 있다.

나는 설령 사람들이 자기 비난의 부정적 효과를 깨닫고, 또 체중과 건강은 서로 크게 상관없다는 사실을 알게되더라도 수십 년간 흡수해온 수치심을 쉽게 버릴 수 없다는 것을 알고 있다. 경험상 많은 여성이 허튼소리인 줄 알면서도 자기비판적 사고와 얄팍한 문화적 이상을 차마 버리지 못해 머뭇거리며, 심지어 자신이 아름답다고 믿는 것은 더 주저한다.

이 장의 후반부에서 나는 자기 비난의 태도를 버리고 자기 몸으로 건강하게 사는 자기 자비의 방법을 세 가지 전략으로 설명할 것이다. 하지만 모든 것은 결국 자기 비난의 잡초를 키우지 않고 오늘, 자신감의 꽃을 피우겠다는 결심으로 귀결된다.

"더럽다는 것"

사무실이 생긴 이후로 나는 일회용 러브젤이 수북이 담긴 바구니를 테이블 위에 잘 보이게 올려둔다. 얼핏 보면 색색의 사탕이나 립글로스가 든 바구니 같다. 내 방에 처음 오는 학생은 누구나 화려한 색깔에 호기심을 드러내며 묻는다. "저게 뭐예요?"

"러브젤. 종류별로 있으니 원하는 만큼 가져가요."

절반은 "와, 정말 그래도 돼요?" 하면서 바구니를 뒤적거려 몇 개씩 챙긴다. 나머지 학생은 그 안에 콧물이라도 들어 있는 것처럼 손사래를 친다.

이것이 성적 혐오다. "역겨운" 것에 대한 학습된 회피 반응. 사람마다 성적으로 역겹게 느끼는 부분이 따로 있고, 모두의 "우웩"은 서로 다르다. 그리고 러브젤은 필수품이 아니므로(비록 나는 추천하지만. 그 이유는 6장에서 설명하겠다)—우리 조상들은 몇천 년 동안 러브젤 없이 살았으니까—러브젤이 "우웩" 목록에 올라가 있다고 해도 크게 이상하지 않다.

하지만 성적 혐오가 러브젤이 아닌 자기 몸 때문에 발생하면 어떻게 될까?

"제 남자친구가 그걸 하고 싶다는데요……."

나는 이렇게 시작해서 결국 어색한 침묵으로 끝나는 대화를 많이 나누었다. 하지만 이 학생은 계속 이야기했다. "……

그러니까 남자친구가 오럴섹스를 하고 싶어해요." 그런 다음
얼굴이 빨개졌다.

"그렇군요." 내가 말했다. 그리고 기다렸다.

"그러니까 제 말은······." 그리고 또 끝을 흐린다. 내 눈을
쳐다보지 못한다.

"학생은 남자친구가 오럴섹스를 해줬으면 좋겠어요?" 내가
유도한다.

"아, 저는······." 움찔하면서 말한다.

"그러니까 제 말은······." 말을 잇는다.

"그게······." 그리고 마침내 묻는다. "더럽지····· 않나요?
아랫도리를 입으로요? 털이 있잖아요. 분비물은······요?"

나는 이런 질문에, "당연히 더럽지 않아요. 아래쪽도 아름
답습니다. 그 사실을 아는 훌륭한 남친이 생긴 걸 축하해요!"
라는 대답이면 충분하길 바란다. 실제로 그런 경우도 있지만,
대개는 거기까지 가기 전에 풀어야 할 단단한 매듭이 있다.

다행히 그 주저함의 매듭을 잘라낼 칼을 제공한 연구가 있
다. '도덕 기반 이론Moral foundations theory'이다. 조너선 하이트
와 그의 연구팀은 인간의 뇌에 여섯 개의 '도덕 기반'이 있으
며, 각각은 과거에 인류가 진화적으로 직면했던 문제에 대한
해결책이라고 제안했다.[16] 이 여섯 가지 기반 중에서 내가 섹
스와 가장 관련 있다고 보는 것은 '정결/오염' 도덕 기반이다.

정결은 오염을 피하는 것과 관련되어 있고, 혐오에 의해

2부 맥락 속 섹스

힘을 받는다. 인간은 신체적 오염원(썩어가는 시체를 보고 본능적으로 역겨워한다)에 대한 기피로부터 **개념적** 오염원("썩어가는 시체"라는 말만 들어도 역겨운 생각이 든다)에 대한 기피를 일반화한다. 우리는 정결을 수직축에 두고 낙인이 찍히거나 금기되는 행위를 "낮다" 또는 "더럽다"로, 사회적으로 인정되는 행위를 "높다" 또는 "순수하다"로 설명한다.

우리는 낮은 것과 연관된 것은 무엇이든 좋지 못하다고 판단한다.

유대교와 기독교의 윤리에서 육체는 낮고 영혼은 높으며, 동물적 본능은 낮고 인간의 인성은 높다. 그리고 대체로 여성은 낮고 남성은 높다. 섹스는 가장 밑바닥으로, 동물적인 것으로, 경멸스러운 것으로 끌어내려지며, 그래서 혐오 반응을 유발한다.

모든 문화나 신념 체계가 이런 것은 아니고 그 반대도 있다.**17** 심지어 '성 부정'으로 악명 높은 종교에서도 특별히 '인정된' 조건에서는 섹스를 신성하게 여긴다. 대학원에서 알고 지낸 한 종교 근본주의자는 결혼 후 남편과 공유하겠다며 쾌락과 탐험에 대한 열망을 보여 나를 놀라게 했다. 이 새로운 맥락 안에서 그녀는 자기 몸에 대해 다르게 생각하는 법을 익혀야 했으나 일단 생각을 바꾼 후에는 경험 전체가 근본적으로 달라졌다.

올바른 맥락에서 섹스와 육체는 "저급"하거나 "더러운" 것이 아니라 정화되고 거룩한 것이다.

그러나 많은 이가 성적 육체를 혐오하며 타락했다고 비난하는 문화에서 자랐으며, 거기에는 몸이 만들어내는 액체와 소리, 냄새, 그리고 파트너와 함께 몸으로 하는 많은 행위가 모두 해당된다. "섹스를 피해! 섹스는 역겨운 거야. 그리고 위험해!"

"저급한" 것으로 취급되는 성행위와 신체 부위가 과연 가속장치를 활성화할 수 있을까?

당연히 아니다. 혐오는 브레이크를 끝까지 밟고도 남는다.

생리학적으로 혐오는 스트레스 반응과 다르지만, 교감신경의 '도피나 투쟁'보다는 부교감신경의 '경직'에 좀더 가깝다. 혐오는 감정의 절대반지 안에서 브레이크를 밟는다. 심장박동을 늦추고 장의 활동을 멈추며 목구멍을 닫는다. 스컹크 냄새 때문이든, 위선의 냄새 때문이든, 피를 봤기 때문이든, 잔인한 장면을 봤기 때문이든, 그건 중요하지 않다. 생리작용은 기본적으로 동일하니까.[18]

브레이크와 몸에 대한 신뢰가 부족하다는 점을 좀더 고민한 끝에 메릿은 이런 결론에 이르렀다. "내 몸을 신뢰하고 싶다."

이런 생각은 캐럴과 함께 10대 딸에게 섹스를 어떻게 가르쳐야 할지 논의하던 중 좀더 명확해졌다. 두 사람은 딸이 믿고 경험하길 바라는 것들을 다음과 같은 목록으로 적었다.

2부 맥락 속 섹스

- 자기 몸과 영혼이 아름답다는 것을 깨닫는다.

- 자기 몸을 누가 언제 어떻게 만지는지에 대해 완전한 통제권을 지닌다.

- 감염과 임신 등의 결과로부터 자신을 보호할 방법을 안다.

캐럴(1980년대에 페미니스트 의식 고취 활동에 참여했던)이 "쾌락은 어때? 자신을 즐겁게 하고 신체적 쾌락을 즐기는 법도 알려주고 싶은데 말이야"라고 물었을 때 메릿은 난감했다. 원치 않는다는 것은 아니지만, 그냥…… 좀 꺼려졌다.

가정에서 아이와 성적 쾌락에 대해 편하게 이야기 나누는 부모는 별로 없다(드물지만 그렇다고 전혀 없는 것은 아니다). 성 긍정 부모의 좋은 사례가 있다. 한 남성이 어려서 (골반을 매트리스에 대고 눌러서) 처음으로 사정했을 때의 이야기다. 그는 마치 실수로 비싼 물건을 깨뜨렸을 때처럼 겁에 질려서는 "엄마! 엄마! 내가 고추를 문질렀더니 하얀 게 나와요!"라고 말했다. 이때 어머니의 대처가 훌륭했다. 그녀는 차분하게 앉아 아들에게 상황을 설명했고, 그것은 정상이며 앞으로는 어떻게 처리해야 하는지 알려주었다.

내가 메릿과 캐럴에게 이 이야기를 했을 때 캐럴이 웃으며 말했다. "정말 멋진 엄마다!" 반면 메릿은 얼굴에서 핏기가 가셨다.

"내가 그 아들이었다면, 엄마한테 말하기 전에 침대 시트부터 태웠을 거야."

메릿이 성 긍정 환경에서 자라지 않았다는 점을 기억하라. 그러나 현대 사회에서는 모든 세대가 사회적 통제와 섹스에 관한 구식의 가치관을 빠르게 전복해왔다. 메릿은 가족 중에 처음으로 대학에 진학했고, 집안에서 농사가 아닌 일로 생계를 유지하는 두 번째 세대였다. 그리고 그녀가 대표한 사회적, 경제적 혁명과 더불어 맨 처음 커밍아웃한 레즈비언이었으며, 이제는 가족 중에서 처음으로 자식에게 성적 쾌락을 어떻게 가르칠지 배우자와 의논한다.

"우리 부모님은 헌신과 충성, 친절하고 다정한 사람이 되는 귀한 가르침을 많이 주셨어요." 메릿이 말했다. "하지만 외도하면 지옥에 갈 거라고도 하셨고, 크리스마스에 20년째 캐럴과 함께 가는데도 여전히 캐럴과 눈을 마주치지 않아요."

"부모님이 일부러 가르치신 것은 아니겠지만, 당신은 수치를 배웠군요."

"그리고 당신이 커밍아웃했을 때는 노발대발하셨지." 캐럴이 말했다.

"당신이 자기 몸을 완전히 신뢰하지 못하는 것도 놀랍지 않아요." 내가 말했다.

메릿은 눈을 감고 고개를 저었다. "줄리아가 자기 몸에 이상이 있다고 생각하는 건 절대 바라지 않아요. 전 아이에게 좋은 본보기가 아니에요."

물론 그녀는 자기 몸과의 관계를 완전히 바꾸고 자신을 신뢰하려는 노력을 계속했다. 그리고 결국에는 쾌락에 몸을 맡기고 생명수 안에서 헤엄치게 된다. 그 과정은 8장에서 설명할 것이다.

누군가 당신의 "냠냠" 앞에서 "우웩" 할 때

혐오는 사회적 감정이다. 우리는 주변 사람들의 반응을 읽어 혐오를 배운다. 예를 들어 아기는 양육자가 역겹다는 표정으로 보는 장난감은 만지지 않는다.[19]

혐오가 맥락에 민감한 것은 당연하다. 성적으로 흥분한 상태에서는 성적인 것들이 덜 역겹게 느껴지니까.[20] 여성은 남성보다 학습된 혐오, 그중에서도 성적 영역에서 혐오에 더 민감한 편인데[21] 그 이유는 확실치 않다.[22]

태어날 때 헤어진 일란성 쌍둥이 소녀 제시카와 테리사를 통해 우리가 어떻게 일상에서 혐오를 학습하는지 살펴보자.

제시카와 테리사 둘 다 여섯 살쯤부터 낮잠 시간에 방에서 자위하는 습관이 들었다(만약 어린 소녀가 수음한다는 말에 이미 혐오 회피 반응을 보인다면 당신은 내가 지금 설명하려는 것을 어려서 경험했을 가능성이 크다!).

어느 날 제시카가 낮잠 시간에 방에서 자위하는 중에 부모가 들어와 딸의 손이 팬티 안에 있는 것을 봤다. 부모는 화들짝 놀라 자기도 모르게 혐오 반응을 보였다. "당장 그만두지 못해!"

같은 날, 다른 집에서 테리사도 똑같이 자위행위를 했고 부모가 들어와 딸의 손이 팬티 안에 있는 것을 봤다. 그러나 부모는 차분하게, "우리 5분 있다가 이모네 집에 갈 거야. 나와서 신발 신으렴" 하고 말했다.

제시카의 뇌는 부모가 자신을 야단친 순간, 당시 느끼고 있던 성적 각성(액셀)을 수치, 고통(브레이크)과 연결하게 되었다.

반면에 테리사의 뇌는 그런 연상을 학습하지 않았다.

한 번의 사건은 큰 영향을 주지 않을지도 모른다. 추가로 강화하는 사건이 없다면 제시카의 뇌에서 연결은 자연스럽게 해제될 것이다.

그러나 이후 20년 동안 이런 패턴이 일상적으로 강화되었다고 해보자. 결국 제시카의 뇌는 성적 흥분을 스트레스, 수치, 역겨움, 죄책감과 연관시켰다. 그리고 테리사는 성적 흥분을 쾌락, 자신감, 즐거움, 만족과 연관시켰다.

둘 중 누가 앞으로 더 나은 성생활을 즐길 것 같은가?

제시카는 자신의 성적 감각에 갈등을 느낀다. 즐겁지만…… 즐겁지 않다. 성적으로 흥분할 때 왜 죄책감, 수치, 우울, 심지어 통증을 느끼는지 알지 못한다.

만약 제동장치가 유난히 민감한 소녀라면 한 번의 사건으로도 매듭이 단단히 묶일 수 있다. 그러나 대부분은 성적 반응에 부정적 메시지가 박히기까지 여러 차례 일관되게 반복되는 강화 과정을 거친다. 이런 현상은 성 부정 문화에서 주로 일어난다.

즉, 늘 일어난다는 말이다.

혐오는 대체로 크게 드러나지 않게 은연중에 강화되지만,

메시지가 명확하게 전달된 특정 순간에 의해 각인되기도 한다. 미국 남부 출신이자 현재 거침없는 성 교육자로 활동 중인 우리 할머니가 내게 10대 때 겪은 일을 얘기해주었다. 하루는 남자친구와 현관 베란다에서 사랑을 나눈 후 집에 들어갔더니 어머니가 혐오스럽다는 표정으로 이렇게 말했다. "대체 밖에서 뭘 한 거니? 그건 **섹스잖아!**"

60대가 된 우리 할머니는 내게 이렇게 말했다. "남편과의 섹스가 왜 그렇게 불안했는지 긴긴 시간이 지나서야 알게 됐단다. 그 메스껍던 불안감의 이유를 깨달았을 때 한 10초쯤 화가 났지. 하지만 엄마를 생각하면서 슬펐어."

할머니가 말을 이었다. "그래서 요새 나는 교회에서 내가 맡은 건강 교육 시간에 사람들한테 큰 소리로 말한단다. '전 섹스를 좋아해요!' 그래도 된다는 걸 사람들이 알았으면 좋겠거든."

난 이 여인이 좋다.

성 교육자가 지켜야 할 법칙에 "누구의 '냠냠'에도 '우웩' 하지 마라"가 있다. 그런데 사람들의 냠냠이 무엇인지는 다 알 수 없기 때문에 결국 어떤 성적 대상에도 역겨워하지 않도록 연습해야 한다. 혐오는 사회적 감정이다. 그리고 학생들은 섹스를 혐오로 생각하는 사람들에게 이미 너무 많이 노출되어 있다.

성 교육자와 성 치료사는 내담자 앞에서 개인적 판단에 근거한 수치와 혐오 반응을 되도록 내비치지 않으려고 성 교육자 훈련 중에 의도적으로 강한 자극에 노출된다. 그래야 학생이나 고객이 들고 오는 어떤 것에도 중립적이고 열린 태도로 반응할 수 있기 때문이다. 이런 훈련은 '성 태도 재평가Sexual Attitude Reassessment'의 형태로 진행되는데, 며칠 동안 '가치 명료화' 연습을 하고 초청 패널과 강사의 강의를 들으며 추가로 다양성, 강도, 창의성 측면에서 놀랄 만한 수준의 포르노를 시청한 다음 각자의 반응을 나누고 생각하는 시간을 가진다.

성 교육자가 될 게 아니라면 이런 과정까지 거칠 필요는 없다. 다만 과거에 학습된 혐오 반응이 어느 부분에서 자신의 성적 쾌락을 방해하는지 인지하고, 그 후 버릴 건지 취할 건지 결정하면 된다. 당신과 당신 파트너의 생식기와 분비물과 땀과 체취는 모두 정상일 뿐 아니라 건강한 성 경험의 아름다운 요소다. 이것들을 역겹게 생각할지 말지는 당신이 결정해야 한다.

연구 결과에 따르면 섹스에 대한 학습된 반응으로 드러나는 혐오는 성기능을 손상시키며, 특히 성통증장애sexual pain disorder와 연관된다.[23]

이제부터 나는 혐오스러운 것과 그렇지 않은 것을 스스로 결정하는 세 가지 전략을 소개할 것이다. 이 전략은 자기 비난 여부를 선택할 때와 같은 방식이지만, 그 전에 먼저 자신이 성적 대상에 대해 본능적으로 회피하는 지점을 파악한다.

그런 다음, 성적 유기체로서 자신의 생김새, 냄새, 소리, 끈적거림이 인간으로서 살아가는 영광과 아름다움의 일부라는 생각을 주입한다.

하지만 실제로도 영광스럽고 아름다운 것일까? 정말 당신의 몸은 기념해야 마땅한 것일까?

(맞다, 전적으로 사실이다.)

성 부정 문화는 우리가 자기 몸과 섹슈얼리티를 스스로 비판하고 재단하도록 훈련했다. 그것이 성적 행복을 훼방 놓는다. 그렇다면 현실적으로 생각해보자. 어떻게 하면 자신을 위한 성 긍정의 울타리를 만들까? 어떻게 자신의 성적 잠재력을 탐구하고 귀하게 여기며 최대치로 키울 수 있을까? 몸이 역겹다고 가르치는 세상에서 어떻게 자기 몸이 맛있다고 느낄수 있을까? 실제로 긍정적인 변화를 끌어내는 세 가지 전략이 있다.

과학과 함께 냠냠을 최대화하는 첫 번째 방법: 자기 연민

때로 사람들은 이런 생각 때문에 자기 비난에서 벗어나지 못한다. "채찍질을 멈추면 안주하고 나태해질 거야. 그럼, 평생이 모양 이 꼴로 살겠지!"

그러고 나서 자기 비난에 더 강하게 붙들린다. 결국 자기 비난은 자신이 착하고 훌륭하고 가치 있는 사람인지, 아니면 나쁘고 혐오스럽고 가치 없는 사람인지를 판단하는 도덕적 문제다. 우리는 이렇게 생각한다. "지금 이 상태의 나를 그대로 수용하는 것은 내가 결함이 있고 나쁘고 망가진 사람임을 인정하는 거야. 언젠가 사랑받아 마땅한 사람이 될 수 있다는 희망까지 버리는 거지."

자책은 자신을 내면의 사자, 즉 도망쳐야 하고(불가능한 일), 정복해야 하고(말 그대로 자기 파괴적), 기능 정지를 통해 피해야 하는(역효과가 날 게 뻔한) 위협으로 취급하는 절대반지의 기능임을 기억하라.

그래서 자기 자비가 필요한 것이다.

자기 자비는 자기 비난의 반대다. 심리학자이자 교육자인 크리스틴 네프는 『당신 자신을 사랑하라Love Yourself』에서 자기 자비를 세 가지 요소로 설명했다.

- **자기 친절**은 자신에게 부드럽게 대하고 배려하는 능력이다. 자기 자비 평가에 사용되는 '자기 자비 척도SCS'에서 자기 친절은 "힘든 시기를 겪고 있을 때 자신에게 필요한 배려와 보살핌을 건네는 행위"로 설명된다. 자기 친절의 반대인 **자기 재단**self-judgment은 "자신의 성격 중에서 좋아하지 않는 측면에 대해 너그럽지 못하고 참을성

이 없다"로 평가한다.

- **보편적 인간성**은 삶의 보편성을 적용해 자기의 괴로움을 타인과 자신을 연결하는 수단으로 생각하는 것이다. 자기 자비 척도에서는 다음의 특성으로 평가한다. "자신이 어떤 식으로든 부적합하다고 느낄 때, 다른 사람들도 비슷한 기분을 느낄 거라고 생각한다." **보편적 인간성** common humanity의 반대인 **고립**isolation은 다음과 같이 평가한다. "중요한 일에서 실패하면 나만 실패한 것 같은 기분이 든다."

- **마음챙김**은 당장 어떤 일이 일어나든 시비를 따지지 않는 것이다. 이미 4장에서 마음챙김에 관해 이야기했고 9장에서도 반복하겠지만, 마음챙김은 중요하다. 자기 자비 척도에서는 "고통스러운 일이 벌어졌을 때 상황을 균형감 있게 보려고 노력한다"라는 항목으로 평가한다. 마음챙김의 반대인 **과잉 동일시**over-identification는 자신의 실패와 괴로움에 지나치게 이입해 고통을 붙들고 놓아주지 않는 것을 말한다. 다음과 같은 항목으로 평가한다. "기분이 우울할 때는 잘못된 모든 일에 지나치게 집착하는 경향이 있다."

자기 재단, 고립, 과잉 동일시는 자신을 사자로 만들어 스스로 위협이 된다. "나는 위험에 처했어." 하지만 그건 모든 사람이 경험하는 지극히 정상적인 현상이다. 자기 자비란 저런 것들을 아예 느끼지 않는 게 아니라, 그런 상황에서 자신에게 친절하게 대하는 것을 말한다.

나는 자기 비난이라는 사자를 학대받은 경험 때문에 더욱 애정과 다정함이 필요한 작고 사랑스러운 고양이로 즐겨 상상한다. 그건 지금까지 나한테 그런 허튼소리를 가르친 문화를 용서하는 방법이기도 하다. 내가 아는 어느 여성은 자기 비난의 사자를 작은 고양이가 아닌 철천지원수로 생각하고 무찌르는 모습을 상상한다. 그녀는 적을 제압하는 기분으로 자신의 문화와 그 문화를 믿어온 자기 자신을 용서한다. 어떤 방식이든 상관없다!

우리는 신체 활동, 애정, 실컷 울기, 자기 돌봄, 그 밖에 4장에서 설명한 전략들로 스트레스 반응을 완료한다. 그리고 사자한테서 잘 도망쳐 나왔다고 몸에 알린다. "나는 안전해. 나는 온전해. 나는 집에 왔어."

자기 자비가 자부심과는 다르다는 것을 강조하고 싶다. 자부심은 자기 평가에 가까운 심리 상태로 한 인간으로서 자신이 인지하는 자기 가치이며 보통 다른 사람과 비교해 자신이 성공했다는 기분과 연관된다. 반대로 자기 자비에는 조건이 없으며 평가를 내리지 않는다. 우리는 잘하고 있을 때도 분투하고 있을 때도 자기 자비를 발휘할 수 있다. 삶이 가혹할 때도 있고, 우리 자신이 실수를 저지를 때도 있기 때

문이다.[24]

자기 자비는 자기 탐닉self-indulgence(방종)과도 다르다. 자기 탐닉은 감정적 고통이 스트레스 반응 주기를 마비시킬 때 나오는 행동이다. 올리비아가 성적 강박에 빠졌던 순간이 바로 극단적인 예다. 하지만 다른 사람들도 넷플릭스를 몰아서 보거나 앉은 자리에서 아이스크림 한 통을 다 먹는 등의 행동으로 자기 탐닉을 경험한다. 그건 앞서 말한 '내적 감정' 때문이지만 꼭 그 때문만은 아니다. 자기 탐닉은 사자한테서 도망치거나 무찌르는 대신 약물로 억지 진정시키는 일종의 경직 행위다.

감정적 고통은 사람을 지치게 한다. 그래서 때로는 잠시 마비시키고 쉬어갈 필요도 있다. 다만 진정제를 투약한 사자가 마취에서 깨어날 때 일어날 일은 미리 염두에 두는 것이 좋다. 주기는 끝내 완료되어야 한다. 주기는 완료되기를 원한다. 자기 자비는 그때까지 자신을 인내하는 과정이다. 쉬어갈 필요가 있을 때 자신을 인내하는 것이다.

자기 자비를 키울 수 있는 연습을 소개한다.[25]

1. 자책하는 상황에 관해서 적는다. 성기능과 연애(또는 연애를 못 하는), 직장 일이나 공부, 자기 신체 등 무엇이든 상관없다. 자신을 비난하는 이유도 꼭 함께 적는다.
2. 종이 맨 위에 가까운 친구의 이름을 적고 그 친구가 이

문제를 자신에게 상담한다고 상상한다. 당신의 도움과 조언을 구하는 친구에게 해주고 싶은 말을 생각한다. 차분한 상태에서 공감력을 최대로 발휘해 친구가 들어야 할 말을 모두 적는다.

3. 자신이 써내려간 것을 다시 읽는다. 그 조언은 당신 자신에게 한 말이었다.

이 연습의 간단한 버전은 다음과 같다. 가장 친한 친구나 딸에게 하지 않을 말은 자신에게도 하지 않는다.

올리비아가 내게 스트레스를 받았을 때 액셀을 밟지 않는 방법을 어떻게 깨달았는지 이야기해주었다.

학기 말의 어느 날 밤, 올리비아가 침대에서 잠자리를 시도했다.

당연히 패트릭은 피곤한 상태였고, 그래서 힘들다고 말했다.

그의 부드러운 거절을 들은 올리비아의 마음속에서 별안간 자기 의심이 급류처럼 밀려들었다. 자신의 강한 성욕이 결코 쿨한 것도 섹시한 것도 재밌는 것도 기운을 북돋아주는 것도 아니었다면 어떡하나? 그저 상대의 관심을 끌기 위해 자신이 할 수 있는 유일한 방법으로 처절하게 몸부림친 것이었으면 어떡하나? 실은 자신의 섹슈얼리티로 사람들을 통제하려는 것이면 어떡하나? 어떡하나, 어떡하나? 올리비아는 심장이 미친 듯이 뛰면서 숨을 쉴 수 없었다.

어둠 속에서 올리비아는 패트릭에게 손을 뻗으며 말했다. "패트릭?"

"어."

"나, 지금 멘붕이야."

"마지막 주잖아. 그럴 수 있어. 심호흡해봐."

"아니, 섹스에 대해서 멘붕이라고."

"자기야, 나 정말 피곤……"

"아니, 나도 알아, 난 지금 그 말을 하는 게 아니야." 그녀는 난데 없이 밀려든 자기 의심에 대해 숨도 쉬어지지 않는 두려움에 떨며 설명했다. 그리고 테스토스테론과 자신의 생식기, 섹슈얼리티에 대한 자신의 가설이 모두 틀렸다는 생각이 들었다고 덧붙였다. "만약 여태 껏 내가 내 섹슈얼리티에 대해 스스로 말해온 것들이 사실은 그저 섹 슈얼리티를 사용해서 당신을 조종했다는 사실을 감추기 위해 지어낸 것이라면 어떡하지? 내가 통제 불능 상태가 되어서 나와 다른 사람 에게 위험이 되면 어쩌지?"

패트릭이 불을 켜고 올리비아를 보며 말했다. "와, 아직도 당신 머릿속에 이런 식의 문화적 세뇌가 이렇게나 깊숙이 박혀 있는 줄은 몰랐네. 당신 뇌의 불안정한 구역이 섹스를 좋아하는 여성은 모두 사 악하다는 말을 진지하게 믿고 있고, 스트레스를 받을 때마다 그 믿음 이 스트레스랑 함께 활개를 치나봐. 당신 뇌의 차분한 구역은 자신이 얼마나 멋진 사람인지 잘 알고 있는데도 말이야. 숨 쉬어, 자기야. 지 금 숨 참고 있잖아."

그랬다.

행복하고 느긋할 때는 자신감과 자기 자비를 장착하지만, 상황이
버거울 때는 자기 비난과 심지어 자기 학대라는 다른 세트로 갈아치
우는 것이다.

게다가 스트레스를 받을 때 드는 부정적인 생각이 스트레스를
가중해 상황을 악화하고 철저한 자기 비난 모드로 바뀌어 마침내 최
악의 대처 전략을 가동해왔다. 그건 불난 집에 기름을 붓는 것과 같
은 결과를 낳았다.

해결책은?

불길에 기름을 그만 부으면 된다. 자신이 무엇을 하고 있는지 깨
닫고 행동을 바꾸면 된다. 불은 그냥 알아서 꺼지게 두면 된다.

올리비아는 이미 운동이 주기를 완료하는 데 도움이 된다는 걸
알고 있었다. 브레이크나 액셀을 밟지 않아도 운동을 통해 생물학적
스트레스 주기가 서서히 끝마쳐지는 것이다. 다음 장에서 올리비아
는 섹스에 대해서도 똑같은 법을 배울 것이다.

과학과 함께 냠냠을 최대화하는 두 번째 방법: 인지부조화

1장에서 나는 자신의 성기를 직접 보면서 좋아하는 점을 찾아
보라고 권했다. 이번에는 옷을 모두 벗고, 또는 벗을 수 있는
만큼 벗고 거울로 자신의 전신을 본다. 그리고 마음에 드는
점을 모두 적는다.[26]

2부 맥락 속 섹스

물론 처음에는 당신의 뇌가 긴 세월 동안 시도한 자기 비난과 혐오로 목록을 채우고 싶을 것이다. 하지만 당신이 세상에 태어나던 날, 당신의 몸이 아무 조건 없이 축하받았던 날을 떠올리면서 지금 당신의 몸은 그때와 똑같이 찬사받아 마땅하다고 생각하라. 자기비판적 사고를 버리고, 괜한 잣대를 들이대지도 말고, 오직 좋아하는 점만 보려고 노력하라.

이 과정을 계속 반복한다. 할 수 있다면 매일 해도 좋다. 처음에는 쉽지 않을 것이고, 머릿속에서 여러 감정이 복잡하게 충돌하며 여러 생각이 소음이 되어 들릴 것이다. 아마 지금도 거울을 볼 생각에 "하지만 에밀리!"라고 수없이 외칠 것이다. 그렇지만 괜찮다. 추운 곳에 있다가 실내에 들어오면 잠시 손이 아팠다가 점점 따뜻해지면서 기분이 좋아지듯이 처음에는 아마 아플 것이다. 심리학자이자 작가인 크리스토퍼 거머는 이를 '백 드래프트backdraft'(산소가 부족한 화재 현장에 공기가 주입될 때 발생하는 폭발)라고 부른다.[27] 이때 아픔이 지나가도록 길을 내주어야 한다. 아픔이 주기를 마쳐야 한다.

자기 비난과 판단을 버리고 자기를 인정하는 생각에 집중하도록 연습한다. 그러면 기념해야 마땅한 자기 몸을 기념하고 받아야 마땅한 존중과 사랑으로 자신을 대하며 자신감과 기쁨으로 섹스에 다가가는 것이 점점 더 쉬워질 것이다. 그게 핵심이다!

과학과 함께 냠냠을 최대화하는 세 번째 방법: 미디어 선별

몸에 대한 자기 비난을 부추기는 미디어에 노출되면 신체 불만족, 부정적 기분, 자존감 저하, 심지어 섭식장애까지 일어난다.[28] 이는 서구의 미디어, 특히 텔레비전이 피지의 젊은 여성들에게 미친 영향을 다년간 연구한 결과로 가장 명확하게 드러난다.[29] "다부진 체격을 선호"하던 이곳의 문화가,[30] 1990년대 후반 미국 텔레비전(「멜로즈 플레이스」와 「베벌리힐스의 아이들」을 생각해보라)에 노출된 후 달라지기 시작해 3년 만에 10대 소녀의 섭식장애 비율이 과거와 비교해 13퍼센트에서 29퍼센트로 늘어났고 그중 74퍼센트는 자신의 "몸집이 너무 크거나 뚱뚱하다"고 생각했다. 이는 일시적인 현상이 아니며, 10년 뒤에도 섭식장애 비율은 25~30퍼센트에서 떨어지지 않았다.[31]

먹기만 하면 배탈이 나는 음식이 있다면 그 음식을 계속 먹겠는가? 마찬가지로 자신을 비난하게 만드는 미디어가 있다면 더는 가까이하지 말아야 한다.

영화나 텔레비전 쇼, 포르노나 잡지, 소셜미디어 등을 볼 때 스스로 이렇게 물어라. "이걸 보고 나서 지금 이대로의 내 몸에 대해 기분이 좋아질까, 나빠질까?" 만약 "더 좋아진다"는 답이 나오면 계속 봐도 좋다! 자기 몸을 즐기게 하는 미디어를 더 많이 접하라.

하지만 답이 "더 나빠진다"라면 거기서 멈춘다. 편집자나 제작진에게 연락해서 따질 것까지는 없지만(원한다면 마음 가는 대로 해도 좋다!), 평소 잡지나 텔레비전 프로그램, 뮤직비디오 등을 보면서 자기 기분을 잘 관찰한 다음 기분이 나빠지는 것은 되도록 보지 않는다. 미디어 리터러시 교육을 통해 디지털 이미지 조작이 어떻게 시청자를 조종하는지 배우지 않아도 언제 자신의 기분이 좋아지고 나빠지는지쯤은 알 수 있을 것이다.

미디어 때문에 기분이 나빠지면 성적 행복에도 지장을 준다는 증거가 있다. 물론 반대로 자기 몸에 대한 불만족스러운 기분이 신체를 "개선하도록 자극한다"라는 말을 어디선가 들었을지도 모른다. 그건 다시는 빠지면 안 되는 고약한 심리적 함정이다. 잡초에 물을 주는 일은 이제 그만하자.

자신에 대해 불만족스러워지는 미디어에 덜 노출되면 성생활이 좋아질 뿐 아니라 자신의 눈과 귀, 그리고 돈으로도 의사를 표현하게 된다. 여성으로서의 자신을 좋아하게 만드는 미디어에만 관심을 주는 시청자가 되는 것이다. 공연자와 예술가와 매스컴이 여성들로 하여금 **바로 지금** 자신의 모습을 보고 최고의 기분을 느끼게 만드는 일로 경쟁하는 세상에 살게 된다면 참으로 좋지 않겠는가? 전 세계 여성을 대표해 그 꿈이 현실이 되도록 애쓰는 당신에게 감사를 표한다!

좋을 대로 하십시오

나는 모든 사람이 살아가며 노출되었던 세 가지 문화적 메시지로 이 장을 시작했다. 도덕적 메시지, 의학적 메시지, 미디어 메시지는 개인의 정신과 영혼에 뒤엉켜 있다. 이 중 하나의 메시지만 받는 사람은 없고, 모든 메시지를 다 믿는 사람도 없다. 이 메시지들은 우리 문화에 겹겹이 깔려 있으면서 서로 일부를 흡수한다. 이 메시지들에 내재된 모순이야말로 섹스의 방식에 대해 여성이 느끼는 혼란의 시초다.[32] 종교는 이 말을 하고, 미디어는 저 말을 하고, 의사는 또 전혀 다른 말을 하니까.

그렇다면 누구를 믿어야 옳을까? 성적으로 행복해지려면 누구의 메시지를 믿어야 할까?

답은 하나다. 자기 자신.

자기 내면의 목소리를 들어라. 몸은 모든 외부 메시지와 깊은 내면이 보내는 소리를 듣고 허튼소리가 있다면 알아서 경보를 울릴 것이다. 사람은 모두 서로 다르므로 진실과 헛소리도 사람에 따라 다르다. 그러므로 정답은 하나다. 자신이 보기에 옳은 것을 고르고 옳지 않아 보이는 것은 무시하기.

과학과 윤리주의 측면에서는 이런 식의 정보 선별이 바람직하지 못하다. 과학과 윤리는 거의 모든 면에서 상충하지만, 한 아이디어가 다른 아이디어에 의존하며 쇠사슬이 갑옷을 고정하듯 일관된 의미 구조를 발전시킨다는 특성만큼은 서로 공유한다. 과학이나 윤리적 틀에서 작업할 때는 한 개념이 의도된 맥락 안에 자기 자리를 지니고 있어야 한다.

그러나 우리 같은 보통 사람들은 그저 최선을 다해 자기 인생을 살아갈 뿐이다. 그러니까 자기의 섹슈얼리티를 조사하고 이해할 때는 좀 따지고 골라도 된다. 도덕적 관점은 진실되고, 미디어는 짜릿하며, 의사는 전문가이지만 자신의 성적 자아에 대한 일관된 서사를 만들 때는 이런 시스템을 받아들이지 않아도 된다. 성관계를 할지 말지 고민하면서 혼인 전에 잠자리하면 지옥에 간다는 말을 믿을 필요는 없다. 피임약을 먹고 아무 때나 섹스할 수 있기를 바란다고 해서 자신이 병들었거나 망가졌다고 여길 필요는 없다. 새로운 도구와 기술과 파트너를 시도하고 싶다고 해서 훌륭한 섹스의 핵심은 반드시 맛이 첨가된 러브젤, 대형 바이브레이터, 그리고 펠라티오라고 생각할 필요는 없다.

저자로서 나는 독자가 이 책의 모든 페이지와 모든 단락을 의미 있게 여겨주면 좋겠지만, 이 책에서도 독자는 자기에게 맞는 것을 고르고 선별해야 한다. 우리는 모두 다르다. 그래서 한 사람에게 적절한 것이 내가 가르친 수백 명의 여성에게 모두 적절한 것은 아니다. 자기에게 적절한 것은 취하고, 그렇지 않은 것은 버려라. 단, 당신이 버린 게 다른 누군가에게는 적절할 것이다.

섹스와 몸에 관한 문화의 메시지를 뷔페처럼 취급하라. 먹고 싶은 것만 가져오고 나머지는 무시하면 된다. 결국 사람들이 접시에 담아오는 음식은 저마다 다르겠지만, 원래 그렇다.

문제는 자신의 섹슈얼리티에 적합해 골라온 것을 타인의 섹슈얼리티에 억지로 적용하려 할 때 발생한다.

"비트를 뭐 하러 가져왔어. 얼마나 맛없는데."

비트가 당신에게는 역겨운 맛일지 모르지만 상대는 비트를 좋아할 수 있다. 그리고 언젠가는 당신도 비트를 좋아하게 될지도 모른다. 하지만 그렇지 않더라도 괜찮다. 자기 좋을 대로 하면 된다.

"빵가루를 묻힌 튀김을 많이 먹으면 안 돼, 심장마비에 걸릴지도 모른단 말이야!"

그럴 수도 있고, 그렇지 않을 수도 있다. 하지만 어떻게 되든 그건 그녀의 심장이고 그녀의 선택이다. 당신은 당신 좋을 대로 하면 된다. 자기에게 옳다고 생각하는 것은 받아들이고 옳지 않다고 생각되는 것은 떨어내면 된다. 다른 사람들은 각자 자기가 알아서 하게 두자. 그들도 자기가 옳다고 생각하는 것은 받아들이고 옳지 않다고 생각하는 것은 버릴 것이다.

로리와 조니의 "당신은 아름다우니까" 이야기는 신체 이미지 또는 혐오의 이야기처럼 들리지만, 사실은 사랑의 이야기다. 로리가 자기 몸에 수치를 느낀 것은 몸에 일어난 변화 때문이 아니라 그런 변화에 대해 문화가 부여한 의미를 받아들였기 때문이다. 그리고 몸은 자기가 별 볼 일 없는 사람이라는 증거라고 믿었기에 이 부끄러운 부분을 누구도 보지 못하게 감정의 벽 뒤에 숨어 있었다. 그러나 동시에 그 벽은 그녀와 그녀가 굶주렸던 사랑 사이에도 세워지고 말았다.

우리는 여러 이유로 벽을 세운다. 자신의 취약한 부분을 보호하기 위해서. 다른 이들이 보지 않기를 바라는 것을 숨기기 위해서. 사람들과 거리를 두기 위해서. 자신을 내보이지 않기 위해서.

그러나 벽은 벽이고, 또 벽이다. 무차별적으로 세워진 장벽. 거절의 아픔으로부터 자신을 지키려고 세운 벽이 기쁨까지 차단한다. 숨기고 싶은 부분을 남들이 보지 못하게 하려다보면 남이 봐주었으면 하는 부분까지 가려진다.

로리가 그 벽을 무너뜨렸을 때, 비로소 사랑이 밀려왔다.

어떤 여성도 처음부터 자신의 섹슈얼리티를 수치스럽게 느끼지는 않았다. 수치는 후천적으로 배우는 것이다. 어떤 여성도 처음부터 자기가 좋아하는 섹스를 남이 알면 뭐라고 할지 걱정하지 않았다. 그 역시 학습한 것이다. 사랑받는 것은 안전하고, 진정한 자신으로 사는 것은 안전하며, 다른 사람과 성적인 관계를 맺는 것은 안전하고, 홀로인 것 역시 안전하다는 것을 배워야 한다.

어떤 여성들은 이런 사실을 가정에서 배운다. 그러나 지금껏 파괴적인 것들을 배웠더라도, 이제는 다르게 배울 수 있다. 정원에 무엇이 심겨 있었고 어떻게 가꿔왔든 정원사는 당신이다. 당신은 이 작은 땅—당신의 액셀과 브레이크와 몸—을 직접 선택하지 않았고, 가족과 문화를 선택할 권한도 없었다. 하지만 그 외의 나머지는 당신이 선택하는 것이다. 어떤 식물을 남기고 어떤 식물은 버릴지, 어떤 식물에는 사랑과 관심을 주며 어떤 식물은 솎아내고 잘라내고 파내어 거름더미에 묻을지 결정해야 한다. 당신이 결정해야 한다.

이 책의 2부에서 나는 맥락—외적 상황과 내적 상태—이 성적 행복에 미치는 영향을 설명했다. 스트레스와 사랑, 신체상과 성적 혐오를 다루었고, 이것들을 다스려 성적 잠재력을 최대화하는 검증된 전략을 소개했다.

3부에서는 성의 작동 방식에 대한 파괴적인 옛 신화를 타파하는 데 초점을 맞춘다. 이런 신화는 여성의 성적 행복이 기능하는 맥락의 일부였다. 이것들을 깨뜨림으로써 나는 당신이 자신의 맥락에 전적으로 통제권을 가지고, 자신의 섹슈얼리티를 지금의 완벽하고 온전한 상태로 포용하도록 힘을 실어주는 것을 목표로 삼는다. 아직은 그게 사실이라고 믿지 못하겠지만.

네 줄 요약

2부 맥락 속 섹스

- 우리는 모두 섹스에 관해 모순된 메시지를 들으며 자랐으므로 양가감정을 갖는 사람이 많다. 이는 정상이다. 하지만 모순을 깨달을수록 계속 믿을지 말지에 대한 선택권이 늘어난다.

- 사람들은 자신이 더 나은 사람이 될 희망을 포기하는 것 같아서 자기 비난을 멈추지 못한다. 하지만 그건 반대로 작동한다. 자신을 향해 휘두르는 채찍을 내려놓았을 때 치유가 시작되고 그때부터 전혀 다른 모습으로 성장할 것이다.

- 진실: 건강을 체중만으로 예측할 순 없다. 치수에 상관없이 당신은 건강하고 아름다울 수 있다. 또한 지금의 몸을 즐기고 자신을 친절과 연민으로 대하면 성생활은 더 나아질 것이다.

- 성적 혐오는 브레이크를 밟는다. 또한 성적 혐오는 타고나는 것이 아니라 후천적으로 학습되는 것이며 학습된 내용을 잊을 수 있다. 자신이 거부 반응을 보이는 순간을 찾아내고 그 반응이 성생활을 더 낫게 하는지 그렇지 않은지 물어라. 성적 쾌감을 방해하는 것들은 버린다. 구체적인 방법은 9장을 참고하라.

3부

성의 작용

6장

성적 흥분: 윤활 작용은 인과가 아니다

성 교육자는 이런 전화를 받는다.

"에밀리, 나야 커밀라. 잘 지냈어? 성관계 관련해서 좀 물어봐도 될까?"

"물론이지."

"역겹다고 하지 않을 거지?"

"당연하지."

"좋아. 헨리와 내가 전희 중일 때 내가 말했어. '자기야, 난 준비됐어. 당신을 원합니다.' 그랬더니 헨리가 이러는 거야. '아니, 아직 안 젖었잖아. 그냥 내 기분 맞춰주려는 거지?' 그래서 내가 말했지. '아니, 난 완전히 준비됐다고!' 그래도 날 믿지 않더라고. 젖지 않았다는 거야. 그러니까…… 병원에 가봐야 할까? 호르몬 때문인가? 뭐가 문제지?"

"통증이 있는 거면 당연히 병원에 가야 해. 그게 아니라면 문제 있는 건 아닐 거야. 우리 몸은 마음과 다르게 반응할 때가 있거든. 그러니까 헨리한테는 애액이 아니라 당신 말을 믿으라고 해. 이참에 러브젤도 하나 사두고."

"그게 다야? 성기의 반응이 내 마음이랑 일치하지 않을 수도 있으니 러브젤을 사라고?"

"그런 걸 성적 흥분의 불일치라고 하지."

"근데, 내가 생각했던 답은 아니네. 혹시 이게 최신 과학 정보야?"

"별로. 최초로 성적 흥분의 불일치를 측정한 정신생리학 연구가 1970년대 후반에서 1980년대 초반에 나왔거든."

"1980년대? 근데 왜 지금까지 아무도 나한테 말해주지 않았지?"
이 장은 그 질문에 답한다.

생식기의 반응이 꼭 그 사람의 성적 흥분 상태와 일치하지
않는다는 생각은 섹스에 대한 '표준 이론'에 어긋난다. 대부
분의 포르노, 로맨스 소설, 심지어 성교육 자료에서도 생식기
반응과 성적 흥분은 동일한 것으로 설명된다.

나 역시 오랫동안 표준 이론이 옳다고 생각했다. 배운 대
로 믿었으니 그럴 수밖에 없다. 우리 모두 그렇다. 그래서
1990년대 학부생 시절 한 친구가 상대와의 첫 파워플레이 경
험을 이야기했을 때 난 무척 난감했다.

나는 서 있었고 그가 머리 위로 내 팔을 올리더니 기둥에
손목을 묶었어. 그런 다음 내 다리를 벌리고 음부가 기둥
을 짓누르는 자세—꼭 빗자루처럼—로 만들더니 가버리는
거야. 그냥 갔다고. 정말 지루했어. 그가 다시 돌아왔을 때
내가 "이거 별로다, 재미없어"라고 했더니 그가 기둥을 보
면서 말했어. "그런데 왜 젖었어?" 난 정말 혼란스러웠어.
진짜 별로였거든. 근데 내 몸은 반응했으니까.

야한 소설을 읽어본 사람은 대부분 그랬겠지만 나도 아래
가 젖는다는 건 여성이 성적으로 흥분했다는 뜻이라고 믿어

의심치 않았다. 섹스를 열망하고 원하는 거라고. 섹스할 "준비가 되었다"고. 그렇다면 내 친구가 전혀 마음이 동하지도, 열망하지도 않는데 성기가 반응한 건 어찌 된 일일까?

무슨 일이 일어난 거지?

불일치다.

이 장에서 나는 불일치에 관한 연구를 소개하면서 다음과 같은 질문에 대답할 것이다. 불일치는 누구에게 일어납니까?(사실상 모두에게 일어납니다.) 성기의 반응으로 알 수 없다면 상대가 섹스하고 싶은지 어떻게 알지요?(더 세심하게 주의를 기울이세요!) 어떻게 하면 파트너에게 이 불일치를 이해시킬 수 있을까요? 이어서 나는 불일치에 관한 틀렸지만 속기 쉬운 속설 세 가지를 설명한다. 그냥 틀린 정도가 아니라 위험하기 짝이 없는 것들이다.

나는 이 장을 읽은 사람들이 모두 불일치에 대해 동네방네 떠들고 다니면 좋겠다. 불일치는 정상이고, 모두에게 일어나며, 그러니까 파트너의 성기가 아니라 그 사람의 말을 들어줘야 한다고 말이다.

불일치의 측정과 정의

이제 당신은 다시 한번 성 연구자의 가운을 입고 실험 중이

다.[1]

한 남성이 실험실에 왔다. 당신은 그를 조용한 방으로 데리고 가서 편안한 의자에 앉힌 다음 텔레비전을 틀어주고 나온다. 그는 음경에 '변형 측정기'를 찼고, 무릎에는 트레이를, 손에는 흥분 정도를 기록하는 다이얼을 들고 있다("조금 흥분되는 거 같아요" "아주 많이 흥분했어요" 등). 그런 다음 각종 포르노 장면을 시청한다. 로맨틱한 것도 있고, 폭력적인 것도 있고, 그의 성적 지향과 일치하는 것도, 일치하지 않는 것도 있다. 심지어 인간이 아닌 보노보의 교미 장면도 나온다. 그는 영상을 보면서 다이얼로 흥분 정도를 표시하고, 음경에 장착한 장치는 발기 정도를 측정한다. 실험을 마친 후 당신은 데이터를 보면서 그가 느낀 흥분 정도('주관적인 흥분')와 발기 정도('생식기 반응')를 비교한다.

결과: 생식기의 반응과 주관적 흥분은 약 50퍼센트 일치했다. 완벽한 일대일 대응과는 거리가 먼 수치지만, 행동과학에서는 이 정도의 상관성이 나타난 것도 몹시 기뻐할 일이다. 즉 통계적으로 대단히 의미 있는 값이다.

많은 경우 피험자와 그의 음경은 자신의 성적 지향과 일치하는 포르노를 보며 반응한다. 게이 남성의 음경은 두 남자가 나오는 포르노에 가장 크게 반응하고, 스스로도 가장 많이 흥분했다고 보고했다.

이제 여성에게도 동일하게 실험한다. 그녀를 조용한 방으로 데리고 가서 편안하게 의자에 앉히고 질광혈량측정기(탐폰 크기의 작은 전등. 생식기의 혈류를 측정한다)를 삽입한 다음 트레이와 다이얼, 그리고 다양한 포르노를 제공한다.

결과: 생식기의 반응과 주관적인 흥분은 약 10퍼센트 일치했다.

10퍼센트.

여성이 스스로 흥분했다고 느끼는 정도와 생식기의 반응 수준에는 딱히 연관 지을 관계가 없다는 말이다. 통계상 무의미하다는 뜻. 여성에게서 생식기의 반응은 어떤 포르노를 보든 거의 동일하고, 자신의 성적 기호와 일치할 수도, 일치하지 않을 수도 있다.[2]

이것을 '성적 흥분의 불일치arousal nonconcordance'라고 한다.[3]

이 연구는 이미 미디어에서 많이 다루었다. 예를 들어 캐나다의 성과학자 메러디스 치버스의 불일치 연구는 『뉴욕타임스』와 여러 교양 도서에서 소개되었다.[4] 치버스의 연구는 10년 전 『뉴욕타임스』에 실렸던 엘런 란의 불일치 연구를 토대로 했다.[5] 치버스는 다양한 포르노, 비非성적 영상은 물론이고 비인간, 특히 보노보의 교미 장면까지 피험자에게 보여주는 혁신적 연구를 통해 남성보다 여성의 흥분 불일치 수준이 더 높다는 란의 결과를 확인했다.

언론에서는 여성의 생식기 반응이 다른 자동 생리 반응과 비교해 매우 까다롭다는 점을 명확히 밝히지 않았다. 예를 들어 공포영화 「쿠조Cujo」의 무서운 장면이나 포르노를 본 후 신체의 아킬레스건 반사, 심장박동, 피부 전도도는 모두 증가했지만, 생식기는 「쿠조」에 별 관심을 보이지 않았다.[6] 여성의 생식기는 해변에 부서지는 파도, 영화 「스텝맘」에서 암에 걸린 친엄마와 아이들이 함께 하룻밤을 보내는 감동적인 장면, 영화 「그들만의 리그」에서 중요한 경기 직전 남편의 전사 사실이 밝혀지는 장면, 운행 중인 롤러코스터의 일인칭 시점 동영상 가운데 어느 영상에도 반응하지 않는다.[7] 생식기 반응은 성과 관련된 자극에 특수하게 일어났지만, 성적으로 끌렸는지 여부와는 상관없었다.

생식기는 이렇게 말한다. "저건 성과 관련된 것이야."

사람은 이렇게 말한다. "저것 때문에 성적으로 흥분했어" 또는 "나는 이게 좋아" 또는 "더 원해요".

여성에게서는 '성과 관련된' 것과 '성적으로 끌리는' 것 사이에 고작 10퍼센트의 중첩이 있었다. 남성은 약 50퍼센트가 일치한다.

이 장을 시작하면서 소개한 내 대학 친구의 사례처럼, 여성에게 자극은 성과 관련되었어도 성적으로 끌리지 않을 수 있다. 심지어 성과 관련된 것인데 몹시 싫어할 수도 있다. 2장에서 내 블로그 독자가 『그레이의 50가지 그림자』를 읽을 때 "브레이크와 액셀이 동시에 작동했다"고 말한 것을 떠올리자.

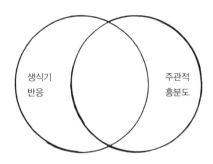

남성의 성적 흥분 일치

생식기
반응

주관적
흥분도

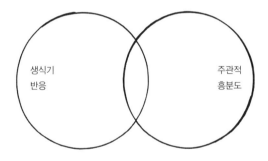

여성의 성적 흥분 일치

생식기
반응

주관적
흥분도

남성에게서는 '성과 관련된' 것에 대한 생식기 반응과 '성적으로 끌린다'라는 뇌의 반응 사이에 약 50퍼센트의 중첩이 있다. 여성에게서 중첩은 10퍼센트에 불과하다. 남성의 생식기는 반응 대상이 상대적으로 특이적이며, 뇌도 마찬가지다. 여성의 생식기는 반응 대상이 상대적으로 포괄적이지만, 뇌는 맥락에 좀 더 민감하다. 성적 자극이란 '성과 관련된' 자극을 말하며 꼭 성적으로 끌리는 것은 아니라는 데 유의하자.

그녀의 생식기는 반응했지만 본인은 "흥분했다"고 느끼지 않았다. 그 책에는 성관계 장면이 노골적으로 묘사되므로 틀림없이 성적 자극을 주었지만, 내 친구는 책의 주인공과 스토리를 좋아하지 않았기 때문에 브레이크를 함께 밟았다.

우리는 앞서 3장의 학습하기와 좋아하기의 차이에서 불일치를 봤다. 생식기 반응은 성과 관련된 것에 대한 자동적인 훈련 반응이다. 종소리를 들은 파블로프의 개가 침을 흘린 것은 종을 먹고 싶어서가 아니라 그 개의 학습 시스템이 종소리를 음식과 연결했기 때문이다. 이와 비슷하게 인간의 뇌에서 감정의 절대반지는 무엇이 성과 관련된 것인지를 배운다(재킷을 입은 쥐를 기억하라). 그리고 뇌의 학습 시스템은 성과 관련되었다고 학습한 대상에 대해서는 그게 무엇이든 생리적으로 반응하게 만든다.

여성은 저마다 서로 너무 다르지만 그럼에도 각자 일치의 수준에서 상당한 일관성을 보였다.[8] 즉, 여성의 생식기가 성적 자극에 반응하는 수준은 성적 액셀과 브레이크의 민감도에 따라 달라진다. 민감한 액셀과 둔감한 브레이크의 조합은 다른 여성보다 생식기로 더 많은 혈류를 보내고, 민감한 액셀과 민감한 브레이크의 조합은 실제로 혈류를 덜 보낸다.[9] 동성에게 끌리는 여성은 이성에게 끌리는 여성보다 일치 수준이 좀 더 높은 편이지만, 여전히 복잡하다.[10]

남성이 발기 부전 치료제를 복용했을 때 어떤 일이 일어날까?

성적 자극을 받는 동안 생식기로 가는 혈류가 증가한다.

여성이 발기 부전 치료제를 복용하면 어떤 일이 일어날까?

마찬가지로 생식기로 가는 혈류가 증가한다.

그러면 여성의 생식기로 가는 혈류가 증가하면 어떤 일이 일어날까?

별다른 일이 일어나지 않는다. 왜냐하면 불일치 때문에.

올리비아와 패트릭이 직접 확인에 나섰다. 쫓고 쫓기는 둘의 관계를 역전시킬 생각에 함께 ED 알약을 복용했다. 사실 시도하지 않을 이유도 없었으니까. (주의: 단, 알려진 의학적 이점이나 알려지지 않은 의학적 위험이 없는 경우에만 시도해야 한다. 의사의 처방 없이 처방약을 복용하는 것은 위험하다. 그런데 현실에서 사람들은 그 위험한 일을 자주 시도한다. 그러지 마시길. 곧 보겠지만 어차피 약은 당신 뜻대로 작용하지 않는다.)

올리비아의 입술이 꼭 립스틱을 바른 것처럼 짙게 변했다. 그 점을 제외하면 올리비아는 특별한 효과를 느끼지 못했다. 이번만은 올리비아도 대부분의 다른 여성과 같은 반응을 보였다.

반면 패트릭은 최음제를 복용한 기분이 들었다. 올리비아가 거부할 수 없을 만큼 아름다워 보였고, 마치 피부의 신경 말단이 비대해진 것처럼 모든 감각이 증폭되고 확장되었다. 두 사람은 약효가 나타나길 기다리며 아이스크림을 먹으러 나갔다. 하지만 패트릭이 올리비아의 옷을 벗기고 싶어서 안달 내는 바람에 금세 돌아와야 했다.

여기서 발기 부전 치료제가 한 일은 없다. 그저 생식기에 혈류가 많이 흐른 것뿐이다. 그게 위약의 효력이다. 지인의 결혼식에서 패트릭이 술을 마시고 올리비아는 운전하느라 술을 마시지 않았을 때도 비슷한 일이 일어난다.

파트너보다 성욕이 낮은 사람이 되는 이런 드문 경험으로 올리비아는 깨달은 바가 있다. 평소 넘치는 성욕으로 파트너를 주도하던 여성이 가만히 서서 끌려가는 경험은 큰 영감을 주었다. 그녀는 패트릭의 에로틱한 관심을 받는 자신을 허용했고, 흥분이 서서히 쌓이도록 허락했다.

억지로 끌고 가는 기분 대신, 그저 흘러가는 대로 두었다.

같은 부품, 다른 조립 방식: "이곳은 식당이다"

불일치는 별개의, 그러나 서로 연결된 두 시스템—말초계인 생식기와 중추계인 뇌—의 관계에서 일어난다. 이 시스템의 관계는 사람에 따라, 또 맥락에 따라 다르다.

둘의 관계를 예시하기 위해 뇌와 생식기를 함께 여행 중인 친구라고 가정해보자. 두 사람은 저녁 먹을 장소를 찾기 위해 거리를 헤매고 있다.

생식기는 태국 음식점이든, 술집이든, 패스트푸드점이든, 고급 맛집이든 지나치는 식당은 모두 알아보고 말한다. "여기 식당이 있네. 밥을 먹을 수 있는 곳이야." (단, 생식기는 박물관이나 다른 상점은 모두 무시한다.) 생식기는 능숙하게 식당을 찾아낼 뿐 호불호나 자기 의견이 강하지 않다. 반면 뇌는 식당을 결정하기 전에 앞서 모든 맥락적 요소를 따진다. "여긴 별로 맛있는 냄새가 안 나는데?" 또는 "이 식당은 별로 청결하지 않은 것 같아" 또는 "지금은 별로 피자가 당기지 않아" 등. 반대로 생식기는 심지어 반려동물용품점을 지나면서도 "여기서는 반려동물 사료를 팔아. 그러니까 내 생각에는……"이라고 말한다. 그러면 뇌가 혀를 끌끌 차며 계속 걸어간다.

마침 두 사람이 박물관을 지나간다. 이때 뇌가 말한다. "박물관 안에 좋은 카페가 있다는 얘길 들었어." 그러면 생식기가 말한다. "여긴 식당이 아니잖아." 하지만 뇌는 생식기보다 훨씬 더 많은 정보를 알고 있다. 그래서 두 친구는 박물관에 들어간다. 그리고 그곳에서 기념품점 옆의 작은 카페를 발견하면 그제야 생식기가 말한다. "아하, 여기에도 식당이 있었네. 여기서도 먹을 수 있겠다." 그러면 뇌가 말한다. "그래, 여기가 좋아 보인다." 식사할 수 있는 곳인데다가 끌리기까지 한다!

하지만 늘 이런 식인 것은 아니다. 레즈비언 여성의[11] 생식기는 특정한 식당, 이를테면 백반집만 알아보고 백반집이 아닌 식당은 알아차리지 못한다. 그리고 백반집을 발견하면,

바깥에서 만취자들이 실랑이를 벌이는 상황처럼 피치 못할 사정이 없는 한 뇌는 "오, 백반집이네? 난 백반집 좋아"라고 하고, 생식기는 "여기 식당이 있어. 여기서 먹어도 되겠다"라고 한다. 하지만 싸움이 벌어진 백반집을 지나갈 때조차 생식기는 여전히 "여기 식당이 있어. 여기에서 먹어도 좋……"이라고 말한다. 그러면 뇌가 "얼른 나가서 경찰 부르자!"라고 외치며 생식기를 질질 끌고 간다.

자, 이쯤 되면 자다가도 읊조릴 수 있어야 한다. 우리는 모두 같은 부품으로 만들어졌으나 서로 다르게 조립되어 있다. 뇌와 생식기의 관계도 같은 원리를 따른다.

다시 말해 생식기는 특정 자극을 성적 욕구나 쾌락과 관련이 없는 특정 생리적 반응과 연관시키도록 배울 수 있다. 내 대학 친구가 손이 묶여 있는 동안 다리 사이의 기둥에 눌려 외음부에 가해진 압력은 쾌락이나 욕구 없이 자동으로 생식기 반응을 유발했다. 그녀의 생식기가 말했다. "여기 식당이 있어." 하지만 그녀의 뇌는 관심이 없었다.

다른 감정의 불일치

불일치는 성의 영역에서만 일어나는 현상이 아니다. 모든 유형의 정서적 경험에서 나타나고 그래서 감정을 연구하는 모든

연구자에게 수수께끼를 던졌다.[12]

예를 들어 감동적인 음악을 들을 때 '소름 돋는 느낌'을 조사한 연구에서 피험자들은 셀린 디온의 「마이 하트 윌 고 온」을 들었는데 이때 절반은 오한을 느꼈다고 답했고(주관적인 경험), 14퍼센트는 실제로 몸에 소름이 돋는 생리 반응을 보였다. 록 밴드 버브의 「비터스위트 심포니」를 들은 사람 중에서 60퍼센트는 오한을 느꼈지만(주관적 경험), 이 중에 실제로 소름이 돋는 생리 반응을 보인 사람은 없었다.[13]

감정을 크게 '세 가지 레벨'로 나누는 것은 과학적으로 지나친 단순화일 수 있지만, 일반인의 관점에서는 유용한 지름길이 될 수 있다.

첫째, 감정에는 불수의적인 생리 반응이 있다. 심장박동, 혈압, 동공 크기, 소화, 땀, 면역 기능, 생식기 반응 등이 이 범주에 들어간다. 기둥에 묶인 채로 남자친구가 오길 지루하게 기다리며 아래가 젖은 내 대학 친구는 이 범주의 반응을 경험했지만, 거기까지였다.

둘째, 어떤 감정에 대해 생리 반응처럼 불수의적으로 나타나는 다른 표현이 있다. 정확히는 준準언어paralanguage라고 부르는 보디랭귀지는 억양, 자세, 표정 같은 것을 말하며, 타인의 내적 상태를 유추할 때 사용하는 신호다. 멋진 저녁 데이트에는 상대방의 팔에 손을 얹고 눈을 그윽이 바라보며 미소를 지을 때처럼 생리적 변화와 무의식적인 자세, 제스처, 표정 등이 가득 차 있다. 이런 요소는 흔히 문화에 따라 다르지만 상당히 보편적이고, 또 어느 정도 의식적으로 통제할 수 있지만 생각만큼은 아니다. 가령 당신은 지금 자신의 표정을 의식적으로 선택한 것인가?

셋째, 감정에 대한 주관적인 경험이 있다. 기분이 어떠냐는 질문에 답하면서 알게 되는 것이 주관적 경험이다. 이는 심리적 흥분—"너를 참을 수 없을 만큼 원하고 있어"—이며, 생식기 반응이나 시선 맞춤이 동반될 수도, 동반되지 않을 수도 있다.

실제로 성적 흥분 외의 감정에 대해서 생리 반응과 주관적 경험 사이에 나타나는 불일치는 남녀가 서로 다르다. 문화적 이유든, 생물학적 이유든(아마도 둘 다) 여성은 표정이 주관적 경험에 일치하는 경우가 더 많고, 남성은 피부 전도(생리 현상)가 주관적 경험에 일치하는 경우가 더 많다.[14] 연구 결과 여성의 감정은 표정이나 억양과 일치할 가능성이 더 크고, 남성의 감정은 심장박동이나 혈류량과 일치할 가능성이 더 크다.

성별의 차이를 떠나 한 사람의 감정이 반드시 뇌나 몸의 행동과 맞아떨어져야 하는 것은 아니라고 말하는 게 옳겠다. 일치하지 않는다고 해서 거짓말쟁이가 되는 것도, 정신이상자가 되는 것도, 사실을 부인하는 것도 아니다. 그저 우리는 인간이고, 인간의 감정 반응과 동기 부여 반응은 다른 종보다 훨씬 더 복잡하다는 뜻이다. 불일치는 많은 종류의 감정에서 나타나며, 이때 남성과 여성이 경험하는 불일치는 서로 다르다. 이건 섹스의 문제가 아닌 인간의 문제다.

신뢰하려면 먼저 긴장을 풀어야 한다. 그러나 메릿처럼 신뢰를 쌓기까지 오래 걸리는 여성은 신뢰를 느끼기 전에는 긴장을 풀지 못한다. 그게 문제다.

하지만 정작 해결책은 메릿이 다른 문제와 씨름하는 중에 나타났다.

폐경에 가까워진 40대 여성인 메릿에게 윤활액의 부족은 삶의 당연한 일부였다. 하지만 문제는 파트너에게 있었다. 캐럴은 10대인 그들의 딸을 실제 낳은 엄마였다. 그리고 출산 이후 가끔씩 그 부위의 통증 때문에 고생했다. 나는 러브젤을 사용하면 손으로 하는 그들의 성관계가 좀더 편안해질 거라고 추천했다.

메릿은 내 제안을 적극 받아들였다. 나는 그저 "러브젤에도 종류가 다양해요. 그러니까……"라고 말했는데 이미 메릿은 온라인 쇼핑몰에 들어가 다양한 제품을 검색했다.

택배가 도착했다. 메릿과 캐럴은 딸이 캠핑을 떠나 집에 없는 금요일 밤을 디데이로 잡았다. 그리고 그날 밤, 두 사람은 와인 반병을 비우고 시작했다.

두 사람은 맥락의 중요성을 진지하게 받아들여 함께 로맨틱한 영화를 보기 시작했고, 번갈아가며 "우리 둘만의 이야기Story of Us"를 나눴다.[15] '우리 둘만의 이야기'란 존 고트먼의 관계 연구에서 빌려온 것으로, 두 사람이 처음 어떻게 만나서 사랑에 빠지고 지금까지 왔는지 되짚어보며, 서로가 공유하는 삶의 의미와 상대에게 느끼는 애정 및 존중을 되새기는 과정이다. 이 시간은 두 사람에게 각각 다르게 작용했는데, 캐럴은 파트너에게 사랑을 느끼며 액셀이 활성화됐고, 메릿은 파트너에게 신뢰를 느끼며 브레이크가 비활성화됐다.

지금껏 메릿의 어려움은 파트너를 신뢰하지 않는 것이 아니었다. 메릿은 자신을 신뢰하지 못해 힘겨워했다. 하지만 그날 밤 그녀는 자기 몸이 파트너에게 어떤 즐거움을 주는지 보면서 비로소 스스로를 신뢰하게 되었다.

다양한 종류의 러브젤을 시도하면서 섹스는 문제가 아닌 놀이가 되었고, 모든 것을 위협으로 받아들이는 '시끄러운 뇌'는 모든 것을 호기심과 즐거움으로 받아들이는 '조용한 뇌'로 전환되었다. (이기 팝 음악을 좋아하지 않았던 쥐를 기억하는가?)

메릿은 다양한 종류의 러브젤에 각각 캐럴이 어떻게 느끼는지 신경 써서 관찰했다.

파트너의 쾌락을 지켜보는 즐거움으로 긴장이 풀어진 메릿은 쾌락을 주는 쪽이 될 때 비로소 자신의 쾌락도 브레이크와 걱정과 조바심 없이 확장된다는 것을 알게 되었다.

그녀는 그렇게 생명수 안에서 마음껏 헤엄쳤다.

자신에 대한 걱정에서 벗어나 파트너에게 더 많은 즐거움을 주는데 집중하자 가능해진 일이었다.

물론 다음 단계는 그녀 자신이 쾌락을 즐기는 것이다. 그러나 거기까지 가기 전에 먼저 마음의 벽을 무너뜨려야 한다. 그건 7장에서 시도하게 된다.

윤활 작용에 대한 첫 번째 오해: 생식기 반응=욕구

나는 여성의 섹슈얼리티에 대한 문화적 신화를 위험하게 이어가는 '불일치의 오해' 세 가지를 발견했다. 이제는 여기서 벗어날 때다.

불일치에 관한 첫 번째 위험한 오해는 애초에 불일치가 존재한다는 사실을 인정하지 않는 것이다. 이를 윤활 작용에 대한 첫 번째 오해라고 부르자.

불일치는 새로운 것이 아니다. 성 연구자들은 이미 10~20년 전부터 불일치의 존재를 인지해왔다. 이 사실은 뉴스에도 나왔고, 성에 대한 주류 도서에서도 묘사되었지만 내 학생과 블로거 독자들은 이 사실을 알게 될 때마다 대체로 깜짝 놀란다. 그리고 포르노와 주류 문화는 '생식기 반응=욕구와 쾌락'이라는 잘못된 공식을 계속해서 고집한다. 이 책을 읽고 나면 앞으로 주변에서 이 사실을 잘못 받아들이고 있는 사람들이 계속 눈에 띌 것이다.

왜 성적 흥분의 불일치를 말하는 책이 한 해 걸러 한 번씩 나오는데도 여전히 새롭게 느껴질까?

내가 수업 중에 이 문제를 물었을 때 한 학생이 손을 들더니 뼈 있는 농담을 했다. "가부장제 때문에요!"

바로 그거다.

수 세기 동안 남성의 섹슈얼리티는 '기본 설정값'이었기에 남성과 다른 값을 가진 여성은 '망가졌다'는 딱지를 달아야 했다. 심지어 남성도 표준 이론에서 벗어난다면 어디가 '고장 났다'는 낙인이 찍히기는 마찬가지였다. 남성은 생식기 반응과 주관적 흥분 여부가 평균 50퍼센트 정도 일치하므로 가부장적 신화는 모든 사람이 최소한 50퍼센트는 일치해야 한다고 주장한다.

그러나 여성은 부서진 남성 버전이 아니다. 여성은 그냥 여성이다.

남성을 기본 설정에서 빼버리면 바로 의아해진다. "남자한테 무슨 문제가 있길래 저렇게 많이 일치하지?" 현재 세상이 우리에게 "여자한테 무슨 문제가 있길래 저렇게 하나도 일치하지 않는 거야?"라고 하듯이 말이다. 그러나 누구도 남성에 대해서는 의문을 제기하지 않는다. 학생도, 블로그 독자도, 동료 성 교육자도 나한테 물은 적이 없다. "왜 남자는 그렇게 많이 일치하나요? 그것도 심각한 문제 아닌가요?" 이런 질문을 던질 유일한 사람이 성 연구자들이다.

이런 식의 '남성 기본' 신화를 극복할 때 비로소 우리는 '다양한' 것을 '고장 난' 것으로 착각하지 않게 된다. 그리고 1장에서 키에 대해 말했던 것처럼 특정 집단 내에서의 차이가 집단 간의 차이보다 훨씬 더 크다는 사실을 떠올릴 것이다.

그러나 지금부터 나는 가부장제로 가부장제와 맞서보겠다. 남성이 경험하는 불일치의 예를 들어 불일치가 보편적 현상이라는 사실을 인정하도록 해보겠다.

모든 남성이 살면서 한번쯤은 자기가 원하는 만큼 섹스와 발기가 잘 되지 않는 순간을 경험한다. 하지만 발기의 여부로 그 남성의 성적 관심을 측정할 수는 없다. 또 남성은 아침에 발기된 상태로 잠에서 깰 때가 종종 있는데, 그건 성적으로 흥분했기 때문이 아니라 렘 수면에서 깨어났기 때문이다. 렘 수면 중에는 '야간 음경 팽창' 현상이 일어난다. 발기는 수면 주기 중에 수시로 일어나는데, 그건 야한 꿈을 꾸기 때문이 아니다. 잠자는 동안에 음경이 발기하는 것은 아무 의미가 없다. 그냥 음경이 서는 것뿐이다. 그것이 불일치다.

많은 사춘기 소년이 원치 않는 생식기 반응을 경험한다. 버스 맨 뒷자리에 앉아 있을 때, 선생님의 몸을 봤을 때, 잘 맞지 않는 바지 때문에, 심지어 전혀 성적이지 않은 자극(차를 몰거나 도넛을 먹거나, 그 어떤 것이라도)조차 관련 경로를 활성화해 10대 소년의 몸에서 당황스러운 생리 반응을 일으킨다.

하지만 생식기 반응은 욕구가 아니다. 심지어 쾌락도 아니다. 반응은 그저 반응일 뿐이다. 모두에게, 또 어떤 생식기든 상관없이 일어난다. 특정 생각이나 장면에 음경이 반응했다고 해서 그 사람이 꼭 그것을 좋아하거나 원한다고 볼 수는 없다. 그저 어떤 자극이 관련 경로를 활성화한 것으로, 앞서 말한 학습하기에 해당된다. "여기 식당이 있어."(남성에게서 생식기 반응과 성적 흥분이 50퍼센트 일치했다는 것은 통계상 대단히 유의미한 결과이지만, 그럼에도 고작 절반에 불과하다.)

때로 남성은 머릿속에서 "저건 옳지 못해!"라고 말할 때조차 생식기가 반응한다. 그래서 그들은 모순을 느끼고 혼란스러워한다. 확실히 성과 관련되지만, 옳지 못한 것이기 때문이다.

예를 들어보겠다(성폭행과 관련된 내용에 불편함을 느낄 사람은 다음 두 문단을 건너뛰어도 좋다).

대학 시절 어울리던 남성 친구 중 한 명(폴이라고 부르겠다)이 자기 이야기를 해주었다. 어느 집에서 파티가 끝날 무렵, 여기저기서 잠든 사람과 만취한 사람들이 널린 가운데 폴은 한 친구가 술에 취해 정신을 잃은 여학생과 성관계하는 것을 봤다. 분명 그 여성은 반응이 없었고 무슨 일이 일어나는지도 모르는 듯했다. 방금 내가 '성관계'라고 말했지만 실은 '강간'이다. 그 친구가 말했다. "야, 너도 와서 할래?" 이 말에 폴은 이렇게 대답했다. "아니, 이제 집에 가야지."

"이 개자식아, 지금 무슨 짓을 하는 거야? 당장 떨어지지 못해?"라고 소리치는 대신 "아니, 이제 집에 가야지"라는 말이 나온 이유는, 친구의 행동이 아주 심각하게 옳지 못하다고 생각하면서도 그 모습을 본 순간 자기도 모르게 몸이 반응한 것에 놀라고 동요했기 때문이다. 성기가 발기했다는 것을 느낀 순간, 그는 이런 심각하게 옳지 못한 상황을 자기가 에로틱하게 해석하고 반응했다는 사실에 끔찍해했다.

이 이야기를 들을 당시에는 나 역시 상황을 제대로 파악하지 못했다. 그때 나는 생식기 반응은 욕구와 쾌락의 동의어라고 생각했기 때문이다. 그건 봉에 매달려 지루한 상황에서도 아래가 젖었던 다른 친구의 이야기와 비슷했다. 단, 이 경우에 폴은 지루한 것이 아니라 대단히 겁에 질렸지만 말이다.

무슨 일이 일어난 걸까?

그건 원하기도, 좋아하기도 없는 순수한 학습하기가 적용된 것이다. 폴의 몸은 눈앞의 광경을 성과 관련된 것으로 인지했는데, 아마 술 때문에 억제력이 해제되었기 때문이거나, 그의 둔감한 브레이크가 성적 자극 앞에서 몸의 반응을 막지 못했기 때문일 것이다. "여기 식당이 있어." 싸움판이 벌어진 식당을 보고도 음경이 그에게 이렇게 말한 것이다.

이제 모든 사람이 불일치를 제대로 인식하는 훌륭한 세상을 가정해볼까.

그 세상에서 폴은 음경의 행동이란 그저 어떤 자극이 성과 관련되었음을 나타낼 뿐, 성적으로 끌리는지 그렇지 않은지를 말하지 않는다는 것을 알기 때문에, 그런 옳지 못한 상황에서 발기했다고 해서 스스로 수치심을 느끼거나 자신이 강간

범이 될지도 모른다는 두려움에 당황하지 않는다. 괜한 수치심을 느끼지 않는 뇌는 이런 극악한 상황에 올바르게 대처할 여유가 있다. 그래서 친구의 폭력적인 범죄 행위 앞에서 그만하라고 소리칠 수 있다. 또는 경찰에 친구를 신고한 뒤, 여학생을 데리고 응급실에 가서 증거를 수집하고, HIV 예방과 응급 피임 처치를 하게 도울 수 있다. 아니면 적어도 그 학생을 도울 친구라도 찾을 수 있다. 그는 영웅이 될 수 있다.

생식기 반응은 자극이 성과 관련되었다는 것 말고는 아무 의미가 없다. 이 반응은 학습하기, 특히 조건 반사에 불과하지 좋아한다는 뜻은 아니다. 욕구도, 쾌락도, 그 어느 것도 가리키지 않는다. 우리는 불일치가 머물 공간을 마련함으로써 사실상 모두를 위해 더 나은 세상을 만들게 될 것이다.

마지막으로, 생식기의 윤활 작용에 대한 첫 번째 오해는 1장에서 언급했던 중세 해부학자처럼 오래된 은유화에 불과하다. 아마 거기에 도덕적 메시지는 없겠지만.

우리는 음핵이나 음경의 크기 때문에 생식기에 대해 수치를 느끼거나 그럴 필요가 없다는 걸 안다. 크기로는 그 사람이 난소를 가졌냐 정소를 가졌냐를 짐작할 뿐이다(그것도 늘 그런 것은 아니다). 마찬가지로 생식기로 혈류가 흘러가는 것만 봐서는 그 사람이 무엇을 원하고 좋아하는지(또는 무엇을 원하고 좋아해야 하는지)를 알 수 없다. 아무것도 알지 못한다. 그저 당신의 뇌가 성 관련 자극으로 해석하는 대상에 당신이 노출되었다고 알려주는 것에 불과하다. 그 사람이 그것을 원하는지 그렇지 않은지는 알 수 없다.

윤활 작용에 대한 두 번째 오해: 생식기 반응=쾌락

둘째, 불일치에 관한 좀더 위험한 오해는, 과학이라는 이름으로 전파되는 잘못된 정보다. 과학은 여성의 생식기가 흥분을 알려주는 "정직한 지표"라고 말하고, 생식기와 다른 말을 하는 여성은 거짓말을 하는 것이거나, 부정하는 것이거나, 깊은 내면의 욕망을 스스로 인지하지 못하도록 억눌린 상태라고 확언한다. 그것이 윤활 작용에 대한 두 번째 오해다.

불일치에 대해 이처럼 그럴듯하게 틀린 설명은 5장에서 다룬 도덕적, 의학적, 미디어 메시지, 그리고 남성이 기본값으로 설정된 신화와 함께 여성의 섹슈얼리티에 대한 다양한 문화적 오해를 이끌고 있다. 이를테면 여성은 애초에 어떤 대상 앞에서(예: 폭력적인 성관계 장면이나 레즈비언 포르노) 성적으로 흥분했더라도 절대 인정하지 않도록 사회적으로 프로그램되었으므로 자신의 흥분 상태를 보고하면서 숨은 욕구에 대해 거짓을 말하거나 부인하기 쉽지만 그들의 생식기만은 진실을 말한다고 말이다.

대니얼 버그너의 『욕망하는 여자』는 불일치 연구로 시작해

곧바로 거짓말 탐지기 연구로 이어진다. 이 책을 읽는 독자는 여성이 자신의 흥분 상태에 대해 거짓말하거나 또는 부인한다는 결론을 내릴 수밖에 없다. 이를 두고 저널리스트 어맨다 헤스는 슬레이트닷컴Slate.com에 실은 리뷰에 이렇게 요약했다. "이성애자 여성은 실제로 그런 것보다 자신이 이성애자의 섹스에 더 많이 반응한다고 주장했다. 레즈비언 여성은 실제로 그런 것보다 이성애자의 섹스에 덜 반응한다고 주장했다. 양쪽 모두 보노보의 섹스에 반응한다고 인정하지 않았다."[16]

"주장했다" "실제로" "인정했다"에 주목하라.

물론 우리는 이제 여성의 생식기가 성 관련 신호 앞에서 자동으로 반응하며("여기 식당이 있어"), 여성이 "실제로" 좋아하거나 원하는 것과는 다르다는 것을 잘 알고 있다. 그러나 『욕망하는 여자』의 독자들은 그 교훈을 얻지 못했다. 그들은 윤활 작용의 두 번째 오해를 배웠다.

한편 성 긍정 페미니스트는 여성의 몸이 남성보다 "덜 성적"이라고 주장하는 낡은 사상에 반대하는 생각을 기꺼이 받아들인다. 여성의 생식기가 얼마나 많이 반응하는지 봐라! 우리 여자들이 실제로 얼마나 성적인지 봐라!

매력적인 스토리임은 분명하다. 수백 년간 문화가 허락하지 않았을 뿐, 허용만 된다면 무엇이든 될 수 있는 여성의 은밀하고도 거친 성적 자아의 비밀을 보여주고 있으니!

실제로 여성은 자신의 섹슈얼리티를 인정하고 애정과 관

심을 기울이는 걸 부끄럽게 여기는 억압적 문화에 영향을 받아왔다(5장 참고). 사실 이 책을 관통하는 가장 큰 주제는 내적 경험에 귀를 기울이고 자기 몸을 신뢰하는 것이다. 이런 상황에서 "자기도 자기가 좋아하는지 깨닫지 못하는 것을 생식기가 대신 알려준다"는 사실만큼 "자기 몸을 더 신뢰할" 이유가 있을까?

하. 문제는 "좋아한다"는 것에 있다. "좋아한다." 좋아하기.

그러나 생식기 반응은 좋아하기가 아니라 학습하기다.

당신의 생식기는 당신에게 말을 걸고, 당신은 그 말을 신뢰할 수 있다. 하지만 생식기는 파블로프의 조건 반사처럼 어떤 대상이 성과 관련되어 있다고 말한다. "여기 식당이 있어." 그것이 성적으로 끌리는 것과 같지는 않다.

자기 몸을 절대적으로 신뢰하되, 그 신호를 정확하게 해석하는 게 관건이다.

우리는 생식기가 여성의 기분과 느낌을 더 정확히 대변한다는 근거 없는 믿음을 어디에서나 본다. 예를 들어 이 책을 쓰면서 나는 E. L. 제임스의 『그레이의 50가지 그림자』를 읽었다. 그리고 봤다. 처음 엉덩이를 맞는 장면에서 등장한 성적 흥분의 불일치를. 로맨스 소설의 독자로서 나는 여자 주인공이 맨 처음 가학적 성행위에 노출되는 장면이 어떻게 전개되는지 알고 있다. 우리의 여자 주인공은 정체를 알 수 없는 자극적인 느낌으로 시작해 마지막에는 이렇게 외친다. "이런 걸 좋아하면 안 되는데…… 근데, 너무 좋아!"

그러나 이 책에서는 다르다. 여자 주인공 아나스타샤는 엉덩이 때리기에 동의하지만 좋아하지도 원하지도 않는다. 엉덩이를 맞는 동안 그녀는 피하려 하고, 고통에 비명 지르고, "통증으로 얼굴이 일그러진다".[17] 그녀가 엉덩이 때리기를 즐겼다는 내용은 단 한 문장도 없다.

이어서 남자 주인공이자 엉덩이를 때리던 크리스천 그레이가 그녀의 질에 손가락을 넣는다. 이제 성적 흥분의 불일치를 염두에 두고 그레이가 아나스타샤에게 하는 말을 들어보자. "한번 느껴봐. 아나스타샤, 자기 몸이 얼마나 좋아하고 있는지. 지금 당신은 자신을 위해 젖고 있는 거라고."(강조는 인용자)[18]

상황은 최악으로 치닫는다. 자신이 "모욕받고 비하되고 학대받는다"는 내적 경험을 믿는 대신, 그녀가 그의 말을 믿어버리는 것이다.[19]

이 장면이 많은 독자에게 현실성 있게 다가오는 이유는 우리 자신도 내적 경험보다 다른 사람의 견해를 믿도록 길러졌기 때문이다. 분명 합의에 의한 가학 행위에서 흥분하는 여성이 있는 것도 사실이지만, 전체적인 줄거리는 아나스타샤가 그런 여성이 아니라는 사실에 초점을 맞춘다.

그러니 만약 E. L. 제임스가 이 책을 읽고 있다면 이렇게 말해주고 싶다. 애액은 여성의 몸이 어떤 자극에 대해 성과 관련되었다고 인식한 것에 불과하지 실제로 성적으로 끌린 것인지에 대해서는 아무것도 말하지 않아요. 그러니 정중히 부탁하건대, 개정판에서는 크리스천이 아나스타샤에게 이렇게 말하면 어떨까요? "한번 느껴봐. 당신의 몸이 엉덩이와 생식기 접촉을 얼마나 성과 관련되었다고 인식하는지. 물론 그걸로는 당신이 좋아하는지 그렇지 않은지를 알 수가 없어. 좋았어? 아니라고? 낭패로군. 그럼 에밀리 나고스키의 책을 읽고 여성의 성적 행복의 과학을 배우고 올 테니 그때 다시 시도하게 해줘. 그때는 나도 뭔가 아는 게 있겠지."

고마워요.

생식기 반응이 반드시 좋아하기나 원하기와 관련 있는 것은 아닌 학습하기의 결과라는 말에 의심이 들면 이 점을 기억하라. 생식기 반응으로 여성이 진짜 흥분했는지 알 수 있다는 주장은 윤활 작용에 대한 두 번째 오해다. 이 주장대로라면 보노보의 교미 장면을 보고 생식기가 반응하는 여성은 인간이 등장하는 포르노를 볼 때만큼이나 비인간 영장류의 교접에 진정한 관심이 있다는 뜻이다.

정말 그럴까? 이봐요!

이런 말도 안 되는 논리에도 불구하고 이 주장은 믿을 수 없을 만큼 끈질기게 이어져왔다. 심지어 알랭 드 보통의 『인생학교 섹스: 섹스에 대해 더 깊이 생각해보는 법』에서는 애액으로 매끄러워진 질과 발기된 음경을 두고 "진심을 전달하는 명백한 대리인"이라고까지 말하는 지경에 이른다. 이 두 가지는 개인의 의지와 상관없이 자동으로 일어나므로 "속일" 수 없기 때문이라는 것이다.

그게 사실이라면 의사가 무릎을 때릴 때 발을 걷어차는 행동은 의사를 발로 차고 싶기 때문일까?

또 꽃가루에 알레르기 반응을 보이는 것은 꽃을 싫어하기 때문이고, 곰팡이가 피고 멍든 복숭아를 한입 물었을 때 침이 고이는 것은 맛있기 때문인 걸까?

오해 마시길. 물론 진짜로 의사를 걷어차고 싶었을 수도 있고, 꽃이 싫을 수도 있고, 곰팡이가 핀 멍든 복숭아를 좋아할 수도 있다. 그러나 몸에서 자동으로 일어나는 생리 현상으로 그 속내를 알 수는 없다. 알 수 없다고! 자동적인 생리 반응은 말 그대로 자동으로 일어날 뿐 진심이 아니다.

이 점을 셀린 디온의 관점에서 생각해보자. 디온은 자신의 노래를 듣고 청중이 소름 돋기를, 또는 소름이 돋지 않았는데도 "소름 돋았어!"라고 말하길 원할까? 경험은 언제나 생리 현상을 이긴다.

하지만 이 오해 때문에 발생하는 덜 웃기고 더 위험한, 그리고 정말 나쁜 상황이 있다.

여성의 생식기 반응이 그들이 '실제로' 원하고 좋아하는 마음을 솔직하게 반영한다는 거짓 믿음을 고집하면, 성폭행 중에 여성의 생식기가 반응했을 때 그 여성이 '실제로' 폭행을 원했거나 좋아했다는 결론이 난다.

그건 미친 소리일 뿐 아니라, 위험천만한 주장이다.

"입으로는 싫다고 말하지만, 네 몸은 좋다고 하잖아"는 대 중가요와 프로젝트 언브레이커블Project Unbreakable 성폭행 피해 자들이 가해자, 가족, 심지어 경찰이 응대 시에 했던 말을 적은 팻말을 들고 사진을 찍어 공개하는 온라인 갤러리 이미지에 자주 등장하는 발상 이다.[20] 그러나 몸은 "저것은 성과 '관련'되었다"라고 말할 뿐, "좋아요" "싫어요"를 말하지 않는다는 것을 이제는 알아야 한 다. 원한다거나 또는 동의하겠다는 뜻을 전달하기는커녕 좋 아하는지 싫어하는지도 말하지 않는다. 질에 삽입된 음경은 그냥 성과 관련된 것이다. 끌리지 않고, 원하지 않고, 환영하 지 않아도 성과 관련되었다는 이유로 반응한 것이다. 생식기 의 반응에 반드시 욕구와 쾌락과 동의가 포함되는 것은 아니 다. 어떤 식당이 마음에 드는지 그렇지 않은지에 대한 의견 없이 그저 "여기 식사할 수 있는 식당이 있어"라고 말하는 것 이다.

생리 현상을 보고 성적 대상에 대한 감정을 확인한다는 개 념은 아주 오래된 오해다. 1700년대까지도 사람들은 여성에 게 섹스의 가장 즐거운 부분은 수태라고 믿었다. 따라서 여성 이 임신하면 그건 즐거웠기 때문이고, 즐거웠다면 섹스는 원치 않은 것일 수 없다는 식으로 몰고 갔다.[21] "입으로는 아니라고 말했지만, 난소는 좋았다고 했으니까."

이런 속설은 나름의 설득력을 지녀서, 2012년 미주리주 상원 경선 중에 열린 어느 공개 담화에서 공화당 후보 토드 아킨은 "설령 진짜 강간legitimate rape이었다고 해도 여성에게는 원천적으로 차단할 방법이 있지 않은가"라는 발언으로 물의를 일으켰다. 모르몬 교도이자 같은 공화당 대통령 후보 밋 롬니조차 "모욕적이고 용서할 수 없으며, 솔직히 말해 틀린 말이다"라고 대응했다.[22]

성 연구자 메러디스 치버스는 늘 이렇게 말한다. "생식기 반응은 동의가 아니다." 여기에 한 가지 더 추가하자. "임신도 마찬가지다."

생식기 반응은 난자의 수정과 마찬가지로 쾌락과 욕구, 동의의 표현이 아니다. 이제는 확실히 이해했기를 바란다.

인간은 자기 몸을 은유화한다. 그리고 생리 현상으로 마음 상태를 설명하려고 한다. "아래가 너무 젖었어"와 "너무 단단해졌는데"는 "섹스가 너무 하고 싶어"라는 뜻이라고. 이 은유는 문화에 너무 깊숙이 침투해서 사람들은 이 말이 사실이라고 철석같이 믿는다. 심지어 생식기는 반응하는데 하고 싶지 않다고 말하는 여성은 거짓말을 하는 것이라고 믿고 싶어하는 이들도 있다. 고의로 거짓을 말하는 것이든, 문화가 욕구를 인정하지 못하게끔 억눌러왔기 때문이든.

이 책의 6장까지 온 지금은 독자가 좀더 많은 것을 깨달았길 바란다. 남성과 여성의 섹슈얼리티는 같은 부품으로 만들어졌지만 다르게 조립되었다는 사실, 세상에 나와 똑같은 사람은 없다는 사실, 성적 액셀과 브레이크에 발을 올리고 떼는 것은 맥락에 좌우된다는 사실, 여성의 섹슈얼리티는 남성보다 맥락에 더 민감하다는 사실, 한 사람의 발달 과정, 문화적 요인, 인생사의 부침이 모두 몸의 반응 방식과 시기를 결정한다는 사실, 성과 관련되었다는 것과 성적으로 끌린다는 것이 동일하지 않다는 사실.

여성은 거짓말쟁이도, 부인하는 것도 아니며 고장 나지도 않았다. 여성은 남성이 아니라 여성이다. 스스로 자기 마음 하나 알지 못하는 존재라고 믿는 세상에 사는 여성이다.

윤활 작용에 대한 세 번째 오해: 불일치는 문제다

불일치에 대한 위험하고도 잘못된 세 번째 오해는 불일치가 이상 증상이라는 주장이다.

자, 당신은 불일치의 존재를 인정했다. 불일치는 좋아하기와 원하기가 항상 동반되지는 않는 학습하기라는 것도 인정했다. 그러고 나서 불일치와 성기능 장애의 연관성을 다룬 연구를 읽었다.[23] 그리고 이런 결론을 내렸다. 불일치는 기능 장애와 연관된, 해결을 요하는 "문제"라고.

이런 논리적 비약 때문에 연구법 수업을 듣는 모든 학생이 이 문장을 외워야 하는 것이다. "상관correlation이 곧 인과causation는 아니다." 이 "cum hoc ergo propter hoc(이것과 함께, 고로 이것 때문에)"의 오류는 두 가지 사건이 짝지어 일어난다고 해서 꼭 하나가 다른 하나를 일으키는 것은 아니라는 뜻이다.

21세기에서 찾을 수 있는 중요한 오류의 예가 해적과 지구 온난화의 관계다.[24] 활동가 바비 헨더슨이 "날아다니는 스파게티 괴물의 교회"의 교리로 설정한 우스갯소리다. 헨더슨은 인과관계와 상관관계의 차이를 지적하기 위해 활동 중인 해적의 수가 급격하게 감소하는 그래프와 지구의 기온이 올라가는 추세가 명확한 그래프를 그렸다.

해적이 사라진 것이 지구 기후에 변화를 일으킨 걸까?

말도 안 된다.

하지만 실제로 해적의 감소와 지구 기후 변화에 모두 영향을 미친 세 번째 변수를 가정할 수는 있다. 산업혁명이다.

해적과 지구 기온의 잠정적 상관관계처럼, 불일치와 성기능 장애 사이에도 상관관계가 있다. 그래서 불일치가 성기능 장애의 원인이라고, 또는 기능 장애가 불일치를 일으킨다고 생각하기 쉽다.

그러나 해적과 지구 기온이 산업혁명이라는 고리로 연결

되는 것처럼, 불일치와 성기능 장애는 세 번째 변수인 맥락으로 연결된다.

어떻게 맥락이 성기능과 흥분의 일치를 연결할까?

성기능에 문제가 없는 여성은 브레이크가 맥락에 민감해서 맥락이 옳을 때는 "끄기 버튼을 끈다". 하지만 성기능 장애가 있는 여성의 브레이크는 브레이크가 꺼질 거라고 기대하는 맥락에서도 작동한다.

2010년에 발표된 대단히 기발한 연구를 예로 들어보겠다. 이 불일치 연구를 주도한 네덜란드 연구진은 혈량계, 노트북, 소형 제어 장치로 구성된 '이동식 실험실'을 제작해 실험 피험자가 집에 가져가게 했다.[25] 피험자는 먼저 실험실에서 에로틱한 장면을 봤을 때 신체에서 저절로 또는 의식적으로 일어나는 반응을 측정했다. 그런 다음 이동식 실험실을 집으로 가져가서 동일하게 테스트했다. 이 방법으로 연구진은 집과 비교해 실험실 환경이 결과에 미친 영향을 확인했다. 즉, 맥락의 효과를 측정했다. 이들은 성기능이 건강하게 작동하는 8명의 여성(대조군), 그리고 '성욕감퇴장애' 진단 조건에 맞는 8명의 여성('성욕이 낮은' 집단)의 두 집단을 실험했다.

결과: 대조군의 경우 생식기 반응과 주관적 흥분도는 실험실보다 집에서 테스트했을 때 두 배 더 높았다. 추가로 피험자는 집에서 "거리낌이 덜하고" "좀더 마음이 편했다"고 보고했다. 한편 성욕이 낮은 집단의 생식기 반응도 집에서 측정했

을 때 두 배 더 높았다. 그러나 주관적 흥분도에는 차이가 없었고, 집이라고 해서 딱히 거리낌이 덜하거나 더 편하다고 보고하지도 않았다. 다시 말해 일치도가 떨어진 것은 브레이크가 작동을 멈추지 않았기 때문이다. 집에 있는다고 해서 성욕이 낮은 여성의 브레이크가 꺼지지는 않았다.

성적으로 만족하는 여성은 성욕이 낮은 여성보다 실험실과 집이라는 맥락 변화에 좀더 민감했다. 최근 연구에서는 성적으로 건강한 여성의 경우 브레이크 민감도가 낮다면 일치도가 더 높다는 구체적인 결과를 발견했다.[26]

외적 상황으로 제동이 걸리든, 내적 경험으로 제동이 걸리든, 대부분의 여성에게 맥락은 성적 행복의 밑바탕이다. 맥락은 핵심이자 열쇠다. 맥락은 원인이다.

가끔 나는 이런 일을 겪는다. 아내가 남편을 끌고 와서 내게 말한다. "저한테 말씀하셨던 거요, 이이한테도 좀 말해주세요."

점심 뷔페 자리에 로리가 조니를 데려오더니 말했다. "나한테 말한 대로 똑같이 이 사람한테 설명해줘. 그 흥분에 대한 거 있잖아. 제발 좀 말해줘."

"당신 말은 믿지 않아?"

"내가 뭔가 잘못 알고 있다고 생각해."

그래서 내가 조니에게 말했다. "좋아요, 조니. 그동안 당신이 성관계에 대해 배웠던 것과는 전혀 다르다는 걸 알아요. 하지만 사실이에요. 로리의 질이 로리의 마음까지 말해주는 건 아니에요."

로리가 손등으로 조니의 팔을 툭 치더니 눈썹을 치켜올리며 쳐다봤다. "들었지?"라고 말하려는 것 같았다.

조니가 나를 봤다. 그리고 로리를 봤다. 다시 나를 보고 말을 꺼내려다가 말았다.

그러더니 로리에게 말했다. "자기야, 잠깐 자리 좀 비켜줄래."

로리는 내게 눈인사를 하더니 다른 곳으로 갔다.

조니가 목소리를 낮춰 속삭였다. "만약 생식기가 아니라면 로리가 정말 절 원하는지 어떻게 아나요? 사실 로리는 그냥 빨리 끝내고 싶을 때 저를 원한다고 할 수 있거든요."

조니는 아주 남성적인, "망가졌어? 그럼 고쳐야지" 스타일의 남성이다. 나는 인간적으로 조니를 아주 좋아하고, 종종 성 교육자로서의 내 역할을 여성의 성적 행복을 위한 과학을 그의 언어로 번역해서 전달하는 것이라고 생각했다. 그래서 나는 이야기를 시작했다.

"이렇게 생각해봐요. 성적 흥분은 생식기가 아니라 뇌의 문제라고요."

그런 다음 나는 온·오프 스위치가 한 세트로 작동하는 성 반응 메커니즘을 설명했다. 각각은 생식기의 감각, 관계에 대한 만족도, 스트레스, 애착 등 특정한 종류의 입력과 연관되어 스위치가 켜지거나 꺼진다고. 남성과 여성의 성 반응 방식은 똑같이 다이얼과 스위치가 있지만 민감도가 다르게 설정되어 약간의 생식기 자극이 남자의 스위치를 켜고, 약간의 스트레스가 여성의 스위치를 끌 수 있다고. 하지만 로리의 삶은 지금까지 모두 스위치를 끄고 있었다고.

조니가 말했다. "그러니까 전 제 몸 자체에서 입력이 들어가지만, 로리는 자신의 일상에서 가장 강한 입력이 들어간다는 거죠?"

"바로 그거예요!"

"그리고 이 시스템을 해킹하기 위해 제가 신경 써야 하는 건 바로 로리의 브레이크를 밟는 것들이고요? 왜냐하면 일단 브레이크가 멈추면 자연스럽게 액셀이 넘겨받을 테니까. 그런 말씀인 거죠?"

"맞아요, 제대로 이해했네요." 내가 말했다. "아마 로리가 자신의 브레이크를 밟는 것들의 목록을 적어놨을 거예요."

"네, 맞아요. 저도 봤어요. 하지만 그걸로 뭘 해야 할지 모르겠더라고요. 이제는 알겠어요." 그러고는 잠시 나를 바라보더니 고개를 저으며 말했다. "지금 하신 말씀으로 모든 게 달라지네요. 그러니까 제가 할 수 있는 가장 섹시한 일은 에로틱한 게 아니라는 거죠. 제가 로리한테 할 수 있는 가장 섹시한 일은 최대한 많은 브레이크를 제거하는 거예요. 맞죠? 그건 저도 할 수 있을 것 같아요. 그런데 왜 누구도 전에는 이런 말을 해주지 않은 거죠?"

"여보, 난 불일치해!"

마음과 꼭 일치하지는 않는 당신의 몸은 전통적인 (그리고 틀린) 지혜를 거부하는 몸이다. 그래서 파트너의 생각을 바로잡아야 한다고 깨달았을지도 모른다. 그럼 이 세 가지를 기억하라. 불일치로 겪을 어떤 문제도 해결하게 될 것이다.

첫째, 당신은 건강하고 제대로 기능하고 있으며 온전하다. 당신의 몸은 망가지지 않았고 당신은 문제가 있는 사람이 아니다. 당신의 몸은 원래 몸이 해야 할 일을 아주 잘하고 있다. 그러니까 당신은 정상이다. 남편/연인에게 자신이 정상이라고 말하라. 차분히, 쾌활하게, 그리고 당당하게 말하라. 방어적일 필요도, 공격적일 필요도 없다. 그들이 불일치에 대해 몰랐던 것은 그들의 잘못이 아니니까. 그건 나를 비롯한 성 교육자와 성 연구자의 잘못에 더 가깝다. 우리가 이런 지식을 세상에 제대로 알리지 못했기 때문에 당신이 대신 그 실수를 바로잡게 된 것이다. 그 점에 대해 사과한다.

둘째, 파트너에게 당신이 성적으로 흥분했다고 알릴 다른 방식을 찾아라.

당신의 생식기가 말하는 것은 **좋아하기**가 아닌 **학습하기**다. 생식기 말고 파트너가 신경 써야 할 다른 힌트가 있다.

- 호흡. 호흡률과 심장박동은 흥분하면 증가한다. 흥분의 최고조에 이르면 숨을 참게 되고 흉부 횡격막과 골반격막이 수축한다.
- 근육의 긴장. 특히 배와 엉덩이와 허벅지, 그리고 손목과 종아리와 발. 근육이 긴장하면 몸이 활처럼 휜다. 사

람에 따라, 맥락에 따라 이런 동작은 명확하게 나타나기
도 하고 잘 드러나지 않기도 한다.

• 가장 중요한 것은 당신의 **말이다.** 파트너에게 무엇을 원
하고 어떻게 느끼는지 말할 수 있는 사람은 당신뿐이다.
모든 여성이 자신의 욕구나 흥분을 편하게 말로 표현하
는 건 아니지만, 짧게라도 "거기" "그거" "좀더"라고 말
하려고 시도하라.

둘째, 구체적인 생리 반응, 행동, 신호에 집중하는 대신,
넓게 수용적으로 살피는 것이 중요하다. 확대경이 아니라 망
원경을 거꾸로 들고 반대쪽으로 자신을 봐달라고 파트너에게
부탁하라. 체스 고수가 체스판에서 전체적인 패턴과 상황을
파악할 때와 비슷한 방식으로 주의를 기울여달라고. 당신의
파트너는 음식의 맛을 보는 최고의 셰프가 되어 개별적인 맛
이 아닌 여러 맛이 어우러져서 내는 새롭고도 독특한 풍미를
찾아야 한다.

셋째, 윤활액이 부족하면 대체물을 찾는다. 자신이나 파트
너의 침(감염 위험이 없는 경우), 파트너의 생식기 분비물(역시
감염 위험이 없는 경우), 시판하는 러브젤 등 어떤 것이든 좋다.

러브젤은 마찰을 줄여 쾌락을 키우고 피부가 찢어지지 않
게 한다. 특히 콘돔이나 덴탈 맴dental dam 같은 보호 기구를
사용하는 중에는 항상 러브젤을 사용하라. 러브젤을 쓰면 보

호 기능이 높아지고 섹스가 좀더 즐거워진다. 러브젤을 친구처럼 생각하라. 당신의 성생활을 업그레이드해줄 테니까.[27]

성적 교감에 낯선 물질을 사용하는 것이 찜찜할 수도 있다. 한 번도 써본 적 없어서, 또는 러브젤 사용이 부적절하다는 기분 때문에 주저할 수 있다. 그렇다면 도덕 기반의 '정결' 항목을 떠올리자. 그 기준에 따르면 성과 관련된 물건은 설사 그것이 헤어용품 코너에 있는 것들로 채워진 병이라고 해도 '더러운' 범주에 들어갔다.

그러나 이제 당신은 자기 생식기로 혈류가 흐르는 방식은 고유해서 성적 쾌락이나 욕구와는 상관이 있을 수도, 없을 수도 있다는 것을 잘 안다. 그리고 윤활제를 사용하면 마찰이 줄어 건강에도 이롭고 쾌락을 늘리기 때문에 중요하다는 것을 알고 있다. 또 어떤 신념을 계속 키우고 어떤 신념은 솎아낼지 스스로 선택해야 한다는 것도 안다.

그래서 마침내 러브젤을 사용하기로 마음먹었다면 파트너와 다음을 의논하라.

- **장난, 호기심, 유머.** 장난스럽고 호기심을 일으키고 유머러스한 일을 하면서 스트레스를 받거나 불안해하는 사람은 없다. 섹스를 우스꽝스러운 행위로, 재밌고 웃기는 사건으로 만들어라. 다 즐겁자고 하는 일이니까.
- **파트너를 슈퍼히어로로 만들어라.** 섹스에 관한 소통이 어려

운 가장 큰 이유는 파트너의 감정을 다치게 하고 싶지 않기 때문이다. 상대의 기분이 나쁘지 않게 소통하는 가장 간단한 방법은 상대가 잘하는 것을 강조하고, 이미 상대가 주는 쾌감을 더 넘어설 방법과 상대와의 성적 교감에 새로운 요소를 추가했을 때 얻을 기쁨을 이야기하는 것이다.

• 러브젤을 현명하게 선택한다. 러브젤도 종류가 다양하다. 그래서 이왕이면 파트너와 함께 선택하는 것이 좋다. 함께 쇼핑하면서 두 사람 다 마음에 드는 것으로 골라야 만족도도 높아질 것이다.

커밀라는 헨리에게 불일치에 대해 설명했다. 커밀라에게 불일치는 문화적 서사가 그녀에게 진실을 말해주지 않은 완벽한 예였고, 따라서 커밀라는 한 번 더 완벽한 정상이 될 방법을 찾아서 몹시 기뻤다.

헨리에게는 좀 복잡했는데, 그는 아직까지 욕구/원하기의 내용을 다 파악하지 못했기 때문이다. 그는 브레이크 버전의 원치 않음("그만 하고 싶어")과 액셀 버전의 원치 않음("좋아하긴 하지만 굳이 더 찾을 생각은 없어")의 차이를 철저히 이해하려는 중이었다.

그가 말했다. "생식기의 반응만 봐서는 당신을 흥분시키는 게 뭔지 알 수 없다는 건 알겠어. 뭐가 당신을 흥분시켰는지 말해주면 그대로 믿을게. 하지만 내가 이해하지 못하겠는 건, 흥분을 원하지 않는 상태에서 어떻게 흥분하게 되느냐는 거야."

이는 성적 행복의 가장 복잡하고도 논란의 여지가 있는 요소가
될 것이다.

헨리가 궁금해하는 문제의 답은 이렇다. 선先쾌락, 후後성
욕. 그게 전부다.
7장에서 이 성욕을 다룬다.

네 줄 요약

- 생식기로 가는 혈류는 어디까지나 성과 관련된 자극에
  반응하는 **학습하기**로서, **좋아하기**나 **원하기**와는 다르며,
  더군다나 동의와는 거리가 멀다.
- 여성과 남성은 생식기 반응과 주관적인 흥분이 일치하
  는 정도가 다르다. 그러나 다른 장에서 봤듯이 여성과
  남성의 이런 차이가 여성이 고장 났다는 뜻은 아니다.
  단지 그들이 **여성이라는** 뜻이다.
- 흥분 불일치는 어떤 장애의 증상도 아니다. 그건 섹스가
  작용하는 정상적인 반응일 뿐이다. 윤활액이 필요하면
  러브젤을 사용하라.
- 성적으로 흥분했는지를 알 수 있는 가장 좋은 방법은,
  생식기에서 일어나는 현상에 지나치게 신경 쓰지 말고
  상대가 하는 말을 듣는 것이다.

7장

자발적 성욕, 반응성 성욕, 훌륭한 성욕

올리비아가 패트릭보다 섹스를 더 원한다는 건 두 사람의 관계에서 기본 설정이었지만 이제 그녀는 자기가 먼저 시작하는 걸 대체로 그만두었다. 지난밤 위약 효과로 패트릭의 미친 듯한 욕정의 대상이 되었던 경험에서 큰 깨달음을 얻었기 때문이다. 섹스에 대한 충동 없이 열려 있는 기분이 무척이나 좋았던 것이다. 떠밀려가는 느낌이 아니라 서서히 그리고 부드럽게 끌어당겨지게 허락한 결과가 참 좋았다.

그래서 실험의 다음 단계로 두 사람은 자신들의 관계를 바꿔보기로 했다. 거사 날짜를 정했지만 아무것도 준비하지 않았다. 당일 밤에도 평소처럼 올리비아는 준비 완료였고, 패트릭은 무관심까지는 아니지만 그렇다고 아주 적극적이지도 않았다.

이런 상태에서 올리비아는 패트릭이 주도하는 대로 따라갔고, 반대로 패트릭은 좀더 적극적인 자세로 다양하게 탐구해나갔다. 두 사람은 키스하고 대화하고 마사지하고, 약간의 모험을 추가해 침대에서 부엌으로 자리를 옮겨 서로의 입에 먹을 것을 넣어주며 긴 "오븐 예열" 시간을 가졌다. 패트릭에게 전권이 주어진 채 그들은 새로운 것을 시도하고 함께 장난치며 둘만의 놀이를 했다. 패트릭이 직접 맥락을 창조하고, 그것이 옳은지 묻는 과정에서 두 사람은 어떤 맥락이 패트릭에게 효과가 있는지를 많이 배웠다.

둘은 올리비아에 대해서도 놀라운 사실을 알게 되었다. 평소의 빠른 진도 대신 패트릭의 속도에 맞춰 자제하는 동안 쌓인 흥분과 참아야 한다는 강제가 만든 맥락은 대략 성공인 정도가 아니라 믿기지 않을 만큼 좋은 결과를 낳았다.

올리비아가 내게 말했다. "규칙을 정했어요. 오르가슴에 도달하기 전에 패트릭의 허락을 구하기로요. 하지만 제가 요청한다고 해서 패트릭이 늘 허락하는 건 아니었어요. 그럼 다시 시작하는 거죠."

"어떤 점이 좋던가요?" 내가 물었다.

표정은 더없이 진지했지만 올리비아의 얼굴이 환히 빛났다. "그건…… 서로 합을 맞추면서 동시에 오르가슴에 오르도록 속도를 조절하는 건데…… 꼭 제 몸에서 그의 쾌락이 느껴지는 것 같았어요. 심지어 그의 몸에서도 제 쾌락을 느꼈고요. 말이 좀 안 되죠?"

"아뇨, 전혀 그렇지 않아요." 내가 말했다.

성욕이 많지 않은 파트너를 위해 함께 맥락을 만드는 과정이 성욕이 넘치는 파트너에게도 지독하게 에로틱한 맥락을 만들어낸 것이다.

이 장은 왜, 그리고 어떻게 그렇게 되는지를 설명한다.

모든 사람이 정원에 알로에, 용혈수, 미국꽃말이, 유카 같은 사막 식물을 키우고, "햇빛 많이, 물 조금"이 관리의 정석으로 알려졌다고 해보자.

그런데 당신이 어쩌다가 정원에 토마토를 심게 되었다.

사막의 식물은 물이 조금만 필요하니까 당신은 토마토에도 물을 거의 주지 않았다. 그러자 토마토는 서서히 죽어갔다. 당신은 "이상하다, 왜 그럴까? 물을 너무 자주 줬나? 아니면 햇빛이 부족한가?" 그러고는 계속 지켜보면서 의아해했다. "왜 죽는 거지? 난 잘해주고 있는데?"

그러던 어느 날 당신은 토마토는 사막이 아닌 아열대 원산인 식물이라 물을 훨씬 더 많이 줘야 한다는 사실을 알게 되었다. 그래서 토마토 키우는 방식을 바꿨더니 토마토가 되살아났다.

하지만 올바른 토마토 상식을 전해 듣고 어떤 사람은 이렇게 답한다. "아유, 무슨 말씀! 식물은 원래 물이 많이 필요 없어요. 그래야 건강한 식물이라고요." 또 어떤 이는 이렇게 말한다. "물이 그렇게나 많이 필요하다니 토마토는 문제가 있어. 어디가 잘못된 거야!" 누군가는 토마토를 치료해 알로에처럼 만들 방법을 찾는다. 토마토에 물을 주면 안 된다는 생각을 고집한 채 토마토를 사막에서 키워보려고 엉뚱한 수고를 계속하는 정원사도 있을 것이다.

그러나 당신은 토마토에 물을 더 준다.

그러면 "왜 토마토가 죽어가는 거지?"라는 질문은 "와!"라는 탄성으로 바뀌고, 풍성한 열매와 향기로운 푸른 잎이 보상으로 돌아온다. 아주 작은 지식으로 인한 생각의 전환 덕분이다.

이 장은 바로 이런 지식과 생각의 전환을 다룬다. 그 작은 지식이 당신과 성적 행복의 관계를 "왜 죽어가는 거지?"에서 "와!"로 바꿀 것이다.

성의 표준 이론에서 성욕은 불현듯 생겨난다. 점심을 먹다가, 거리를 걷다가, 섹시한 사람이 지나가면, 야한 생각을 하면 문득 "아, 섹스하고 싶다!"라는 생각이 드는 것이다. 그게 올리비아고, 그것이 "자발적" 성욕이다.

그러나 어떤 사람은 섹시한 "사건"이 먼저 일어난 다음에야 섹스하고 싶다는 생각이 든다. 이런 사람은 적극적으로 섹스를 기대하는 대신 그저 달력에 하트가 표시되어 있으니 토요일 저녁 7시에 침실로 간다. 침대에 몸을 눕히고 파트너의 살결을 느낀다. 그러면 몸이 서서히 달아오르며 "아, 좋아! 난 이 사람이 좋아! 이런 느낌이 좋아!" 하는 기분이 든다. 이것이 반응성 성욕이다. 자발적 성욕은 쾌락을 기대하면서 나타나고, 반응성 성욕은 쾌락에 대한 반응으로 시작된다.

반응성 성욕은 정상이다. 반응성 성욕을 지녔다고 해서 성욕이 "낮은" 것도, 병이 있는 것도 아니며, 섹스를 먼저 시작하고 싶은데 하지 못하는 것도 아니다. 그들의 몸은 "섹스는 원래 즐거워" 또는 "저 사람 매력적이다"를 넘어서는 다른 설득력 있는 이유가 있어야 섹스를 원하게 될 뿐이다. 그들은 만족스러운 성생활을 누리고 건강한 관계를 유지하지만 별안간 섹스가 하고 싶어지지는 않는다. 그게 커밀라다. 섹스에 대한 자발적 성욕이 일어나지 않는다고 해서 기능 장애나 문제가 있는 것은 아니다. 반복해서 말하겠다. 반응성 성욕은 정상이고 건강하다.

사실상 모든 사람의 성욕은 반응적이라는 게 밝혀졌다. 그저 누구한테는 좀더 자발적으로, 누구한테는 좀더 반응적으로 느껴질 뿐이다. 왜냐하면 우리는 모두 같은 부품으로 만들어졌어도 다르게 조립되는 바람에 경험을 받아들이는 방식이

제각각이기 때문이다.

연구에 따르면 전체 여성의 절반가량이 자발적 또는 반응성 성욕 중 하나로 분류된다.[1] 그리고 나머지는 맥락에 따라 양쪽을 오간다. 그게 메릿과 로리다. 그들 역시 정상이다. 이런 사람들은 뜨겁게 사랑에 빠진 단계에서는 난데없이 섹스를 원할 수도 있지만, 10년의 세월이 지나고 아이가 생기면 그때는 좀더 노력해야 섹스가 하고 싶어진다.

그래서 이 장에서 나는 성욕이 무엇이고, 성욕이 어떻게 작용하며, 어떻게 하면 성욕을 잘 이용하고 파트너와 성욕의 유형이 다를 때 어떻게 조율하면 좋을지를 설명한다.

먼저 성욕이 어디서 오는지부터 시작한다. 맥락 안에서 성욕은 곧 쾌락을 의미한다.[2] 이어서 실제로 성욕 장애를 일으키지 '않는' 요인(호르몬과 일부일처제)과 성욕 장애를 '일으키는' 요인(성 부정 문화와 쫓고 쫓기는 관계)에 대해서 이야기한다. 그리고 단순한 '욕구'에서 벗어나 가장 중요한 것, 즉 탐할 가치가 있는 섹스를 설명하며 이 장을 마무리한다.

맥락 안에서 성욕은 곧 쾌락이다

구체적인 내용은 달라도 모든 사람이 맥락 안에서, 그리고 브레이크와 액셀의 민감도에 좌우되는 성욕을 경험한다. 이를 동일한 자극, 동일한 브레이크와 액셀, 그러나 맥락은 다른 세 가지 시나리오로 예시해보자.

시나리오 1. 당신은 편안하고 행복하며 신뢰로 충만하다. 한가로운 저녁, 파트너가 슬며시 다가와 다정하게 팔을 어루만진다. 그 감각이 팔에서 척추를 타고 올라가 뇌로 전달된다. 현재 당신의 중추신경계는 아주 고요하고, 신경을 오가는 다른 트래픽은 없다. 감각이 이렇게 말한다. "이봐, 저 사람이 팔을 쓰다듬고 있어. 기분이 어때?" 그러자 뇌가 대답한다. "애정을 느끼는 건 기분 좋은 일이지." 사랑하는 파트너의 손길이 계속되고, 감각은 다시 뇌에게 가서 말한다. "애무가 멈추질 않는데? 지금은 어때?" 그러면 뇌가 이렇게 답한다. "오, 사랑이 듬뿍 담긴 손길, 정말 좋은데?" 그리고는 그 감각에 집중한다. 이제 파트너가 목덜미에 키스하기 시작한다. 감각은 위로 잽싸게 올라가 감정의 뇌에게 말한다. "목에도 키스를 하는데? 이젠 어때?" 이때쯤 뇌가 말한다. "하, 너무 좋아. 좀더 해줘!" 이 맥락에서 성욕은 반응적이다.

시나리오 2. 당신은 심한 스트레스로 지치고 버거운 상태다. 뇌는 스트레스로 인한 각종 고성과 고함, 경적으로 시끄럽고 트래픽이 많아 정신없다. 이때 파트너가 애정 어리게 팔을 쓰다듬으면 감각은 일단 똑같이 척추를 타고 뇌로 올라가 소식을 전한다. "저 사람이 지금 팔을 쓰다듬고 있어. 기분이 어때?" 그러자 뇌가 말한다. "뭐라고? 너무 시끄러워서 무슨

3부 성의 작용

말인지 안 들려!" 그럼 감각과의 대화는 거기서 끝이다(수신인이 내용을 확인하면 사라지는 스냅챗처럼). 이때 파트너가 계속해서 당신을 어루만지면 감각은 또다시 올라가 뇌에게 묻는다. "계속 만지는데? 지금은 어때?" 마침내 뇌가 그 말을 듣고 반응한다. "장난해? 나 지금 다른 소음들과 씨름하는 거 안 보여?" 이제 이 감각이 감정의 절대반지로 확장될 만큼 충분히 감지되면 결과는 이렇다. "오늘은 말고, 여보."

시나리오 3. 섹시 그 자체인 당신의 파트너가 2주 동안이나 출장을 가버렸다. 두 사람이 수시로 주고받던 문자는 가벼운 농담에서 시작해 점점 더 노골적으로 바뀌고 강도가 세졌다. 출장 기간이 끝날 무렵, 이제 당신은 문자가 왔다는 알람만 들어도 가슴이 두근대며 온몸이 저릿하다. 뇌에서 들리는 소음은 모두 한목소리를 낸다. "너무너무 섹시한 우리 그이가 언제 돌아올까나!" 돌아온 파트너가 팔을 쓰다듬을 시점이면 이미 당신은 그를 덮칠 준비가 돼 있다. 이 맥락에서 성욕은 자발적이다.[3]

세 시나리오 모두 자극이 먼저 온다. 그것이 파트너의 손길이든, 파트너의 손길을 상상한 것이든. 적당한 맥락 안에서 자극은 기분을 좋게 하고 성욕으로 이어진다. 세 시나리오가 모두 정상이고 건강한 섹슈얼리티를 나타낸다.

기분이 좋지 않은 자극도 성적 욕구로 이어질 때가 있다. 쾌락이 없는 원하기다. 이 또한 정상이고 건강한 섹슈얼리티이기는 하지만, 쾌락 없는 성욕은 훌륭한 섹스를 하는 사람들의 섹슈얼리티라고 볼 수 없다.

위의 예시는 당신이 만약 자발적 성욕을 느끼고 싶다면 그것이 가능한 맥락을 찾아야 한다고 제시한다. 3장의 활동지로 돌아가 파트너의 특성, 관계의 특징, 환경, 유희적 요인, 그 밖의 생활 환경을 살핀 다음 자신이 절실히 갈망하는 쾌락이 무엇인지 생각해본다. 그런 다음 자발적 성욕을 느끼기 위해 삶에서 바꿀 수 있는 부분을 찾는다. 사정이 여의치 않아 당장 그런 맥락을 만들 수 없더라도 괜찮다. 상황이 허락할 때까지 반응성 성욕을 즐겨도 아무 문제가 없다.

그러므로 성욕은 쾌락에 반응해 나타나는 것이다.

단, 제대로 작동할 때는.

하지만 가끔은 제대로 작동하지 않는다.

무엇이 성욕을 방해하고, 그럴 때는 어떻게 해야 할까? 피로, 건강, 심리 상태, 몸매 변화, 버거운 역할과 의무들, 섹스 자체에 대한 불안과 걱정(원치 않는 임신, 흥분하기까지 "시간이 너무 오래 걸려" 파트너의 기대를 충족하지 못할 염려 등)까지, 다른 여성이 보고한 성욕 감퇴의 원인을 보면 아마 꽤 익숙할 것이다.[4]

다음 소제목에서 나는 보통 성욕 장애의 원인으로 꼽는 것 가운데 가능성이 가장 희박한 것(호르몬과 일부일처)과 가능성이 가장 높은 것(브레이크를 밟는 문화의 메시지와 "쫓고 쫓기는 관계")을 설명한다. 그런 다음 오랜 세월 성관계를 지속하며 특별한 성생활을 즐기는 사람들을 분석해 패러다임을 바꾼 연구를 소개한다.

커밀라와 헨리는 커밀라의 에로틱한 "느린 온수 보일러"를 받아들였고 그녀의 액셀을 가동할 맥락을 찾기 위해 합심했다. 그러나 여전히 헨리는 커밀라가 별로 "그럴 기분"이 아닌데 억지로 조르는 것 같다는 찜찜한 기분이 들었다. 그건 왠지 부자연스러우니까.

가끔은 누군가의 머릿속에서 새로운 사실이 물속의 잉크처럼 번져나가는 것이 보인다. 헨리와 커밀라에게 커밀라의 성욕은 지극히 정상이라고 알려주었을 때도 그랬다.

"욕구보다 쾌락이 먼저 오는 거예요. 커밀라한테만이 아니라 모두한테요." 내가 말했다.

"즐거움이 먼저라고요?" 헨리가 말했다.

"네, 욕구는 한 사람의 몸에서 쾌락이 역치를 넘어설 때 시작되죠. 커밀라는 그 한계점이 좀 높은 것뿐이에요. 하지만 기본적으로 모두에게 같은 과정이죠."

"정말이야?" 커밀라가 말했다. "이럴 수가, 대중문화가 성에 대해 제대로 알고 있는 건 정말 하나도 없는 거야?"

헨리는 내가 커밀라의 말에 대답할 시간을 주지 않았다. 그는 절실했다. 커밀라가 아직 "원하지" 않을 때 그녀를 달아오르게 해야 하는 난감한 문제에 대한 적절한 답이었기 때문이다. "그러니까 우리가 가진 문턱의 높이가 서로 다르다는 거잖아요. 제 말이 맞나요?"

"맞아요."

헨리에게는 커밀라가 샤워를 끝내고 나오는 모습만 봐도 성욕이 솟는 충분한 쾌감을 느꼈다. 그가 말했다. "전 커밀라가 젖은 알몸으로 걸어다니는 게 좋아요. 그래서 제가 그 모습을 보기 전에는 흥분하지 않았다는 이유로 그녀가 그러지 않는 건 원하지 않습니다. 그러니까…… 커밀라도 마찬가지라면." 그는 커밀라에게 고개를 돌리며 말했다. "당신을 위해 당신이 쾌락을 느낄 만한 상황을 만드는 걸 이상하게 생각할 필요는 없는 거잖아, 맞지?"

"제발 그래줘." 커밀라가 말했다. "내 점화 라이터에 불을 붙여줘! 수압을 높여주세요!"

그래서 그들은 결정했다. 헨리는 모든 것을 기대감 제로의 부담 없고 낮은 강도의 전희로 바꾸었다. 그녀가 샤워 후 나체로 걸어다니는 것은 그를 위한 전희였다. 커밀라에게는 끌어안고 쓰다듬기, 느린 키스, 꽃, 애정 어린 관심이 필요하다. 그들이 처음 사랑에 빠졌을 때처럼 "이 남자, 되게 멋지다!"라는 생각이 한결같이 꾸준히 들게 하는 것들.

헨리는 커밀라의 열정적인 욕망을 사랑하고 원했다. 다만 그녀가 거기에 이르기 위해선 쾌락이 천천히, 그리고 충분히 쌓여야 했다.

긴장과 딜레마가 등장하지 않는 이런 밋밋한 이야기는 대중문화에서 흔히 다뤄지지 않는다. 그러나 사실 이것이야말로 장기간 성적 유대를 유지하는 많은 커플의 방식이었다.

호르몬 때문이 아니거든요

만약 성관계 중 통증이 생긴다면 병원에 가라. 다양한 신경학적, 생리학적 요인과 더불어 호르몬 문제가 있을 수도 있으니까. 하지만 그저 성욕이 낮은 거라면, 그 원인이 호르몬일 가능성은 가장 낮다.[5] 로리 브로토와 동료들은 성욕이 낮은 여성의 기능 장애를 예측하기 위해 여섯 가지 호르몬 요인을 시험했다. 하지만 어느 것도 낮은 성욕과 연관되진 않았다.[6]

호르몬 때문이 아니라면 낮은 성욕을 예견할 만한 요소로 발견된 것은 무엇이었을까? 브로토에 따르면 "발달 과정, 그리고 정신과 및 성 심리 병력"이다. 다시 말해 4, 5장에서 다루었던 스트레스, 우울감, 트라우마, 애착 등이 모두 여기에 해당된다.

사람들은 성욕이 자신의 일상적 요인보다 인체의 화학 작용에 달려 있다는 생각을 더 좋아한다. 요즘은 몸의 화학을 바꾸는 게 그리 어려운 일은 아니니까. 하지만 호르몬은 여성이 성적 행복으로 가는 맥락에서 아주 작은, 무시해도 좋을 만큼의 영향만 끼친다. 따라서 호르몬을 바꿔봐야 아주 작은, 무시해도 좋을 만큼의 변화밖에 일어나지 않을 것이다. 스트레스, 자기 자비, 트라우마, 관계 만족도, 그 외 감정 요인이 그 어떤 호르몬보다 여성의 성욕에 더 많은 영향을 준다.

만약 성욕이 줄었다는 생각이 들더라도, 의학적 문제가 있

지 않다면 당신은 고장 난 게 아니므로 자신을 고칠 필요가
없다. 맥락만 바꾸면 된다.

성욕은 충동이 아닙니다

많은 사람이 성욕을 허기나 갈증 같은 충동drive(추동)
으로 생각한다. 충동은 해결 또는 해소를 강요하는 불
편한 내적 경험이다. 이때 끝내 문제를 해결하지 않으
면 어떻게 될까? 죽는다. 허기는 충동이다. 갈증도 마
찬가지다. 체온 조절과 잠 역시. 잠이 부족하면 죽는다.

　수 세기 동안 과학자들은 섹스를 충동으로 생각했
다. 아마 여러분도 그렇게 생각할 것이다.

　하지만 섹스는 충동이 아니었다.

　섹스가 충동이 아니라는 건 쉽게 증명할 수 있다.
1956년에 동물행동학자 프랭크 비치가 말한 것처럼
"섹스의 결여로 세포조직이 손상되는 사람은 없으니
까".[7] 쉽게 말해 섹스를 못 해서 죽은 사람은 없다는
뜻이다. 물론 죽고 싶을 수는 있다. 그건 좌절감이다.
하지만 좌절이 절대적으로 죽음으로 이어지지는 않는
다.[8]

　섹스가 충동이 아니라면 무엇인가? 섹스는 "인센티

브 동기 부여 시스템"이다.[9]

많은 사람이 '인센티브' 하면 일을 하고 싶게 만드는 보상과 연관 짓는다. 생물학적 의미도 비슷하다. 만약 불편한 내적 감각 때문에 떠밀리는 게 충동이라면, 인센티브 동기 시스템은 매력적인 외적 자극을 향해 끌어당겨지는 것이다. 호기심은 이런 시스템의 전형적인 예로서 허기만큼이나 자연스럽지만 목숨을 위협하지는 않는다.[10]

'충동'이라는 말을 들으면 '생존'을 생각하라.

'인센티브 동기 부여'라는 말을 들으면 '더 잘 사는 것'을 떠올려라.

이 문제는 적어도 두 가지 이유로 중요하다.

먼저 섹스를 허기와 같은 충동으로 본다면, 섹스하고 싶은 마음이 저절로 생기지 않는 사람은 어떤 사람이겠는가? 며칠 또는 몇 주, 몇 달씩 음식을 입에 대지 않고도 자발적 허기를 느끼지 않는 사람은 또 어떤 사람이겠는가? 그런 사람은 아픈 사람이다. 그리고 자신이 아프다고 생각할 때는 스트레스 반응이 발동한다. 스트레스가 성적 쾌락과 성욕에 어떤 영향을 미치는지는, 잘 알고 있죠?

고로 섹스가 충동이라는 그릇된 믿음은 성생활에 좋지 못하다.

그러나 섹스가 허기와는 다르고 호기심에 가깝다는 사실에는 좀더 중요한 의미가 있다. 만약 누군가 배고파 죽을 지경이라 빵을 훔쳤다면 사람들은 어느 정도 공감과 자비를 베푼다. 훔치는 건 잘못이지만 살기 위해 어쩔 수 없었다는 것을 인정하니까. 그러나 단지 다른 사람의 빵 맛이 궁금해서 훔쳤다면 그 사람에게도 똑같이 공감과 자비를 보일 수 있을까?

섹스는 충동이 아니므로 곧 섹스는 생물학적 '필요'가 아니다. 누구도, 어떤 상황에서도 그것에 대한 권리는 없고, 다른 사람에게서 빼앗는 것이 허락되지 않는다.

일부일처제도 원인이 아닙니다

최근 일부일처제의 '부자연스러움'과 장기적으로 한 사람하고만 성관계할 때 에로틱한 감정이 사라지는 현상에 대한 연구가 많이 발표되었다. 아마 이제 여러분은 이 주제에 관한 내 의견을 예상할 수 있으리라. 중요한 건 맥락이고, 서로 똑같

3부 성의 작용

은 사람은 없다는 사실. 어떤 일부일처 커플은 계속해서 성욕을 활발하게 유지하는 맥락을 창조하고, 어떤 커플은 그러지 못한다. 개방적인 커플도 마찬가지다. 두 사람 중 누가 성욕에 대해 더 낫다 못하다고 말할 수 없다. 성욕을 억누르는 것은 관계의 방식이지, 한 사람과의 관계인지 여러 명과의 관계인지는 중요하지 않다. 하지만 만약 한 사람과의 장기적인 관계를 선호하는 사람이라면 다음의 내용이 도움 될 것이다.

장기적인 일부일처 관계에서 성욕을 유지하는 전략은 크게 둘로 나뉜다. 자세히 들어가면 아주 복잡하지만, 이 책에서는 크게 에스더 퍼렐 학파와 존 고트먼 학파를 소개하겠다. 『왜 다른 사람과의 섹스를 꿈꾸는가』에서 에스더 퍼렐은 현대인의 인간관계에 내재된 핵심적인 모순을 드러낸다. 익숙함과 새로움, 안정감과 신비감처럼 서로 반대되는 것들끼리의 밀고 당기기다. 우리는 사랑을 원한다. 사랑은 안심과 안전과 안정이다. 하지만 우리는 동시에 열정도 원한다. 열정은 모험이고 위험이고 새로움이다. 사랑은 가진 것이고 욕망은 원하는 것이며, 우리는 자기가 아직 가지지 못한 것만 원한다. 퍼렐은 장기적인 사랑이 장기적인 열정과 반대라서 문제가 되는 거라면, 서로에게 자율성을 주어 원하기가 발생할 수 있는 거리를 유지하고 내면의 에로티시즘을 위한 공간을 마련하면 된다고 주장한다. 퍼렐은 "욕망 안에서 우리는 저만치 건너갈 다리를 원한다".11 즉 의도적으로 거리를 두어 상대와의 관계에서 불안정성과 불확실성, 약간의 즐거운 불만족감을 키우는 것이다.

반대로 존 고트먼은 『신뢰의 과학』에서 말하길, 문제는 거리감이나 신비감의 부족이 아니라 친밀감의 깊이가 얕은 것이라고 말한다. 이런 관점에서는 친밀한 대화, 애정, 우정이 장기적으로 에로틱한 삶에 필수적이다. 고트먼은 45세 이상의 커플 중에서 성생활을 잘 유지하는 커플과 그렇지 않은 커플을 반반씩 모집해 총 100커플을 분석했다. 그 결과 훌륭한 성생활을 유지하는 커플은 한결같이 "1) 서로 친밀하게 교감하며 신뢰 깊은 우정을 유지하고, 2) 두 사람이 함께하는 삶에서 성관계를 우선순위에 둔다"고 말했다.[12] 다시 말해 성욕을 유지하려면 건널 다리가 필요한 게 아니라 함께 다리를 지어야 한다는 뜻이다.

고트먼은 "서로의 욕구를 향해서 나아갈 것!"이라고 말한다.

퍼렐은 "적당한 거리를 유지할 것!"이라고 말한다.

누가 옳다고 생각하는가?

'욕구'를 어떻게 정의하느냐에 따라 둘 다 옳다. 3장에서 설명한 원하기와 좋아하기의 차이를 기억하는가? 퍼렐에게 욕구는 원하기다. 열망하고 추구하고 갈망하는 것. 좀더 낭만적으로 표현하면 퍼렐에게는 불일치를 줄여나가는 것이 목표다.[13]

고트먼과 그의 연구에 참여한 커플들에게 '욕구'는 좋아하기에 좀더 가깝다. 껴안고 음미하고 허락하는 것. 함께 서로를 탐험해 상대가 어떤지, 뭘 좋아하는지를 알아내는 것이다. 퍼렐의 『왜 다른 사람과의 섹스를 꿈꾸는가』 유형의 성욕은 아드레날린이 많이 분비되는, 본질적으로 자극적인 성욕이다. 사람들은 이런 식의 가렵다–긁는다–해소된다–가렵다의 주기를 즐긴다. 또한 원하기를 너무 좋아한 나머지 원하는 경험과 좋아하는 경험을 분리하지 못할 때가 있다. 이는 자발적 성욕이 올바른 성욕이라는 기존 이론에 잘 들어맞는다. 고트먼의 『신뢰의 과학』 유형의 성욕은 아드레날린 수치가 낮고 맥락 안에서의 감각, 그리고 두 사람이 함께하는 것을 높이 사는 성욕이다.

퍼렐의 유형은 최상의 요리에 넣을 비법 소스를 갈망하는 사람에 가깝다. 반면 고트먼의 유형은 일터에서 돌아와 남편과 함께 저녁을 요리하며 와인을 마시고 디저트로 준비한 딸기를 서로 먹여준 다음 함께 앉아 맛있게 식사를 즐긴다. 퍼렐의 유형에서 당신은 이미 불이 지펴진 상태로 파트너에게 다가가지만, 고트먼의 유형에서는 서로가 상대의 불을 지펴준다.

나는 개인적으로 고트먼 쪽에 더 마음이 가지만 내 쌍둥이 자매는 이렇게 말한다. "이미 가까운 데 왜 더 가까워지려는 거야? 각자의 공간이 필요해!" 나는 둘 중 하나를 고집하는 사람들을 알고 있다. 또 둘 다 시도할 여력이 없는 사람들도 안다. 둘 중 하나가 더 진정한 욕구의 방식이라고 확신하는 이들도 있지만, 다른 쪽을 시도해봐서 나쁠 것은 없다. 결국 자신에게 더 적합한 것을 찾으면 되는 문제니까. 그리고 궁극적으로 두 전략이 추구하는 목표는 같다. 가속 페달은 세게 밟고 제동장치는 덜 밟는 것.

두 접근법은 생각보다 서로 훨씬 더 비슷하며, 그 유사점에서 가장 심오한 진실이 발견된다. 한 사람과의 오랜 관계에서 열정은 저절로 생기지 않는다는 것. 그러나 맥락을 잘 통제하면 열정은 유지될 수 있다는 것. 어떤 커플에게는 친밀감을 조성하는 게 맥락이고, 또 다른 커플에게는 거리를 두는 것이 맥락이라는 차이만 있을 뿐이다.

다이얼과 스위치, 그리고 로리가 무엇에 민감한지 마침내 조니가 깨달은 후, 그들은 미스터리 상자를 구독하기로 했다. 이달의 과일 배송처럼 몇 달에 한 번씩 택배로 상자 하나가 배달된다. 하지만 상자 안에는 과일이 아니라 섹시한 판타지를 일으키는 키트가 들어 있다. 싸구려에 저급한 것이면 어쩌나 걱정도 했지만 속는 셈 치고 시도해보자고 했다. 그들은 맥락에 집중했다. 비록 조니의 맥락은 "양치하게 2분만"이고, 로리의 맥락은 "엄마 모드에서 벗어나게 해줘, 아니면 섹시 레이디로의 변신은 없어"였지만 말이다.

상자가 도착했고 두 사람이 함께 열었다.

그들의 첫인상은…… 실망이었다.

"이런 공예 세트 같은 것에 그 돈을 썼단 말이야?" 로리의 반응이었다.

"바이브레이터는 이미 있잖아." 조니의 반응이었다.

하지만 그들은 다르게 생각하기로 했다. 아무렴 어때. 세트는 이미 도착했고, 애들은 어머니가 봐주실 거고, 호텔도 예약했잖아. 그러니까 일단 가보는 거야. 무슨 일이든 일어나겠지. 안 일어나면 말고.

상자 안에는 두 사람의 환상적인 저녁을 위한 전체적인 계획과 규칙이 적힌 설명서가 있었다. 하지만 조니와 로리는 그대로 따르지 않았다. 그리고 호텔로 가는 차 안에서 내내 그 이야기를 했고 그러면서 깔깔댔다.

둘은 피자를 시켜 먹으면서 상자 이야기를 계속했고, 일, 애들, 가족에 대한 이야기도 나눴다. 또 한없이 수다를 떨면서 서로 죽고 못 살았던 시절을 추억했다. 그런 다음 로리는 욕조에 들어가 거품 목욕을 하면서 야한 소설을 읽었다.

이후 두 사람의 뜨거운 밤에 대해서는 엘튼 존의 「캔 유 필 더 러브 투나잇」로 대신하겠다.

과연 그날 밤 로리는 언제 자신이 진짜 '성욕'이라고 부를 만한 것을 느끼기 시작했을까? 욕조에서 나와 향이 좋은 보디로션을 바르고 몸에 망사 브래지어 하나만 걸친 채 침대 위에 올라가 조니의 마사지를 받을 때였다.

조니는 언제 욕구를 느끼기 시작했을까? 호텔로 가려고 차에 올라타면서부터였다.

어쨌거나 그들은 성공했다.

비싼 값을 치른 밤이었고 사전에 많은 계획을 세워야 했지만, 덕분에 로리는 육아–직장–학생–숨 좀 쉬고 살자의 모드에서 완전히 벗어나 조니와 나만의 섹시 타임 모드에 안착했다. 그녀에게 스트레스를 주는 요인들은 모두 그림자 안에 들어가 경계망에서 벗어났고 오직 섹시 레이디만 무대 중앙에서 스포트라이트를 받은 것이다.

그들이 바꾼 것은 오직 맥락이었다.

"그냥 약으로 해결하면 안 되나요?"

자신에게 문제가 있다고 생각하면 스트레스 반응이 시작된다. 스트레스 반응이 시작되면 섹스에 대한 관심은 (대부분의 사람에게서) 증발하게 마련이다. 자발적 성욕만이 "정상적인" 성욕이라는 주장은 반응성 성욕을 지닌 건강한 사람이 병들었다고 주장하는 것과 같다. 그런 주장이 널리 퍼지면 사람들은 그 말을 믿게 된다. 사람들이 믿으면 어느새 사실이 된다. 근거 없는 속설은 사람을 병자로 만든다.

이는 '성욕 감퇴' 치료제 플리반세린이 미국 식품의약국

3부 성의 작용

FDA의 승인을 받는 과정에서 내가 목격한 것이다. 플리반세린은 매일 복용하는 약이다. 어떤 효능이 있냐고? FDA의 분석 결과에 따르면 이 약을 복용한 여성은 위약을 먹은 여성과 달리 "만족스러운 성적 이벤트"가 한 달에 한 번 더 추가된다. 전체적으로 시험 참여자의 약 12퍼센트가 위약과 비교해 "최소한의 개선"을 경험했는데 그 말은 나머지 88퍼센트는 최소한의 이점조차 얻지 못했다는 뜻이다.[14]

2019년에 승인된 두 번째 약물은 성관계 한 시간 전쯤 복부에 주사한다. 임상시험에서 이 약은 성관계 빈도를 높이지 못했고, 참가자 설문에서도 성 만족도는 증가하지 않았다. 하지만 성기능에 대한 일반적인 조사(제약업계에서 자체 개발한 조사)에서 참가자의 점수는 높았다.[15]

그러나 이 약물에 대해 내가 진짜로 말하고 싶은 것은 '약효가 없다'는 부분이 아니다. 소수 집단을 제외하면 이 약은 여성의 자발적 성욕이나 성관계 빈도를 높이지 못했고, 더 중요한 건 약물의 "효과를 본" 여성들에게도 처음부터 약효가 있었던 것은 아니라는 점이다.

3단계 임상시험에서 플리반세린으로 큰 효과를 봤다는 한 여성이 잡지 『코즈모폴리턴』에서 약을 먹기 전 자신의 성생활을 이야기했다.[16] "원래도 일단 몸이 동하면 그때부터는 문제가 없었어요. 대신 이 약이 저를 시작하게 해주었죠."

어딘가 익숙하다고? 일단 몸이 동하면 성욕이 생겼다

니! 바로 그게 반응성 성욕 아니던가? 지극히 건강하고, 정상적인!

다른 참가자도 비슷한 말을 했다. "섹스를 절실히 원하던 때가 그리워요. 지금은 섹스를 하려면 '마음의 준비를 해야 하니까' 너무 싫죠. 제가 어딘가 망가진 것 같으니까요. 몸이든 마음이든 거기까지 가려면 엄청나게 노력해야 해요."[17]

피험자들이 주류 언론에 나와 설명한 게 결국은 반응성 성욕이다.[18] 건강하고 정상적인! 파트너와의 관계가 공고하고 건강에 문제가 없는데도—그게 임상시험에 참가하는 자격 조건이었음—그들은 자신의 반응성 성욕이 질병이라 믿었고, 그래서 자신이 고장 났다고 느꼈다.

당연히 그럴 수밖에 없다. 그들은 성욕에 대해 다른 모든 이가 배운 것, 심지어 의사가 배우는 대로 배웠으니까. 성욕은 "자발적이어야만" 하며, 자발적으로 섹스를 원하지 않는 사람은 병에 걸린 거라고.

병들고 망가진 기분으로 과연 가속 페달을 밟을 수 있을까?

여성에게 그들이 고장 났다고 말하는 것이 실제로 그들을 망가뜨리는 원인임을 이제 알겠는가?

단적인 예를 플리반세린에 대한 FDA 청문회에서 볼 수 있다. FDA 패널이자 비뇨기과 의사인 필 하노 박사는 어떻게 피험 여성들이 **약물 시험** 전 평소 한 달에 평균 두세 번의 "만족스러운 성행위"를 할 수 있었는지를 물었다.[19] 성욕이 없는데 왜 섹스하느냐는 것이다.

뭐, 좋습니다, 하노 박사님. 필이라고 불러도 될까요? 필, 세상에는 지루하기 때문에 섹스를 하는 여성이 있어요. 또 자기가 사랑하는 파트너가 원하기 때문에 섹스를 하죠. 싸움을 끝내려고 잠자리를 할 때도 있습니다. 때로는 상대를 향한 지극한 사랑을 표현할 방법이라고 생각해서 섹스를 해요.[20]

하지만 플리반세린을 개발한 제약회사 발표자는 이렇게 대답했다.

"일단 시작하고 나면 즐거우니까요."

입이 안 다물어진다. 이 발표자가, 그것도 FDA의 면전에서 대놓고 한 말은 바로 그 약으로 건강한 여성을 "치료"하겠다는 말이었다. 상호 동의하에 일어나는 '성행위'에서 즐거움을 느낀다면, 그게 바로 정상적이고 건강한 성생활이 아니고 무엇이겠는가?

이 약물이 효과가 없는 것도 당연하다. 고장 나지도 않은 것을 고치려고 했으니까. 하지만 진짜로 고장 난 건 여성에게 병이 있다고 말하는 문화, 그거 하나다.

단언하건대, 제약회사는 사람들이 반응성 성욕을 질병이라고 믿길 아주 많이 바라고 있다. 하지만 그건 사실이 아니다. "일단 시작하면 모든 게 훌륭해요. 그저 시작하기까지가 좀 힘들죠"라고 말하는 사람에게 약을 먹이려는 거라면, 그건 정상이고 건강한 사람을 치료하겠다는 뜻이다.

안타깝게도 FDA 패널 24명 중에서 성 연구자, 성 치료사, 성 교육자는 고작 3명이었다. 대부분은 우리가 듣고 자라온 것처럼 "성욕은 자발적이어야 한다"는 오래된 통념을 믿었다.

그들은 틀렸다.

나는 치료사, 교육자, 의료진을 도와 성욕이 자발적이어야 한다는 믿음을 거두게 하려 한다. 만약 당신이 만난 의사나 치료사가 성욕은 저절로 일어나야 한다고 주장한다면 이 책을 권해주길. 실제로 많은 임상의가 성욕이 꼭 자발적일 필요가 없다는 사실을 알고 나서 환자와 고객에게 이 책을 추천한다. 이 책을 교과서로 사용하는 의과대학도 있다. 나는 독자가 그런 의사를 만나길 바라지만, 반대로 반응성 성욕이 정상이라는 사실에 무지한 전문가를 "당신이" 도울 수도 있다(제약회사는 성 연구자, 치료사, 교육자보다 홍보에 훨씬 더 큰 예산을 들인다).[21]

그러니까 당신이 아는 사람들에게 말해주길. 반응성 성욕을 지녔더라도 당신은 이미 정상이라고. 난데없이 섹스를 갈망해야만 온전히 건강한 사람이 되는 건 아니라고.

만약 재미를 위해 자발적 성욕을 경험하고 싶다면, 힘들게 자신을 바꿀 필요 없이 3장에서 배운 것처럼 맥락을 바꾸면 된다. 하지만 건강하고 정상적인 사람이 되기 위해 자발적 성욕이 필수인 것은 아니다.

쫓고 쫓기는 관계가 문제일 수도

토마토와 알로에를 기억하라. 모든 사람이 한 가지 방식대로 살아야 한다는 기대는 어떤 이는 '옳게', 또 다른 이는 '틀리게' 만든다. 하지만 틀린 것도 다른 맥락에서는 올바를 수 있고, 옳은 것도 잘못된 맥락에서는 작동하지 않는 법이다.

성욕 부족은 성 치료를 받으러 오는 커플에게 가장 흔한 문제다. 정의상, 낮은 성욕은 관계의 문제다. '낮은' 성욕을 지닌 파트너는 어디까지나 상대를 만족시킬 만큼의 빈도로 섹스를 원하지 않는 사람에 불과하다. 그리고 한 사람의 성욕이 선천적으로 '너무 약하거나', 다른 사람의 성욕이 절대적으로 '너무 강하다'고 말할 수는 없다. 그들은 그저 다를 뿐이다. 적어도 현재의 맥락에서는.

그러나 성욕의 차이 자체도 문제는 아니다. 문제는 두 사람이 그 차이를 다루는 방식이다. 둘 중 한 명의 성욕이 상대보다 더 '낮다'고 생각할 때 문제가 시작된다. 예를 들어 A의 성욕이 좀더 자발적이고 B는 좀더 반응적이라고 해보자. 이런 시나리오에서 A는 항상 성관계를 요청하는 쪽이므로 거절당하는 느낌과 상대가 자신을 원하지 않는다는 기분이 든다. 반면 B는 자신에게 가해지는 압박과 평가받는 기분이 싫어서 더 거부하게 된다. A는 자기가 요청하고, 요청하고, 요청할 때마다 B가 항상 싫어, 싫어, 싫어라고 말하기 때문에 거부당하는

기분에 상처받고 화난다. B 역시 방어적인 기분이 들고, 죄책
감에 휩싸이다가 결국 자신에게 문제가 있다는 의심을 하면서
상처받는다. A 역시 고민한다. "나한테 문제가 있나? 내가 섹
스를 과하게 원하는 건가? 나한테 성적 강박이 있나?" 총체적
난국이다.

나는 이것을 "쫓고 쫓기는 관계"라고 부른다.

그렇다면 어떻게 이 쫓고 쫓기는 관계를 '고칠' 수 있을까?

이쯤되면 예상할 것이다. 문제는 성욕 자체가 아니라 맥락
이라는 걸. 성욕이 낮은 사람에게는 액셀을 더 밟고 브레이크
는 덜 밟는 성적 자극이 더 필요하다. 하지만 쫓고 쫓기는 관
계는 처음부터 브레이크를 밟고 시작한다.

이런 관계를 청산하려면 추격을 멈춰야 한다. 섹스를 눈앞
에서 치워버려라. NO 섹스. 사람마다 '섹스'의 의미는 다르지
만, 섹스 금지는 보통 다른 사람과의 생식기 접촉을 금하고,
다른 사람과 함께하는 행위로 오르가슴에 도달하는 것을 금지
한다.

노 섹스의 목적은 두 사람 사이에서 시작된 신체 접촉이
성관계로 이어질 것이라는 기대와 요구를 완전히 차단하는 것
이다. 그 밖에도 성욕이 낮은 B가 압박감 때문에 거절하게 되
는 행위는 무엇이나 해당된다. "하, 이 완벽하게 즐거운 키스
가 섹스에 대한 기대로 이어지면 어쩌나? 난 아직 원하지 않
는데"라는 두려움과 조바심이 사라지면, B는 긴장을 풀고 상

대와 공유하는 신체적 친밀감을 즐길 수 있게 된다.

노 섹스 기간은? 한 달. 또는 2주. 아니면 3개월. 충분히 장벽이 세워졌다고 느낄 때까지.

쫓고 쫓기는 관계를 해체하기 위해 섹스를 금지할 때는 두 사람이 함께 만들어나가는 관계라는 것을 양쪽 다 완전히, 그리고 똑같이 인정해야 한다. 둘 중 누구도 문제의 원인이 아니다. 그들이 갇혀 있는 '관계'가 문제다.

노 섹스 단계가 지나면 서서히 신체 접촉의 강도를 높여갈 수 있지만, 궁극적인 해법은 행동이 아니라 태도에 있다. 자신(또는 파트너)에게 문제가 있다는 기분, 파트너가 자신을 문제시하는 것 같은 기분은 언제나 욕구의 싹을 자른다.

쫓기는 기분이 드는 쪽인 B에게 나는 이런 애기를 하고 싶다. 과학적 근거가 충분하니 내 말을 믿어도 좋다. 아니, 그냥 이건 사실이니까 믿어라. 당신도 마음 한구석에서는 알고 있었을 것이다.

당신은 망가지지 않았다. 당신은 온전하다. 그리고, 언제나 희망은 있다.

그동안 답답했을 테고, 지쳤을 테고, 우울했을 테고, 불안했을 테고, 식구들을 보살피는 의무에 소진되었을 테고, 절망했을 테고, 새로운 시작이 절실했을 것이다. 자신을 방어해야 하는 상황에 질렸을 테고 내 몸이 좀 달랐으면 하는 생각에 지쳤을 것이다. 잠깐이라도 좋으니 누가 날 좀 대신 지켜준다면 좋겠다. 경계를 풀고 편안하게 있고 싶다. 잠깐만이라도.

문제는 상황이지 당신이 아니다. 당신은 괜찮다. 당신은 온전하다. 당신 내면에는 적절한 순간까지 뒤로 물러나 자기를 보호하는 유형의 섹슈얼리티가 존재하는 것뿐이다.

파트너의 몸은 **바로 지금**이라며 요구하지만 당신의 몸은 아직 경계 중이라면 그런 상황이 얼마나 힘들고 답답하겠는가. 게다가 상대가 준비되면 될수록 당신은 움츠러들기 때문에 상황은 더 악화된다. 두 사람 모두에게 못 할 짓이다.

하지만 그 안에 당신의 섹슈얼리티가 있으며, 그건 당신의 피부와 심장박동, 그리고 당신이 사용하는 어휘처럼 당신의 일부다. 당신의 섹슈얼리티는 자기 자리에서 기다리고 있다. 근래에 '발온 물질' 또는 '작열'이라는 말을 사용한 적이 없다고 해서 평생 이 단어들을 사용하지 않을 것은 아니다. 제자리를 지키고 있던 단어들이 언젠가 때가 되면 나와서 잘 쓰일 것이다. 마찬가지로 당신의 성욕은 가장 친한 친구처럼 언젠가 당신의 삶이 허락하면 나와서 놀 수 있게 대기 중이다. 안전하다는 생각이 들 때 언제든 그럴 수 있다.

A에게도 짧지만 할 말이 있다. 당신은 섹스를 원하고 계속해서 요청하는 쪽이다. 아마도 B가 자신을 내어주지 않는다는 기분이 들 것이고, 그래서 몹시 **불쾌**할 것이다. 뒤엉킨 관계의 매듭을 푸는 과정에서 당신의 역할은 어려울 수밖에 없다. 자신의 상처는 내려놓고 자기에게 아픔을 준 사람을 보듬

어야 하기 때문이다. 어렵고, 또 어렵다.

스스로 섹스를 과도하게 원하는 것은 아닌지, 지나친 요구를 하는 것은 아닌지, 몸에 이상이 있는 것은 아닌지 걱정되겠지만 당신은 정상이다. 단지 상대방보다 성적 관심이 조금 더 많을 뿐이다. 당신의 부품은 상대방과 다르게 조립된 것에 불과하다. 둘 중 누구도 고장 나지 않았고, 그저 두 사람 다 만족할 맥락을 찾아 합심해야 하는 상황에 부딪힌 것이다.

B에게 성관계를 생각하지 않아도 되는 공간과 시간을 주어라. 두 사람의 관계에서 섹스를 멀찍이 밀어놓아라. 잠시 동안만. 대신 감정적으로, 또 물리적으로 파트너 옆에 머물러라. 애정을 쏟되, 그 애정이 섹스의 전제라면 곤란하다. 그저 따뜻하고 너그럽게 사랑을 베풀어라.

한마디로 정리해볼까? 성욕의 격차를 해결하는 가장 좋은 방법은 서로에게 친절히 대하는 것이다.

졸린 고슴도치를 기억하라. 관계 안에서 성 역학의 매듭을 풀려면 시간과 인내와 연습이 필요하다.

섹스 공백기에 당신이 쓸 수 있는 가장 강력한 도구는 서로에게, 그리고 자신에게 묻는 것이다. "어떤 섹스가 가치 있는 섹스인가?"

제동장치는 메릿이 넘어야 할 큰 산이었다. 그래서 그녀는 정치 조직가 시절에 배운 기술을 시도했다. 행동을 정체성과 연결하기.

"그냥 달리는 게 아니라 달리는 사람이 되는 거예요." 그녀의 말이다. "달리기가 자신의 일부라서가 아니라, 달려야 하기 때문에, 또는 달려야 할 것 같은 기분이 들어서 달린다면 멀리, 자주 달리지 못해요. 그리고 달리더라도 별로 즐겁지 않죠. 섹스도 섹스를 해야 할 것 같아서 하는 거면 마찬가지지 않겠어요? 그래서 전 섹스를 사랑하는 여자의 정체성을 시도해볼까 해요."

"정말 좋은 생각이네요!" 내가 대답했다.

그래서 메릿은 섹스를 사랑하는 여자가 되기로 했다. 그러자 갑자기 부아가 났다.

"내가 왜 섹스를 사랑해야 하지?" 메릿이 캐럴에게 몰아붙였다. "그냥 섹스를 원하지 않는 여자가 될 수는 없는 거야? 내가 원하는 것보다 더 섹스를 원하고 내가 아닌 사람이 되어야 한다는 강박에 정말 지친다고!"

그래서 그녀는 다른 걸 시도했다. "난 섹스를 원하지 않는 여자야!"를 자신의 정체성으로 삼은 것이다. 한동안 메릿은 매사에 화를 내며 "싫어"라고 말하는 사람으로 지냈다.

4장에서 화는 '투쟁'의 스트레스 반응이라고 했던 것을 기억할 것이다. 그리고 스트레스 반응은 완료되길 원한다. 메릿의 삶에는 스트레스 주기가 시작될 기회는 넘치도록 많았던 반면 완료할 기회는 늘 충분하지 않았다. 그래서 화를 낸 다음 자신을 닫아버리고, 또 화를 내고 닫아버리며 주기 중간에 제동을 걸었다. 그러자 완료되지 못한 스트레스 주기가 산더미처럼 쌓였다.

저널리스트 글로리아 스타이넘은 이렇게 말했다. "진실은 당신을 자유롭게 한다. 그러나 그 전에 먼저 열받게 만든다." 하지만 스타이넘은 열받은 상태를 자유로운 상태로 바꾸는 방법은 말하지 않았다. 내가 말하겠다. 그 방법은 터널을 끝까지 걸어나가 주기를 완료하는 것이다.

그래서 메릿은 화가 나면 화가 나는 대로 두었다. 왜냐하면 살면서 처음으로 분노 자체에 대한 두려움보다 자신이 평생 이 분노 안에 갇혀서 살게 될지도 모른다는 걱정이 더 앞섰기 때문이다. 그래서 그녀는 내면의 모든 화가 발산되게 두었다.

메릿은 대상이 모호한 이 화를 풀어낼 장소를 기가 막히게 찾았다. 자신의 글에 분노를 담은 것이다. 주인공이 적을 잔인하게 죽이는 장면을 썼고, 그 글을 쓰면서 이를 악물고 몸을 흔들거나 주인공과 함께 울부짖었다. 사실 메릿은 아침 산책 때 가파른 언덕을 가열차게 오르며 화를 풀 수도 있었다. 또는 가족을 엉뚱한 화풀이 대상으로 삼아 정체 모를 화를 그들에 대한 구체적인 불만으로 바꿔 공격할 수도 있었다. 하지만 메릿은 현명한 여성이었다. 그녀는 그저 글쓰기를 자신의 해방구로 삼았다.

폭풍처럼 몰아닥친 분노가 제멋대로 하게 두자 그 화는 스스로 폭발해 자기가 할 일을 했다. 물론 시간이 걸렸고 편치도 않았다. 그녀가 끝마쳐야 할 화는 수십 년 치가 쌓여 있었으므로, 고작 2주의 "싫어!" "안 돼!"는 턱없이 부족했다. 그러나 중요한 것은 스스로 화를 내게 허락했다는 것이고 마음속에 끌어안고 있는 대신 자기 몸을 거쳐서 밖으로 나가버리게 했다는 것이다. 그녀는 별도로 어떤 일도 하지 않았고, 화가 다른 사람을 향하게도 하지 않았다. 그저 세상으로 방출시켰고, 그러도록 허락했다. 억눌린 분노가 다 배출되도록 몸에 모든 것을 맡겼다. 그녀는 분노가 오존층에 뚫린 구멍으로 빠져나가는 상상을 했다.

그러던 어느 날, 마침내 모든 분노가 고요함으로 바뀌자 그 정적 속에서 그녀는 스스로 물었다. "섹스가 아니라면, 내가 원하는 것은 뭘까?"

그녀는 러브젤을 사용했던 밤을 떠올렸다. 캐럴에게 쾌락을 준다는 게 얼마나 기분 좋은 일이었던가. 답은 빠르고 격하게 돌아왔다. 그녀가 원하는 것은 자기가 사랑하는 이에게 쾌락을 주고 교감하며 함께 쾌락을 받고 또 나누는 것이었다. 안전하지 않은 이 세상에서 자신을 보호하려고 쳐두었던 방어막 없이 즐거움을 경험하는 것. 그 즐거움은 어떤 종류의 즐거움도 될 수 있지만 그중 자기 몸이 느끼는 즐거움이 중요하다.

평생 살면서 쾌락을 느낀 적이 한 번도 없는 것은 아니지만 자기 방어의 벽이 너무 단단해 지금까지 메릿은 자기 안에 갇힌 작은 영역을 넘어서지 못했다.

하지만 적어도 파트너의 쾌락에 집중할 때는 브레이크가 걸리지 않았다. 거기까지는 그녀도 알고 있었다. 그렇다면 이제 어떻게 자신을 위한 쾌락을 얻을 것인가.

오르가슴.

그건 8장에서.

"원할 가치가 있는 섹스"란

수업 시간에 반응성 성욕을 설명하고 나면 많은 학생이 갑자기 안도감을 느끼면서 긍정적인 자세를 보인다. 섹스를 "갈망하지" 않는다는 이유로 자책하던 것을 멈추고, 자신의 뇌에서 성욕이 일어날 만큼의 쾌락을 줄 맥락을 찾느라 바빠지는 것이다.

하지만 한번은 모임에서 지인이 무심코 이런 질문을 던졌다. "그러니까 에밀리, 장수 커플이 되려면 어떻게 해야 하는 거예요?" 어린 두 자녀를 키우는 젊은 커플이었고 둘 다 풀타임으로 일했다.

나는 늘 그랬듯이 반응성 성욕을 설명하면서 이렇게 마무리 지었다. "침대에 올라가서 누워요. 파트너와 살을 맞대. 그리고⋯⋯"

하지만 내가 이 얘기를 꺼냈을 때 성욕이 낮은 쪽은 혐오스럽다는 표정을 짓더니 테이블에서 몸을 돌렸다.

"이런", 내가 부드럽게 말했다. "섹스를 욕망하지 않는 게 문제가 아니네. 섹스를 좋아하지 않는 게 문제네요. 섹스가 왜 싫은지 얘기해봐요."

그녀는 몇 년 동안 무시당하는 기분이 들었다고 했다.

무시받았다고!

몇 년 동안이나!

그렇다면 섹스를 좋아할 리가 있나. 섹스가 좋지 않으니 열망할 일도 없다! 다년간 성욕에 대한 연구를 읽고, 커플, 치료사, 과학자, 의료진과 이야기를 나누면서 나는 성욕의 "문제"를 두고 자신이 좋아하지 않는 섹스를 원하지 않는 것은 정상이라는 깨달음보다 더 확실한 해결책을 본 적이 없다.

성 치료사이자 연구자인 페기 클라인플라츠와 연구팀이 쓴 것처럼, "현재 성욕 장애로 진단받는 상태는 대부분 질이 낮고 실망스러운 섹스에 대한 건강한 반응으로 나타난 것이다".[22]

클라인플라츠는 성욕이 낮은 커플을 만나면 이렇게 묻는다. "어떤 섹스라면 당신이 원할 것 같나요?"

4장에서 설명한 '줄거리를 진전시키는 섹스'를 떠올려보자. 이런 섹스는 단순한 성 반응 이상의 동기를 얻어 더 큰 목표 지점으로 가게 한다. 그야말로 클라인플라츠의 고객이 "원할 가치가 있다"고 묘사하는 종류의 섹스다. 사람들은 오르가슴만을 원하지 않는다. 사람들은 그보다 더 많은 것을 원한다.

그리고 클라인플라츠는 그들이 더 많은 것을 찾도록 돕는다.

클라인플라츠가 이끄는 연구팀은 스스로 특별한 성생활을

즐긴다고 말하는 사람들을 다년간 연구해왔다. 이 사람들은 상상할 수 있는 모든 배경에서 왔고, 모든 성적 성향을 아우르며, 모든 성 정체성을 포함한다. 일부는 변태적이고, 일부는 평범하며, 일부는 한 사람하고만 관계하고, 또 어떤 사람은 그렇지 않다. 그들은 나이도 제각각, 건강 상태도 제각각, 신체도 제각각이다. 이들의 공통점이라면 섹슈얼리티를 통해 유대감과 쾌락에 접근하는 고무적인 능력이다. 이 연구 결과는 페기 클라인플라츠가 다나 메나드와 함께 쓴 『훌륭한 섹스 Magnificent Sex』에 실려 있다. 저자는 이런 "최적의 성적 경험"을 즐기는 사람들이 크게 여덟 가지로 자신의 경험을 설명한다고 보고했다.

- **정신을 온전히 쏟고, 집중하며, 구체화하기.** 천천히, 산만함과 거리낌을 버리며, 나머지는 모두 제쳐두고 오직 현재 일어나는 일에만 주의를 기울이기.
- **교감, 일치, 합체, 동시성.** 파트너와 결이 맞는 기분은 많은 설문 참여자가 훌륭한 섹스에 필수적이라고 손꼽은 것이다.
- **성적, 성애적으로 깊은 친밀감.** 섹스할 때만이 아니라 관계 전체에서 이 사람들은 파트너를 서로 깊이 존중하고 진정으로 수용하고 배려하며 완전한 신뢰를 보였다.
- **남다른 소통, 높은 공감력.** 특별한 사랑꾼들은 언제나 특별

한 소통가로서 상대의 내면세계에 초점을 맞춰 적극적으로 공감한다.

- **진실성, 진정성, 거리낌 없는, 투명함.** 훌륭한 섹스는 감정을 가감 없이 드러내며 성적 쾌락과 욕구를 부끄러워하지 않고 표현한다. 자신을 성장시킨 성적 각본과 "마땅히 그래야 하는 것"을 거부하는 과정을 거쳐야 한다.

- **초월, 행복, 평화, 변화, 치유.** 맞다. 훌륭한 섹스에는 우주에 녹아들고 신과 연결되어 자신을 변화시키고, 치유하고, 삶과의 관계를 진정으로 개선하는 느낌이 포함된다. 많은 경계를 설정해야 하는 일상에서 성생활은 신뢰할 수 있는 파트너와 기꺼이 경계를 허물 때 변할 것이다.

- **탐험, 대인관계에서 위험 감수, 재미.** 3장에서 나온 '재미와 놀이 요소'와 같은 것이다. 놀이, 호기심과 탐구심, 발견, 실험, 창의성, 웃음.

- **취약성과 복종.** 훌륭한 섹스는 파트너에게 숨기는 것 없는 깊은 신뢰가 특징이며, 이런 관계에서 진정한 자아는 상대에게 소중한 선물이다.

참여자들의 경험은 우리에게 훌륭한 섹스란 파트너와 무엇을 하느냐도 아니고, 어떤 신체 부위가 어디로 가는지에 대한 것도 아니며, 얼마나 자주, 또 얼마나 오래 하는지에 관한 것도 아닌 깊은 신뢰와 유대의 맥락에서 어떻게 감각을 공유하느냐의 문제임을 보여준다. 놀랍지 않은가? 하지만 이 연구는 우리가 이르지 못할 기준을 설정하지 않는다. 훌륭한 섹스와 사람들이 훌륭한 섹스로 기대하는 것의 간극을 인지하는 게 중요하다.

예를 들어 저 목록에서 무엇이 빠졌는지 알겠는가?

맞다, 저기에 성욕은 없다.

사실 성욕은 훌륭한 섹스에서 차지하는 비중이 크지 않다. 성욕은 참가자 대다수의 입에 아예 오른 적이 없고, 훌륭한 섹스에 필요한 조건으로 강조된 적도 별로 없다. "욕정, 욕망, 화학 반응, 성적 매력"은 최적의 섹스를 구성하는 아주 미미한 요소일 뿐이다. 훌륭한 섹스를 하는 사람들 사이에서도 반응성 성욕이 일반적이다.

그리고 그들만이 아니다. "최적의" 성관계는 연구자들이 '소통' '개방성, 취약성' '그 순간에 함께 있는 것' '활동적이고 적극적인 참가자'로 식별한 특성을 포함해 아동 성폭력 생존자들이 기술한 '좋은 성관계'와 놀라울 정도로 비슷하다.[23] 20명의 여성이 '좋은 성관계'를 설명한 또 다른 연구에서는 불과 세 명만이 '행복하고 즐거운' 섹스의 지표로 "성관계를 할 생각이 드는 것" 또는 "성관계를 원하는 것"을 언급했다.[24] 이 여성들이 말하는 좋고 행복한 섹스에는 편안함과 자연스러움, 기본적인 즐거움, 그리고 무엇보다 교감이 더 많이 언급되어 있다.

하지만 훌륭한 섹스가 도달하는 곳은 더 멀고 깊다. 클라인플라츠와 메나드가 말한 대로, "훌륭한 섹스는 대부분의 사람이 어려서 배운 관습적인 각본 이상으로 확장된다. 실망스러운 성생활은 바꿀 수 있다. 단, 성적 죄책감, 수치심, 거리낌만 버려서는 안 된다. 천편일률적인 섹스에 대한 열망을 패키지로 싹 다 내다 버려야 한다".25 훌륭한 섹스를 하는 사람들은 무작정 침대로 올라가 눕지 않는다. 그들은 의도적으로 "충분히 안전한" 맥락을 키우며 영혼의 야생을 향한 믿음의 도약을 과감하게 시도한다. 그것이 훌륭한 섹스다. 여기에 돌연 솟아나는 성욕은 크게 중요하지 않다. 훌륭한 섹스를 하는 사람들이 섹스를 원할 때는 주류 미디어나 포르노에 나오는 섹스를 원하는 게 아니다. 그들은 자신과 파트너를 더 완전히 알고 싶어하고, 상대가 더 완전히 자신을 보고 알아주기를 바라며, 더 깊이 느끼고, 더 세게 껴안는다. 이것이 내가 "훌륭한 성욕"이라고 부르는 것이다.

고트먼과 동료들이 알아낸 것처럼, 장기적으로 성적 유대를 끈끈하게 유지하는 사람들은 파트너와의 섹스를 가장 우선순위에 올려놓는다. 그러나! 가끔 섹스가 순위에서 밀려나더라도 정상이다. 아기가 태어났을 때, 임종이 가까운 부모를 보살필 때, 두 사람 다 일에 지치고 버거워할 때, 그럴 때는 서로에게 에로틱하게 다가갈 시간도 에너지도 없다. 그것이 함께 겪어야 할 삶의 단계임을 깨닫고 허락하면 결국 그 끝에서 다시 서로에게 돌아갈 길을 찾게 될 것이다.

그리고 이 정체기가 끝났을 때 두 사람이 각자 무엇을 발견하게 될지는 생각해볼 만하다. 그것이 놀이인가, 교감인가, 탐험인가, 평화인가? 아니면 집안일, 의무, 고된 일상인가? 만약 섹스를 위해 침대에 눕는다는 생각이 두렵다면 그건 성욕 부족의 문제가 아니다. 즐겁지 않은 게 문제다.

섹스를 원하는 것은 몸이 즐겁기를 원하는 것이다. 그러나 우리는 때로 더 많은 것을 원한다. '더 많은 것'의 구체적인 의미는 사람에 따라 다르고 살면서 얼마든지 바뀌지만 훌륭한 섹스를 하는 사람들은 쾌락 이상을 주는 섹스를 한다고 설명한다. 이들에게 섹스는 생리학적으로 더 깊은 차원에서 파트너에게 자신을 맞추는 행위다. 욕망을 자신에게, 그리고 대담하게 파트너에게까지 드러낸다. 훌륭한 섹스는 사람됨은 물론 신성의 영역까지, 그리고 파트너의 내면세계로 우리를 더 깊이 데려간다.

정원을 공유하려면

지금까지 건강에 대한 내적 감각보다 몸에 대해 문화가 전하는 메시지를 신뢰하도록 배웠던 것처럼 우리는 종종 자신의 섹슈얼리티에 대해 자신보다 파트너의 의견이나 생각을 더 신뢰한다. 특히 파트너의 섹슈얼리티가 소위 섹스의 올바른 작동 방식이라는 표준 이론에 더 가깝다면 우리는 기꺼이 자신에게 문제가 있다고 믿는다.

그러나 이제 당신은 훨씬 더 많은 것을 알고 어떤 유형의 성욕도 잘 다룰 수 있게 되었다. 반응적 욕구를 포용하라. 그리고 받들어라. 파트너에게 당신이 흥분할 좋은 이유를 함께 만들자고 요청하라.

수십 년간 성적 유대를 강하게 유지하는 커플에게는 두 가지 공통점이 있다. 두 사람은 1) 섹스를 우선순위에 두는 2) 친구다. 다만 섹스를 먼저 생각할 수 없는 시기가 분명히 있다. 또 어떤 관계에서는 한 번도 섹스가 우선순위가 된 적은 없지만 그 역시 아무 문제 없는 정상이라는 점을 명확히 하자.

하지만 올바른 맥락 안에서 당신은 상대를 당신의 정원으로 맞이하고 싶어한다. 타인을 정원에 들일 때는 그 사람도 자기 정원이 있고 그에게는 그 정원이 익숙하며 그 사람의 정원은 당신과 다르다는 것을 기억하자. 그 사람의 몸, 액셀과 브레이크, 그의 가족과 문화가 심어놓은 씨앗, 그들이 정원을 돌보는 방식은 당신과 비슷할 수도 있고, 전혀 다를 수도 있다. 당신과 파트너가 아주 다르더라도, 둘 중 누구 하나가 더 낫거나 못하지 않다는 것을 기억하라. 둘 중 한 사람이 우리 문화의 기준에 더 잘 들어맞더라도 말이다. 감자를 키우는 농부는 당신의 장미가 땅속에서 자라야 한다고 우길지도 모른다. 하지만 알로에를 키우는 최적의 생장 조건이 토마토에도 적용되는 것은 아니다.

나는 당신이 좋아하고 존경하기에 정원에 초대하려는 사람이 또한 당신을 좋아하고 존경하기를 바란다. 그들의 정원이 잘 자라게 당신이 돕고 싶어하듯, 그들도 당신의 정원이 잘 자라게 돕고 싶어해야 한다. 어쩌면 그저 방법을 모르는 것뿐일 수 있다.

그러므로 당신은 파트너에게 반응성 성욕에 대해 가르쳐야 한다. 당신은 고장 나지 않았고, 당신은 당신이 알로에이길 기대하는 세상에서 살아가는 토마토라고 알려주어라. 물을 더 많이 주어야 잘 자라는 사람이라면 파트너에게 물을 달라고 말하고 함께 노력하라. 어떤 맥락이 가속 페달을 밟고 어떤 맥락이 제동을 거는지 서로 이야기를 나누어라. 두 사람이 함께했던 가장 섹시한 섹스를 추억하고 그 순간으로 되돌아가기 위해 할 수 있는 것들을 이야기하라.

반응성 성욕을 느끼는 파트너를 위해 두 사람 사이에 공간을 마련할 때 좋은 일이 일어난다. 맥락에 민감한 패트릭의 성욕 스타일에 맞춰 그가 주도하도록 역할을 바꾸면서 그는 자신을 어떻게 유보 상태에서 관심 상태로 끌어낼지 고민해야 했다. 올리비아는 패트릭의 속도와 시간이 그의 욕구를 탐색하도록 인내심 있게 기다렸고, 그 보상으로 지금까지 자신의 자발적 성욕이 허용하지 않았던 강렬한 에로티시즘을 경험했다.

이런 수준의 상호 수용과 자아 수용은 그 자체로 가장 활발한 성 긍정 맥락만의 생생한 특징이다. 우리는 각자의 섹슈얼리티가 작동하는 방식을 인지하는 것뿐 아니라 그것을 있는 그대로 수용하고 반길 필요가 있다. 중요한 것은 당신의 섹슈얼리티가 작동하는 방식이 아니라, 자신의 섹슈얼리티에 대해 어떻게 느끼는가이다. 당신의 파트너가 자신의 섹슈얼리티를 어떻게 느끼며, 두 사람이 서로의 섹슈얼리티를 어떻게 느끼는지가 중요하다.

그것이 궁극적으로 성 긍정 맥락이며, 바로 9장의 주제다.

그러나 그 전에 먼저 오르가슴에 대해 이야기하자.

네 줄 요약

- 어떤 사람들은 자발적 성욕 방식을 지니고 있어서 불현듯 섹스를 원한다. 어떤 사람은 반응성 성욕을 지니고 있어서 상당량의 쾌락을 느낄 때만 섹스를 원한다. 절반에 해당되는 나머지 여성들은 맥락에 따라 두 방식이 적절히 조합된다.
- 파트너와 성욕의 수준이 다를 경우, 성욕이 높은 파트너라고 해서 더 '알맞은' 양의 성욕을 갖고 있는 것은 아니

며 성욕이 낮은 파트너가 '부족한' 양의 성욕을 갖고 있는 것도 아니다. 그 반대도 마찬가지다. 사람들은 모두 다르다.

- 자발적 성욕이 사그라지는 것은 맥락이 바뀌었기 때문이지 사람이 '망가졌기' 때문은 아니다. 자발적 성욕을 되불러오려면 맥락을 바꿔야 한다.

- 성욕에 대해 알아야 할 가장 중요한 것은, 성욕 자체가 중요한 게 아니라는 점이다. 진짜 중요한 건 **즐거움**이다. 뇌로 하여금 세상을 안전하고 재밌고 섹시하고 즐거운 장소로 해석하게 하는 맥락을 만든다면, **원할 가치가 있는 섹스**를 하게 될 것이다.

4부

모두를 위한 황홀경

8장

오르가슴의 척도는 쾌락이다

방관자화Spectatoring 성행위 중에 제삼자의 눈으로 자신을 보는 행동는 성관계 중 자기 몸과 성기능을 걱정하는 기술로, 메릿은 이미 고수의 경지에 이르렀다. 몸에서 일어나는 쾌감에 집중하는 대신 자기 가슴이 어떻게 움직이는지, 지난번에는 왜 오르가슴을 느끼지 못했는지, 자꾸 산만해지는 자신이 성적으로 문제가 있는 건 아닌지 등의 불안이 머릿속을 채운다. 메릿은 섹스를 좋아하는 대신 걱정한다. 걱정은 쾌락의 반대다. 걱정은 브레이크를 밟는다.

제동이 걸리면 오르가슴은 일어나지 않는다.

메릿이 지난 20년간 캐럴과 함께하면서 오르가슴을 느낀 횟수를 기억하는 것도 그 때문이다.

또 그래서 메릿은 오르가슴을 자기 인생에서 얻고 싶은 쾌락, 그리고 쾌락에 필요한 자기 신뢰를 연습할 완벽한 방법이라고 생각했다.

"좋아요, 방법을 알려주세요." 메릿이 내게 물었다. "어떻게 하면 오르가슴이 생기나요?"

"오르가슴은 생기는 게 아니에요. 허락하는 거죠." 내가 말했다.

메릿이 고개를 끄덕거렸다. 그런 다음 가로저었다. "무슨 말인지 모르겠어요."

나는 줄리아 하이먼과 조지프 로피콜로가 쓴 『오르가슴 느끼는 법Becoming Orgasmic』을 권했다. 오르가슴을 한 번도 느낀 적 없는 여성을 위해 쓴 책이지만 사실상 오르가슴과 분투하는 모든 여성을 위한 필수 가이드다. 메릿은 그 책을 읽고 몇 가지를 연습한 끝에 또 한

번 놀라운 결정을 내렸다. 캐럴과의 잠자리에서 굳이 오르가슴에 연연하지 않기로 한 것이다.

"오르가슴을 느낄 때까지 섹스한다는 게 저한테는 살이 빠질 때까지 달리기하는 것과 같아요. 하지만 그렇게 해서는 안 되겠죠. 그럴 이유도 없고요. 그래서 그만하려고요."

일주일에 한 번씩 그녀는 캐럴과 마사지, 키스, 오럴섹스를 했다. 서로 장난치고 놀면서 순간의 느낌에 집중했고 목표 같은 것은 세우지 않았다.

그랬더니 어떻게 됐을까?

생각한 대로다.

이 장은 오르가슴을 다룬다. 여성이 경험할 수 있는 오르가슴의 범위, 그리고 여성과 궁극의 쾌락 사이에 놓인 걸림돌에 관한 장이다. 메릿은 민감한 브레이크 때문에 (특히 다른 사람과의 섹스로) 오르가슴에 이르는 것이 힘겨웠다. 하지만 이 장에서 메릿은 "끄는 스위치를 끄는" 과학을 시도했고, 그래서 예상한 것보다 훨씬 더 뜻깊은 경험을 하게 되었다.

몇 년 전, 오르가슴은커녕 자위도 해본 적 없는 친구가 처음으로 연애를 시작하며 상담을 해왔다. 그 친구가 나에게 물은 것 중 하나는 "오르가슴에 도달했는지 어떻게 알아?"였다.

나는 친구에게 오르가슴은 사람마다 느끼는 게 다르고, 자극의 종류, 파트너와의 성관계인지 자위행위인지, 심지어 생리 주기 등 여러 요소에 따라 달라진다고 말했다. 질 주변에서 근육의 리드미컬한 박동이 느껴질 때도 있고 그렇지 않을 때도 있다. 많은 여성이 대체로 오르가슴을 "끝났다"는 기분, 주어진 역치를 넘어서면서 완료되었다는 느낌으로 묘사한다. 보통 근육이 뻣뻣해지고 심장이 심하게 뛰는 긴장의 절정에 오른다. 나는 친구에게 오르가슴은 예술과 같다고 말했다. 보면 안다고. 기대한 것은 아닐지도 모르지만 분명 다르다고.

친구가 격하게 고개를 끄덕이더니 말했다. "나, 그게 뭔지 아는 것 같아."

그러더니 하루는 입이 귀에 걸린 채로 다가와 말했다. "내가 생각했던 건 아니었어. 하지만 네 말대로 모를 수는 없는 거더라."

이런 다양성과 변이 때문에 과학자들이 수많은 단어를 갖다 붙여도 오르가슴을 제대로 정의할 수 없었다. 그러나 대체로 공통된 핵심을 말하자면, 오르가슴은 성적 긴장의 갑작스럽고도 불수의적인 해소다.[1]

이런 짧은 정의 안에 빠진 것이 얼마나 많을까? 성기, 근육 수축, 성행위, 쾌락, 오르가슴의 느낌, 오르가슴에 오르는 방법에 대한 내용은 여기에 없다. 오르가슴은 사람에 따라, 또 맥락에 따라 모두 다르다. 성관계 중 오르가슴에 오르기도 하고, 그렇지 않기도 하다. 자위하는 중에 일어날 때도 있고 그렇지 않을 때도 있다. 음핵의 자극, 질의 자극, 허벅지 자극, 항문 자극, 유방 자극, 귓불 자극, 심지어 신체적 접촉이 하나도 없는 정신적 자극으로도 일어나고, 반대로 이런 자극 아래에서 전혀 일어나지 않을 수도 있다. 잠자는 동안, 운동 중에, 완벽하게 비非성적인 상황에서도 오르가슴을 느낄 수 있다. 기분이 좋을 수도, 그저 그럴 수도, 영적일 수도, 짜증 날 수도, 재미있을 수도, 답답할 수도 있고, 쾌락의 극치를 맛볼 수도 있다. 어떤 때는 환상적이고 어떤 때는 그렇지 않다. 어떤 때는 오르가슴을 원하고 어떤 때는 원하지 않는다.

이 장에서는 오르가슴을 전체적으로 살펴보며 마침내 비밀의 화원으로 가는 길을 찾는다. 먼저 나는 오르가슴이 아닌 것들로 시작한다. 오르가슴은 '성기의 반응'이 아니고, '쾌락의 절정'이 아니고, '우열'이 아니다. 나는 통계와 고무적인 이야기들을 통해 사람들의 오르가슴 경험(또는 경험의 부족)이 정상임을 보인다. 그런 다음 오르가슴 장애를 극복하기 위해 필요한 것을 설명한다. 처음으로 오르가슴을 시도하는 것이든, 다른 맥락에서 새롭게 오르가슴에 오르려는 것이든 상관없다. 나는 당신의 몸 안에서 별이 무지갯빛으로 폭발하는 오르가슴을 찾도록 도와주겠다.

나는 당신이 어떤 오르가슴을 느끼든 그건 정상임을 증명하고 싶고, 또 우주를 뒤집어놓을 만큼 깊고 강렬한 오르가슴을 느낄 힘을 주고 싶다. 모든 사람이 그럴 수 있지만, 그러려면 먼저 오르가슴이 아닌 것들부터 몰아내야 한다.

내 섹스를 지켜보는 나

인간은 여느 종과 달리 뇌의 통제를 받는 것이 아니라 스스로 뇌를 통제할 수 있다. 우리는 자신이 무슨 생각을 하고 무슨 감정을 느끼는지 알며 그 사실에 대응할 수 있다. 그게 방관자화를 포함해 모든 형태의 수행 불안을 다스리는 핵심이다. 자신이 무엇에 주의하는지 깨닫고 자신이 원하는 쪽으로 주의를 돌리는 것.

처음에는 말처럼 쉽지 않겠지만 연습하다보면 생각보다 쉽다. 방법은 다음과 같다.

마트에서 긴 줄을 서 있거나 버스에 앉아 있다고 해보자. 이때 자신의 호흡에 집중해 숨을 들이마시고, 멈추고, 내쉰 다음 멈춘다. 한 번 더 들이마시고, 멈추고, 내쉰 다음 멈춘다. 이렇게 두 번씩 숨을 쉰다. 자신의 호흡을 느끼고 가볍게 미소 짓는다. 하루에 5~20번씩 시도한다.

이 두 번의 호흡 중에 자신이 딴생각에 빠지는지 관찰한다. 아마 그럴 것이고 그렇더라도 정상이다. 딴생각이 드는 것을 알게 되면 미소 지은 다음 그 생각을 놓아주고 다시 호흡에 주의를 집중한다. 기억나는가? 이것이 바로 마음챙김이다. 자기 생각이 원래 의도한

데서 벗어나 다른 곳에서 방황하는 걸 알아차리는 것 자체가 방관자 역할에서 벗어나는 걸 도와줄 것이다. 생각이 헤매고 있다는 걸 알아야지만 다시 몸의 감각으로 주의를 돌리는 법도 익힐 수 있기 때문이다.

오르가슴과의 불일치!

오르가슴이 아닌 첫 번째는 '생식기 반응'이다.

2장에서 나는 성 반응 주기의 생리학을 조사한 마스터스와 존슨의 연구를 언급했다. 이때 피험자가 오르가슴에 올랐다고 알려주는 신호가 있었는데 그중 가장 중요한 것이 질 입구의 골반저근육에서 일어나는 수축 현상이었다.

하지만 오르가슴은 그렇게 간단하지 않다.

6장에서 설명한 성적 흥분의 불일치를 기억할 것이다. 생식기에서 일어나는 현상과 자신의 기분이 반드시 일치하지는 않는다는 내용이었다. 이런 불일치가 오르가슴에도 해당된다는 증거가 있다. 그러니까 적어도 실험실에서 성기 반응이 측정되는 동안 오르가슴에 오른 여성 중에는 그런 경우가 있었다.

예를 들어 어느 연구에서 참여자들은 실험실에서 자위

행위로 오르가슴에 오른 다음, 1("빈약하거나 형편없는")에서 5("가장 강렬하고 훌륭한")까지 "점수를 매겼다".[2] 그 결과 여성이 자신의 오르가슴에 준 점수와 소위 오르가슴의 상징적 표지인 생식기 반응(골반저근육의 수축 횟수) 사이에는 상관관계가 전혀 없었다.

리듬감 있는 불수의적 수축은 오르가슴에 의한 가장 보편적인 생리적 반응이지만 그조차 절대적이지 않다. 어느 연구에서는 11명의 여성 가운데 2명의 질 근육이 오르가슴 중에도 수축하지 않았다.[3] 반면 오르가슴 없이 근육이 수축하는 여성도 있었다.[4]

다시 말해 생식기가 보여주는 생리적 지표로는 여성의 주관적인 오르가슴을 예측할 수 없다. 쾌락처럼 오르가슴도 성기가 아니라 뇌에서 일어나는 일임을 알면 이해될 것이다.[5]

서로 똑같은 것은 없다

오르가슴이 아닌 두 번째! '쾌락의 절정.'

오르가슴은 간지럼과 비슷해서 어떤 때는 재밌고, 어떤 때는 짜증 나며 아무 느낌이 들지 않을 때도 있다. 쾌락은 감각의 지각이며, 지각은 맥락에 좌우된다. 오르가슴도 마찬가지다. 하지만 누구도 "왜 파트너의 간지럼이 어떤 때는 재밌고 기분 좋지만 어떤 때는 그렇지 않은가요?"라고 묻지 않는다. 간지럼이라는 감각이 맥락에 좌우된다는 것을 직관적으로 알고 있으니까. 간지럽혀도 되는 시간과 장소는 따로 있지 않은가.

그러나 사람들은 항상 물어온다. "왜 어떤 때는 최고의 오르가슴을 느끼고 어떤 때는 전혀 그렇지 않나요?" 이런 질문을 보면 여느 감각과 달리 오르가슴은 맥락에 상관없이 동일하게 느껴야 한다고 다들 믿는 것 같다.

모든 오르가슴이 성적 긴장의 갑작스러운 배출이며, 그걸 느끼는 방식은 맥락에 달려 있다. 그래서 어떤 오르가슴은 근사한 반면 어떤 것은 전혀 아니올시다인 것이다. 몇 가지 예를 살펴보자.

- 한 여성이 얼굴을 붉히며 말하길, 운동 수업 중에 오르가슴을 느꼈는데 당황스럽기만 했지 전혀 즐겁지 않았다고 했다. 의외의 장소에서 오르가슴을 느꼈다는 사실과, 오르가슴을 느꼈는데도 즐겁지 않았다는 사실에 혼란스러워했다.[6]
- 우울장애를 심하게 겪는 친구가 내게 오르가슴이 즐겁지 않다고 말했다. 난 그건 정상이고 쾌락은 맥락에서 오는 거라고 말했다. 현재 그녀의 맥락은 회색이고 밋밋하다. 우울감을 느끼는 사람에게는 지극히 정상이다.

- 학부생 한 명이 성폭행에 대한 내 강연을 듣던 중 얼굴이 창백해졌다. 강간 중에 오르가슴을 느끼는 여성이 있지만 그건 어디까지나 신체적 반사 작용일 뿐이고 쾌락도, 동의도 아니라고 지나가며 언급했던 내 말이 자기 삶을 바꾸었다고 했다.[7]
- 한 여성이 수면 중에 주기적으로 오르가슴을 느끼는 바람에 자다가, 또는 꿈을 꾸다가 깨곤 하는데 즐거움이 동반되지 않는 열기와 맥박이 느껴질 때가 있어서 당황스럽다고 했다.[8]

오르가슴은 저마다 다르다. 오르가슴이 일어난 맥락이 다르기 때문이다. 오르가슴의 특성은 오르가슴 자체가 아닌 맥락의 기능이다.

모두 같은 부품으로……

오르가슴이 아닌 세 번째는 우열이다. 모든 오르가슴은 그저 서로 다를 뿐, '올바른' 유형도, '더 나은' 종류도 없다. 심지어 오르가슴에 종류가 있다고도 말하기 어려운 게, 결국 모두 같은 부품(성적 긴장의 갑작스러운 방출)이 다른 방식으로 조직된 것이기 때문이다.

오르가슴의 '종류' 대신 오르가슴에 이르는 각기 다른 방식을 생각할 수는 있다. 아래는 여성들이 내게 쾌감이 컸다고 말한 자극의 몇 가지 예시다.

- 음핵의 자극에 의한 오르가슴.
- 질의 자극에 의한 오르가슴.
- 유방 자극에 의한 오르가슴.
- 발가락을 빨았을 때 느낀 오르가슴.
- 파트너가 (윤활액을 바른) 손가락을 항문에 삽입했을 때 느낀 오르가슴. 이때 머리는 침대에 고정된 상태였다. 가장 에로틱한 감각은 둔부에 부드럽게 얹은 그의 따뜻한 손바닥이었다.
- 파트너가 손가락으로 서서히 부드럽게 외음순을 따라 연달아 위쪽으로 긁을 때 느낀 오르가슴. "에피타이저인 줄 알았던 것이 주요리가 되었죠."
- 직접적인 생식기 자극이 전혀 없는 오르가슴. 파트너에게 오럴섹스하는 중에 그가 흥분한 모습에 자극되어 그가 절정에 오른 순간에 함께 오르가슴을 느꼈다.

그러면 저것들은 음핵 오르가슴, 질 오르가슴, 가슴 오르가슴, 발가락 오르가슴, 엉덩이 오르가슴, 음순 오르가슴, 오럴 오르가슴인가?

4부 모두를 위한 황홀경

아니다. 여성 잡지와 연구자들이 오르가슴 종류를 식별하고 이름—지스폿 오르가슴, 혼합 오르가슴, 자궁 오르가슴, 외음부 오르가슴 등[9]—을 붙이려고 꽤나 애를 썼지만 결국 오르가슴은 하나였다. 어떻게 일어났든 쌓여 있던 성적 긴장이 갑작스럽게 해소되는 것이 오르가슴이다. 자극된 신체 부위로 오르가슴의 종류를 구분한다는 것은 해부학적으로, 생리학적으로 심지어 진화적으로도 전혀 이치에 맞지 않는다.[10]

음핵을 자극했을 때 느끼는 오르가슴과 질을 자극했을 때 느끼는 오르가슴이 다른 것은 사실이다. 그러나 질의 자극으로 생성된 오르가슴이라도 서로 다르고, 음핵의 자극으로 생성된 오르가슴도 서로 다르다. 파트너와 함께하는 오르가슴은 혼자 시도하는 오르가슴과 다르고, 한 파트너와의 오르가슴이라도 성관계 때마다 다를 수 있다. 오르가슴을 느낌에 따라 분류하자면 모든 오르가슴이 각각 새로운 범주가 되어야 한다.

모든 여성의 음부가 그 자체로 정상이고 건강한 것처럼, 모든 여성의 오르가슴이 자극의 종류나 느낌에 상관없이 정상이고 건강하다. 오르가슴의 가치는 그것이 어떻게 일어났고, 어떤 임의의 기준을 충족했는지가 아니라 자신이 그 오르가슴을 좋아했는지, 또 원했는지로 판단하는 것이다.

따라서 이런 결론을 내릴 수 있다. 즐거움이 곧 오르가슴의 **척도**다. 오르가슴의 척도는 자극의 종류도, 오르가슴에 오르기까지 걸린 시간도, 오르가슴이 지속된 시간이나 골반저근육이 수축한 강도도 아니다. 당신의 오르가슴을 측정하는 유일한 척도는 당신이 느낀 즐거움이다.

로리의 문제는 오르가슴이 아니었다. 일단 섹스를 시작하면 오르가슴에 오르는 데는 문제가 없었다. 로리의 문제는 그녀의 삶에서 스트레스가 그녀와 모든 성적 쾌락 사이에 쌓아놓은 장벽이었다. 그녀와 조니는 맥락을 바꿈으로써 그 벽을 무너뜨릴 방법을 배우고 있었다. 그러나 그날의 뜨거운 밤 이후 조니는 자신만만해져서는 지나치게 대담해졌다. 그가 요청하고 압박하고 뒤쫓기 시작하면서 로리는 점점 더 압박감을 느꼈고, 부담스러운 상황에서는 성적 관심이 사라진다는 걸 누구보다 잘 아는 조니의 행동에 화가 나기 시작했다. 그가 일을 망칠 것만 같았다.

이런 때에 로리가 "거봐, 내 인생은 엉망진창이야. 그러니까 내 성적 관심도 형편없지. 그래, 맞아, 내 주제에 섹스는 무슨!"이라고 생각하게 되는 건 지극히 정상이고 그럴 만하다. 많은 여성이 매일 이런 생각에 빠져 일단 삶이 좀 나아진 다음에 성생활 회복을 시도해보자며 대충 만족하고 지낸다. 그건 우선순위의 문제다. 그리고 사실 로리가 섹스를 "원하고" 싶어했던 것은 정말로 섹스를 원해서가 아니라 조니가 원하기 때문이었다.

절망한 그녀는 조니한테 트레버를 데리고 도서관에 다녀오라면서 집 밖으로 내보냈다. 로리는 혼자 집에 있는 사치를 누리며 빨래를 하고 밀린 일도 처리하며 진짜 운이 좋으면 낮잠까지 잘 수 있을 거라고 생각했다.

하지만 그들이 나가자 로리는…… 금세 그들이 그리워졌다.

하루 중 그녀가 가장 좋아하는 때는 아들의 목욕 시간이었다. 지치고 번거로운 일을 모두 제쳐두고 어린 아들과 물장구를 치면서 노는 시간. 이제 로리는 그들이 돌아오길 기다리고 있었다. 목욕 시간 때문에!

그러다 성적인 쾌락과 엄마로서의 즐거움을 비교하면서 이런 생각이 들었다. "아이와 있는 걸 즐기는 건 이기적인 게 아니야. 즐길수록 더 좋은 부모가 되는 거지! 그렇다면 그런 즐거움은 허락하면서 왜 다른 즐거움은 허락하지 못하는 거지?"

그거였다. 여자로서 좋은 엄마가 되는 건 중요하지만 섹스는 안 된다는 생각. 맛있는 음식을 먹는 기쁨이 살찐다는 죄책감 때문에 차단되는 상황. 그녀는 깊이 생각했고, 결국 깨달음에 이르며 모두 떨쳐냈다. 어쩌면 섹스도 "조니를 위한"것이 아니라 나 자신을 위한 즐거움이 될지도 몰라.

로리는 조니의 말을 기억했다. "중요한 건 우리가 어디에 있고 무엇을 하는지가 아니라 어떻게 느끼느냐이지 않을까." 어쩌면 그녀도 한번쯤 시도해볼 수 있으리라. 무슨 일이 일어나든 그저 느낌에 집중해보기로.

당신의 질은 어느 모로 보나 괜찮습니다

나는 삽입 성교 중의 오르가슴에 대한 질문을 많이 받는다. 그래서 잠깐 그 문제를 다뤄볼까 한다. 1장에서 봤듯이, 음핵은 에로틱한 감각이 총집결하는 대형 터미널이다. 여성의 오르가슴에서 음핵의 지배적인 역할은 자위행위를 하는 여성의 80~90퍼센트가 바이브레이터를 사용할 때 음핵을 자극하지 질에 삽입하지는 않는 이유를 설명한다.[11]

이런 속담이 있다. "중요한 건 배의 크기가 아니라, 바다의 움직임이다."

삽입 중에 여성의 쾌감과 오르가슴을 만들어내는 것은 질에 삽입되는 음경이 아니라 파트너(또는 '선원'의 항해 기술)와의 협업에서 오는 자극이라고 해석할 수 있다.

하지만 진실을 말하면 배의 크기는 물론이고 바다의 움직임조차 중요하지 않다. 여성은 정말 다양하다. 영화나 로맨스 소설, 포르노 속 묘사와 달리 현실에서는 질의 삽입만으로 항상 오르가슴을 느끼는 여성은 3분의 1도 못 되고, 나머지 3분의 2는 가끔 또는 드물게 오르가슴을 느끼거나 아예 느끼지 못한다.[12]

그런데도 여자들은 항상 내게 묻는다. "왜 삽입 성교 중에 오르가슴을 느끼지 못하는 거죠?" 그건 아마 대부분의 여성과 같은 이유일 것이다. 음핵 자극은 여성이 오르가슴을 느끼는

4부 모두를 위한 황홀경

가장 흔한 방식인데 삽입 성교는 음핵을 효과적으로 자극하지 못하기 때문이다. 연구에 따르면 여성이 삽입 성교에서 오르가슴을 느끼는 정도를 짐작할 한 가지 변수는 음핵과 질구 사이의 거리다.[13] 즉, 해부 공학적 문제라는 뜻이다.

따라서 왜 어떤 여성은 질 삽입으로 오르가슴을 느끼지 못하느냐를 물을 게 아니라, 왜 어떤 여성은 질 삽입으로도 오르가슴을 느끼느냐를 물어야 옳다. 이 질문에 대한 몇 가지 가설이 있지만 가장 유력한 두 경쟁자가 있다. (a) 질의 앞 벽을 통해 이루어지는 요도해면체(전립샘의 여성 상동기관으로 원래 '지스폿'으로 생각되었던 부위)의 자극, (b) 음핵의 머리에서 질의 입구까지 확장되는 질어귀망울의 자극. 하지만 결국 답은 하나다. 사람들은 다양하다는 것.[14] 사람들은 생식기의 설계와 조직의 민감도가 모두 제각각 다르다. 내 추측으로는 두 가설 다 설득력 있지만 여성의 오르가슴 연구비를 따는 게 과연 쉬울까를 생각하면 아마 명확한 답이 밝혀지기까지는 시간이 꽤 걸리지 싶다.

아무튼 삽입을 통한 오르가슴이 상대적으로 드물다면 왜 여자들은 그렇게 자주 이 문제를 묻는 걸까? 왜 삽입 성교가 '오르가슴을 느끼는 옳은 방법'으로 취급되는 걸까?

그 답은 물론 '가부장제', 즉 남자가 기본값으로 설정된 세상에 있다. 수 세기 동안 많은 남성 의사와 과학자—흔히 프로이트가 주범으로 지목되는—는 질 삽입을 통한 오르가슴이 옳고, 좋고, 정상이고, 음핵을 자극한 오르가슴은 "미성숙"하다고 주장해왔다.

그러나 그건 성적 흥분이나 성욕과는 또 다른 방식의 '남성 기본값'이다. 문화가 자발적 성욕을 여성의 '기댓값'으로 생각한 것은 그게 남성의 성욕이기 때문이다(물론 모든 남성이 그런 것은 아니다). 또 문화가 성적 흥분의 일치를 여성의 '기댓값'으로 생각한 것은 그게 남성의 성적 흥분 방식이기 때문이다(물론 모든 남성이 그런 것은 아니다). 같은 맥락에서 오르가슴도 남성의 방식이 여성의 '기댓값'이어야 한다면 그건 음핵 자극을 통한 오르가슴이어야 옳다. 왜냐? 해부학적으로 음경의 상동기관은 음핵이기 때문이다. 여성이 질 삽입으로 오르가슴을 느껴야 한다는 주장은 남성이 전립샘이나 회음부 자극으로 오르가슴을 느껴야 한다는 것과 마찬가지다. 분명 남성도 다양한 자극에서 오르가슴을 느끼지만 문화는 그들에게 잣대를 들이대지 않고 대개는 고장 났다고 생각하지도 않는다.

그렇다면 문화적 미신에 따라 여성은 성관계를 시작할 때까지만 남성과 동일하다가—성적 흥분의 일치와 자발적 성욕—성관계를 시작하면 여성만의 방식으로 작동해 남성에게 쾌감을 주는 방식으로 오르가슴을 느껴야 한다는 뜻이다. 결국 남자의 쾌락이 기본값인 해석이다.

액셀이 상대적으로 둔감한 커밀라는 언제나 오르가슴에 느리게 올랐고 또 별로 절실하지도 않았다. 힘이 많이 드는 것에 비해 돌아오는 건 신통찮았기 때문이다. 평생 자위행위를 한 적이 거의 없고, 있다고 해도 어디까지나 호기심에서였다. 그리고 커밀라는 헨리와 섹스할 때도 오르가슴에 대해 큰 관심이 없었다.

신사인 헨리는 이것 때문에 적잖이 힘들어했다.

"당신이 오르가슴을 느끼지 않으면 내가 당신을 기쁘게 했는지 그렇지 않은지 어떻게 알지?" 그는 종종 물었다.

"내가 만족했다고 말해주잖아! 내가 당신보다 피자를 적게 먹었지만 배부르다고 하면 당신은 못 믿겠어? 고작 와인 두 잔에 기분 좋게 취기를 느꼈다면 나는 주량을 더 늘려야 하는 거야? 어떤 소설을 읽고 속편까지 읽을 생각이 들지 않는다면 그 소설에 문제가 있는 거야?"

"물론 아니지." 세 질문에 대한 공통된 답이다.

"그런데 왜 당신은 내가 즐거웠다면 꼭 어떤 신체 현상이 나타나야 한다고 하는 거지?"

"그래야 내가 당신이 만족했다는 걸 알 수 있으니까!"

자기 의견은 확고하고 상대의 생각은 낯설기 때문에 어디서부터 시작해야 할지 알 수 없는 의견 충돌의 한 예다. 하지만 그들은 앞으로 수십 년을 함께할 사람 사이에서 볼 수 있는 문제 해결법을 시도했다. 헨리와 커밀라는 말 그대로 서로 자리를 바꿔 앉았다. 그리고 상대의 관점에서 생각했다. 커밀라는 헨리를 옹호하고 헨리는 커밀라를 옹호하는 식이다.

커밀라가 말했다. "당신이 오르가슴을 못 느끼면, 나는 당신이 그 섹스를 정말 좋아했고 원한 거였는지 확신할 수가 없어."

헨리가 말했다. "오르가슴은 못 느꼈어도, 난 피자를 실컷 먹었고, 맛있었고, 그러니까 된 거야."

그러더니 그가 깨달음의 탄성을 내질렀다. "아하!"

커밀라가 계속했다. "하지만 피자가 섹스는 아니잖아. 섹스에서 오르가슴은 목적지야. 목표라고. '진짜 최종 목표'. 그런데 당신이 그걸 얻지 못했다? 그럼 나는 실패한 거라고!"

그러면서 커밀라가 말했다. "아하!"

헨리가 말했다. "당신의 유일한 실패는 나를 있는 그대로 받아주지 못하는 거야."

커밀라가 말했다. "당신의 오르가슴은 당신이 나를 있는 그대로 받아주었다는 뜻이야."

그러고는 두 사람이 동시에 말했다. "아하!"

커밀라가 의자에서 일어나 헨리 옆에 앉더니 어깨에 머리를 기대면서 말했다. "내 오르가슴이 당신한테 그렇게 큰 의미를 지녀?"

헨리가 대답했다. "내가 당신을 위해 아주 특별한 피자를 만들었는데 당신이 한입밖에 안 먹으면, 맛이 없나보다라고 생각하지 않겠어?"

"흠, 그럼 합리적인 해결책을 좀 찾아봐야겠네." 커밀라가 말했다.

9장에서 그들은 찾아냈다.

오르가슴은 어려워

대학원에 들어간 지 얼마 안 된 어느 가을 오후, 나는 같은 수업을 듣는 두 친구와 수업 전에 앉아 (당연히) 섹스에 대해 이야기했다. 그중 한 명은 당시 신혼이었지만 아직 남편과의 성관계로 오르가슴을 느낀 적이 없었다.

"혼자서는 오르가슴에 오르는데 왠지 남편이 옆에 있으면 잘 안 되더라고." 그녀는 슬프고도 의아하다는 표정이었다. "거절당했다는 기분이 들어서 속상할 거야. 하지만 난 남편을 사랑해. 나도 남편과 함께 오르가슴을 느끼고 싶다고. 근데 안 되는 걸 어떡해."

그녀는 자신을 탓했고, 남편도 스스로를 탓했다. 두 사람다 각자의 이유로 수치심을 느꼈고 자신에게 문제가 있다고 여겼으며 불안한 마음에 "정상적인" 섹스를 하지 못했다.

당시에는 잘 몰랐지만 얼마 후 임상 인턴을 시작하면서 그런 문제는 흔하고 또 생각보다 쉽게 해결할 수 있다는 걸 알게 되었다.

오르가슴 문제는 사람들이 성 장애로 병원을 찾는 두 번째로 흔한 원인으로(성욕 다음), 전체 여성의 5~15퍼센트에 해당된다.[15] 특정 맥락에서 오르가슴이 어려운 경우는 아주 흔하다. 예를 들어 새로운 파트너와의 첫 성관계에서 오르가슴을 느낀 여대생은 11퍼센트였지만, 6개월 이상 지속된 관계에서는 67퍼센트가 오르가슴을 느꼈다고 답했다.[16] 약 12퍼센트의 여성은 28세까지 오르가슴을 느껴본 적이 없거나 오르가슴을 느꼈는지 확신하지 못했다.[17] 한 번도 오르가슴을 경험하지 못한 여성은 전체의 5~10퍼센트 정도 된다.[18] 하지만 전에 보스턴에서 만난 한 여성이 70대에 처음으로 오르가슴을 느꼈다고 말하는 걸 듣고 나는 누구나 오르가슴을 느낄 수 있다고 확신하게 되었다. 단, 맥락이 올바로 갖춰져야 한다.

어떤 면에서 오르가슴은 자전거 타기와 같아서 어떤 사람은 남들보다 쉽게 탈 수 있는 반면, 애써 노력하지 않으면 평생 배우지 못하는 사람도 있다. 그리고 자전거 타는 법을 꼭 배워야 하는 사람은 드물다.

오르가슴과 관련된 대부분의 문제는 브레이크에 너무 많은 자극이 가해지기 때문에 발생한다. 너무 많은 걱정, 너무 많은 스트레스, 불안, 수치심, 우울, 그리고 오르가슴에 대한 스트레스, 불안, 수치심, 우울감을 포함해서 말이다.[19] 오르가슴을 느끼고 싶다면, 적절한 자극이 주어지고 "끄는 스위치를 끌 수 있는" 맥락이 있을 때 성공할 가능성이 크다. 그리고 현재 이상적인 맥락에서 오르가슴을 느끼는 사람이라면, 파트너와 함께 색다른 (긍정적) 맥락에 있을 때도 오르가슴을 느낄 가능성이 크다.

4부 모두를 위한 황홀경

오르가슴은 금시초문, 과연 그럴까?

한 번도 오르가슴을 느낀 적이 없다고요? 여기에 내가 "과연 그럴까요?"라는 말을 덧붙이면 학생들은 웃는다. 하지만 이어서 나는 어린아이가 자위행위로 오르가슴에 이르는 다양한 방식을 설명한다. 손으로 생식기를 만지거나 매트리스에 골반 앞쪽을 대고 누르는 것 말고도 그네 기둥에 다리를 끼고 꼭 죄거나, 솜인형에 외음부를 대고 몸을 흔드는 행동이 모두 해당된다. 그제야 다들 "아! 저도 어려서 그런 적 있는데요!"라고 말한다. 유년기 오르가슴에 대한 기억은 수면 중의 오르가슴이나 운동 중 오르가슴과 비슷해 에로틱하다고 볼 수는 없다. 가속 페달을 밟을 만한 성적 환상이 있는 것도 아니고, 브레이크를 걸 만한 문화적 수치심이 10년 이상 지속된 것도 아니다.

오르가슴과 분투하는 여성이 상황을 묘사하는 가장 흔한 단어는 "좌절"이다.[20]

그렇다면 좌절은 어떻게 생기는가?

지금부터 뇌에서 감정의 절대반지 옆에 마치 경기 심판처럼 앉아 있는 작은 감독관을 상상해보자.[21] 이 감독관에게는 두 가지 임무가 있다.

1. 세상이 자기 기대대로 움직이는지 확인한다(과거 경험
   에 따라 설정된 기대치임).
2. 세상과 자신의 기대가 어긋날 때 조사를 지시한다.

세상이 자신의 기대와 일치할 때 감독관은 만족한다. 더
바랄 게 없다. 그러나 세상과 기대 사이에 틈이 벌어진다면?
이럴 때는 모호한 부분을 명확히 하거나, 기대에 일치하는 새
로운 것을 찾아 나서거나, 아주 끌리는 자극에 접근할 필요가
있다.[22] 이에 감독관은 지시 모드로 들어간다. 기대와 실제의
격차를 줄이는 것이 목표다. 작은 감독관의 세계는 다음의 세
가지로 이루어진다.

- 간극을 없앤다는 목표. 모호함을 해결하고, 새로운 것을
  탐색하고, 유인책에 접근하고, 작업을 완료한다.
- 목표를 추구하는 데 들이는 노력─목표에 할당하는 관
  심, 자원 및 시간.
- 목표를 향한 전진.

작은 감독관은 투자한 노력에 비해 얼마나 목표를 달성했
는지 추적하기 위해 노력 대비 발전의 비율을 집계한다. 이때
감독관은 나름대로 적정한 비율을 설정한다. 감독관의 이런

강한 의견을 "기준 속도criterion velocity"라고 부른다.[23] 이제부터가 흥미롭다.

감독관이 보기에 진전이 있으면—기준 속도에 도달했거나 초과할 때—감독관은 만족, 동기 부여, 열정을 느낀다. 그러나 진행이 더디면 답답해하며 당신을 다그쳐 분투하게 한다. 그리고 나서도 흡족할 수준에 이르지 못하면 성을 내다가 분노한다. 그리고 끝내 부진하면 어느 시점에 작은 감독관은 절망하다가 포기한다. 도달할 수 없는 목표라고 확신하며 감정의 절벽에 선 당신을 "체념의 구덩이"로 밀어버린다.

당신이 계속해서 오르가슴에 도달하지 못하면 이 작은 감독관이 좌절하고 화내다가 결국에는 체념한다는 뜻이다.

내가 작은 감독관 이야기를 할 때면 학생들은 눈이 동그래지고 입이 떡 벌어진다. 작은 감독관은 성적 행복에 아주 중요한 부분이지만 실제로는 삶의 거의 모든 영역에서 나타난다. 경주나 게임에서 승리의 기쁨을 맛봤다면 그건 작은 감독관의 기준 속도가 충족된 것이다. 노력 대비 발전의 비율이 적정선에 도달했거나 초과한 것이다! 반면 막히는 도로에서 갑자기 화가 솟구친다면 그건 작은 감독관의 "도대체-얼마나-더-오래-가야-하는-거야"의 기준 속도가 충족되지 못한 것이다. 노력 대비 발전의 비가 너무 버겁다! 만약 큰 실패로 인한 절망에 무너진 적이 있다면 그건 작은 감독관이 목표를 달성할 수 없고, 통제할 수 없는 것으로 재평가한다는 뜻이다. 결국 노력의 결과물에 대한 작은 감독관의 의견이 다양한 좌절과 만족, 그중에서도 오르가슴의 기초가 된다.

성미 급한 감독관

문화의 절대적인 가르침에 따라 작은 감독관은 대체로 기준 속도의 범위가 아주 좁게 설정되어 성미가 급하다. 따라서 목표를 이루지 못할 때 쉽게 좌절하고 분노하며 결국 체념한다. 그 목표에는 당연히 오르가슴도 포함된다. 더 일찍 오르가슴을 느꼈어야 한다는 생각이 드는 순간 당신은 좌절한다. 좌절은 브레이크를 어떻게 한다?

브레이크에서 발을 떼지 못하게 한다.

하지만 작은 감독관은 모순 그 자체다.

절대반지나 액셀, 브레이크와 달리 우리의 의지로 작은 감독관을 변화시킬 수 있기 때문이다. 실제로 인간은 이런 유형의 좌절 앞에서 할 수 있는 게 있는 유일한 종이다. 변화의 대상은 세 가지다.[24]

- 이 **목표**가 나에게 맞는가?
- 목표 달성을 위해 적당한 수준의 적당한 노력을 기울이고 있는가?

- 목표 달성에 필요한 노력의 양을 현실적으로 파악했는
  가?

10분 만에 오르가슴에 오르기, 또는 삽입 성교로 오르가
슴에 오르기가 목표라고 해보자. 10분 안에 오르가슴에 도달
하지 못하고 삽입으로는 오르가슴에 오를 만큼 자극을 느끼지
못했다면—대부분 여성이 그렇지만—작은 감독관은 좌절하기
시작한다.

좌절은 액셀을 밟을까, 아니면 브레이크를 밟을까?

당연히 브레이크다.

오르가슴 장애를 해결하는 방법의 핵심은 목표 자체를 변
경해 오르가슴이 아닌 즐거움을 대상으로 삼는 것이다. 좌절
은 오르가슴이라는 목표에 가까워지지 못했다고 감독관이 판
단했을 때 나타나는 결과임을 기억하라. 그럴 때면 내 목표는
오르가슴이 아니라 즐거움이고 내가 즐거웠다면 목표를 이룬
거라고 되새기면 된다.

오르가슴은 목표가 아니다. 목표는 즐거움, 즉 쾌락이다.

오르가슴 때문에 가끔 (또는 항상) 힘들어하는 여성들을 위
해 쾌락에 집중하고 목표를 내려놓는 법을 단계별로 연습할
수 있는 지침을 실어놓았다. 파트너 옆에서 오르가슴을 느끼
는 방법을 포함한다(부록 1 참조).

바이브레이터

미국에 거주하는 여성의 최소 절반이 바이브레이터를 사용한 적이 있고, 바이브레이터를 사용할 때 성적 흥분, 성욕, 오르가슴을 더 강하게 느낀다고 보고했다.[25] 바이브레이터 사용자의 80~90퍼센트가 부작용이 없었다고 했고, 감각 마비나 염증 등의 문제가 있더라도 대부분 하루 만에 사라졌다.

성기능 장애 치료용으로 바이브레이터를 사용하는 여성을 대상으로 한 소규모 연구에 따르면 바이브레이터에 대한 반응과 느낌은 굉장히 다양하다.[26] 초기의 거부감("도구 같은 걸 사용하지 않고 오르가슴을 느껴야 해")과 파트너와의 성적 교감에 방해가 될지도 모른다는 염려("내가 혹시 바람을 피우는 건가?")도 바이브레이터가 주는 자유와 탐구심을 이기지 못한다. 많은 여성이 전반적으로 바이브레이터를 통해 새로운 종류의 쾌락을 느끼고 성적 자율성을 새롭게 생각하는 공통점을 보였다.

5장에서 설명한 '정결'의 도덕 기반 때문에 바이브레이터는 "자연적이지" 않은 방식으로 취급된다. 오르가슴에 도달하는 순수하고, 바람직하고, 자연스러운 방법이 있고, 반대로 그릇되고 나쁘고 부자연스러운 방법도 있다는 생각은 5장에서 소개한 도덕적, 의학적, 미디어 메시지에 의해 형성된 문화적 구분이다.

사람들이 바이브레이터에 대해 가장 자주 하는 걱정은 '중독'인데, 그건 염려하지 않아도 된다. 바이브레이터는 고강도의 자극을 주기 때문에 대체로 빨리 오르가슴에 도달한다. 그 덕분에 어떤 여성은 바이브레이터 이전에 자신이 오르가슴에 오르기까지 얼마나 오래 걸렸는지를 잊는다. 오르가슴에 도달하는 시간이 오래 걸린다는 점 때문에 좌절하면 그 사실로 인해 더 지체된다. 이제는 다들 알겠지만 좌절=성미 급한 감독관이다. 그러니 목표를 바꾸고 노력을 바꾸고 기준 속도를 바꿔라. 오르가슴이 아닌 즐거움이 목표다. 5분이 걸리면 그건 5분짜리 쾌락이다. 30분이 걸리면 30분짜리 쾌락이다. 이 또한 좋지 아니한가!

황홀경의 오르가슴: 당신은 새 떼다!

오르가슴은 확실히 이상적이지 않은 맥락, 심지어 부정적인 맥락에서도 일어날 수 있다. 하지만 뇌가 녹아내리고 발가락이 젖혀지고 별이 무지개가 되는 종류의 무아지경은 아주 특별히 좋은 맥락에서만 도달할 수 있다.

도대체 그런 맥락이 뭐길래?

이 질문에 대한 답은 다음 질문에 대한 답과 같다. 왜 양말을 신으면 오르가슴을 더 쉽게 느낄까요?

어느 날 학교에서 점심을 먹으며 (늘 그렇듯) 섹스 이야기를 하던 중 브리트니와 티파니가 던진 질문이다.

"뭐라고요?" 내가 샐러드를 입에 넣으며 말했다.

"인터넷에서 읽었는데 양말을 신으면 오르가슴에 더 쉽게 오른대요." 브리트니가 말했다.

"아, 그래요? 인터넷에서 하는 말이니 백 퍼센트 사실이겠네." 내가 농담했다.

"저도 읽었어요!" 티파니가 말했다. "진짜 같던데요? 링크 보내드릴게요."

링크를 클릭해 해당 내용을 읽어봤다. 뭐…… 사실일…… 수도 있겠다. 연구 참여자들이 뇌 촬영 기계 안에서 양말을 신고 자위행위를 했을 때 더 쉽게 오르가슴을 느꼈다는 결과였다.

그 이유는 무엇일까? 이들이 모두 은밀한 발 페티시를 갖고 있었던 걸까? 아니면 양말이 혈액 순환을 촉진해서?

답은 간단했다. 이 연구를 주도한 헤르트 홀스테허가 말하

길, 피험자들은 "발이 차서 마음이 불편했기 때문이다".[27]

양말을 신고 발이 따뜻해지니 오르가슴을 더 쉽게 느낀 것이다. 연구실이라는 전혀 에로틱하지 않은 장소에서도 그런 작은 변화가 차이를 만들어냈다.

그리고 이런 종류의 변화가 "적당히 좋은 오르가슴"에서 "손에 꼽을 수 있는 오르가슴"으로 가는 열쇠다. 그 이유를 과학은 다음과 같이 말한다.

신체적 편안, 허기, 갈증, 졸림, 외로움, 절망 등 모든 내적 상태는 뇌에서 감정의 절대반지와 깊이 상호작용을 한다. 그리고 '통합integration'이라는 과정을 통해 서로에게 영향을 미친다.[28] 한 상태(예: 차가운 발)가 다른 상태(예: 성적 흥분)를 방해하면, 그건 '마이너스 통합'이다. 반대로 한 상태가 다른 상태를 적극적으로 강화하면 그건 '플러스 통합'이다. 로리와 조니가 섹스를 금지하고, 또 조니가 로리에게 그녀와의 잠자리를 좋아하는 진짜 이유를 말했을 때 두 사람이 경험한 것이 바로 플러스 통합이다. 애착 메커니즘의 근접 추구가까이 있고 싶어하는 마음가 성적 동기와 뒤섞이면 둘 다 강화된다.

플러스 통합은 성 경험에 완벽하게 좋을 수도 있고, 반대로 건강하지 않은 관계를 만들어낼 수도 있다. 스트레스를 받으면 올리비아가 오르가슴을 향한 '충동'을 더 강하게 느끼는게 한 예다. 스트레스는 건강하지 못한 방식으로 성적 동기를 더한다. 그리고 존 고트먼의 연구에서 파트너에게 학대당한 후 강렬한 섹스를 했다는 여성들 역시 플러스 통합을 경험했다. 애착에 대한 위협을 느끼자 파트너와의 유대가 중요해진 것이다. 섹스는 성인에게 중요한 애착 행위다. 그래서 분리불안과 성적 자극의 두 상태가 통합되면 서로 강화하면서, 강렬하지만 본질적으로는 안전하지 못하고 건강하지도 못한 성 경험으로 이어진다.

뇌를 한 무리의 새 떼로 생각하면 통합의 효과를 상상하는데 도움이 된다.

하늘을 날아다니는 새 떼는 어떻게 움직일까? 이 무리 안에는 "자, 다들 이쪽으로 날아가자!"라고 통솔하는 리더가 없다. 그보다 각자 "포식자는 피할 것, 극지방을 향해 날아갈 것, 옆 사람한테서 멀리 떨어지지 말 것"과 같은 몇 가지 규칙에 따라 움직인다. 모든 새가 이 규칙을 따르면 지휘하는 새가 없어도 새들은 하나의 무리로서 행동한다.

그래서 당신의 뇌를 새 떼라고 가정하면, 개별 '새'는 각각의 충동 또는 동기 부여 시스템—스트레스, 애착, 사회적 소속, 식욕, 호기심, 탐구심, 갈증, 수면, 미래를 위한 계획, 감정적 응어리—이고, 인생에서 경쟁하는 모든 역할과 정체성이 그 무리 안에 있다고 볼 수 있다. 물론 성적 액셀과 브레이크도 그 안에 속한다.

당신은 자신을 다른 사람과 구별되는 하나의 개체로서 인지하지만, 사실상 당신은 복합적 자아이자 다수의 동기 부여 및 인지 과정을 통해 구축된 홀로그램이며, 시끄럽고 지저분하고 사방에서 밀고 당기는 정신없는 상태에서 환경 그리고 다른 사람과 관계를 맺는다. 음식, 수면, 섹스, 따뜻함, 혼자 있기 등 한 번에 여러 가지를 바라는 당신은 동기의 집합체, 즉 새 떼다.

새 떼에는 리더가 없기 때문에 일이 좀 복잡하다. 포식자를 발견한 새가 규칙에 따라 다른 쪽으로 날아가면 주변의 모든 새가 따라나서는데, 그건 포식자 때문이 아니라 "옆 사람한테서 떨어지지 말 것"의 규칙 때문이다.

당신의 뇌가 새 떼라면 오르가슴은 새 떼가 향하는 목적지(극지방)이고, 성적 쾌락은 새 떼 그 **자체**. 이 쾌락은 새들이 무리 짓는 행동처럼 서로 다른 새들의 상호작용으로 일어난다.

더 많은 새가 오르가슴을 향해 날아갈수록 더 많은 쾌락을 느낀다. 새들의 일부만 오르가슴을 향하고 나머지는 다른 목적을 추구한다면(예: 자위행위로 오르가슴을 시도하는 중에 발이 찬 경우) 뇌 속의 '새 떼'는 일사불란하게 한 방향으로 이동하지 못한다. 일부는 오르가슴에 도착하겠지만 새들이 한 마리도 **빠지지 않고** 그곳에 도착했을 때의 강도는 아니다.

'마이너스 통합'은 '따뜻한 발'을 향해 날아가는 새가 원래 오르가슴을 향해 날아가야 할 새를 적극적으로 잡아당기면서 일어난다. 이때 양말을 신으면 새들은 자유로워져서 다시 오르가슴 쪽으로 날아갈 수 있다. '플러스 통합'은 애착 대상(성 파트너)을 향해 날아가는 새가 이웃을 끌어당겨 더 빠르고 열정적으로 비행하게 될 때 일어난다. 격렬한 사랑에 빠지면 새 떼가 조금만 자극을 받아도 오르가슴에 오를 것이다.

위의 설명을 전문 용어로는 "성적 쾌락은 복잡한 동적 시스템의 창발적 성질이다"라고 말할 수 있다. 집단 전체가 함께 일할 때, 모든 새가 한 방향으로 날아오를 때, 동기 부여 시스템 전체가 조율되고 환경에 따라 일시에 오르가슴을 향할 때 성적 쾌락의 절정에 오른다는 내용으로 기억하면 된다. 켤 수 있는 것은 모두 켜고, 끌 수 있는 것은 모두 끌 것. 포식자를 제거할 것. 애착, 호기심, 확장된 쾌락 등 극지방으로 가는 데 필요한 각종 유인책을 준비할 것.

당신을 이루는 모든 부분이 황홀경이라는 하나의 목표를 위해 협업할 때 최고의 오르가슴을 느낄 수 있다.

올리비아—마라톤 주자, 강렬하고 투지 넘치고 민감한 액셀을 장착한 여성—은 완벽주의자다. 뇌의 작은 감독관에 대해 알게 되었을 때 그녀는 이렇게 말했다.

"그게…… 제 인생 전체를 설명하고 있네요."

완벽주의자는 불가능한 목표를 설정한다. 그리고 가까스로 목표를 성취하고 나면 그 목표는 무의미해지고, 새롭게 훨씬 더 불가능한 목표를 세운다. 그렇게 영원히 만족하지 못하는 상태로 살아간다.

"사자가 된 저 자신까지 추가요. 거기에 문화적 세뇌까지 당하고 나면 섹스에 대해 완벽하게 통제 불능이 되는 거죠."

"이럴 수가." 그녀가 덧붙였다.

패트릭의 느린 속도에 맞춰 움직였던 경험은 올리비아에게 성적 쾌락이라는 목표에 맞춰 자신의 속도를 늦추고 더 많은 자신을 허락함으로써 작은 감독관을 제어할 가능성을 보여주었다. 감독관이 그녀를 좌지우지하지 못하도록.

어느 토요일 오후, 올리비아는 패트릭에게 야한 마사지를 해주면서 동시에 명상을 시도했다. 마음을 고요히 가라앉히고 현재에 집중하는 연습이었다. 마음속에 잡생각이 들어오면 바로 인정하고 놓아준 다음 다시 자기 손 아래에 있는 파트너의 살에 집중했다. 내면의 작은 감독관이 목표에 도달하기 위해 조바심을 낼 때마다 몸이 달아오르고 오르가슴 생각이 점차 커졌다. 그러나 그때마다 깊게 천천히 호흡한 다음 다시 패트릭에게 집중했다.

그렇게 올리비아는 브레이크를 밟는 대신 액셀에서 발을 뗐다.

패트릭이 오르가슴을 느낀 다음 두 사람은 자리를 바꾸었고, 이번에 올리비아는 자기 몸이 느끼는 감각에 신경을 집중했다. 흥분될 때마다 깊게 천천히 숨을 쉬면서 복부 근육이 너무 긴장하지 않게 조심했다.

그 결과 그녀는 떨리는 몸을 웅크린 채 몇 분이나 지속되는 오르가슴을 느꼈고, 패트릭은 손으로 그녀의 외음부를 누르며 껴안고 키스했다. 평소와 달리 이 오르가슴은 기쁨의 눈물과 거품 같은 수다로 끝났다. 올리비아는 날것 그대로 열려 있는 취약한 상태였다.

나중에 올리비아가 내게 이렇게 말했다. "해변에서 서핑할 때처럼 바다 한복판에 있는 기분이었어요. 하지만 이 바다는 더 크고 더 느렸어요. 더 무섭기도 했고요. 전 완전히 열려 있었어요. 모든 통제권을 놓아야 했어요. 전 평소 오르가슴을 많이 느끼고, 섹스를 자주 원하는 편이라 나 자신이 에로틱한 정력가라고 생각했죠. 하지만 가장 에로틱한 힘은 오르가슴을 향해 자신을 밀어내는 대신 쾌락이 제 안에서 머물게 두었을 때 발휘되더라고요."

모든 여성이 자신의 섹슈얼리티에 대해 이처럼 철저한 취약성을 경험하길 원하지는 않는다. 또한 모든 여성이 자신을 온전히 내려놓을 만큼 파트너를 신뢰하진 못한다. 그리고 모든 여성의 삶이 그곳에 도달할 시간적 여유(일반적으로 한 시간)와 휴식을 허락받지도 못한다.

그러나 맥락만 올바르다면 나는 모든 여성이 할 수 있다고 믿고, 또 모든 여성이 기회를 가질 자격이 있다고 생각한다. 바다에서의 황홀경까지는 아니더라도 알차게 보낸 한 시간이었다는 뿌듯함은 있을 테니까!

어떻게 새 떼를 치료할 수 있을까?

1968년 작 컬트 영화 「바바렐라Barbarella」는 '쾌락 전이 알약'이란 것을 먹으면 번거로운 성행위를 하지 않아도 오르가슴을 느낄 수 있는 41세기 사회를 상상한다. 알약을 입에 넣고 파트너와 손바닥을 마주하고 앉아 있으면 1분 안에 몸이 전율을 느끼고 머리카락이 꼬부라진다. 끝.

솔깃한가? 알약 하나로 황홀경에 쉽게 오르면 얼마나 좋겠는가. 긴장과 의심, 의무와 노력이 지속되는 현대인의 삶 속에서 쾌락만큼은 힘들게 애쓰지 않고 얻어도 되지 않을까?

21세기 버전으로 여기에 가장 가까운 것이 바이브레이터다. 적절하게 사용하면 바이브레이터는 비기계적 자극으로는 절대 복제할 수 없는 강도로 성적 액셀을 활성화한다. 아무리 강한 제동이 걸린 상태라도—심한 스트레스, 불안, 슬픔, 절망—바이브레이터는 수음보다 훨씬 더 빨리 오르가슴에 오르는 자극을 준다.

하지만 바이브레이터가 반드시 새들을 모두 한 방향으로 날려 보내는 것은 아니다. 이 기계는 뇌에서 성적 자극에 반응하는 구역에 강도 높은 자극을 제공한다. 따라서 켜는 스위치를 많이 켤 수는 있지만, 끄는 스위치를 끄는 것은 아니다.

욕망의 집합체가 상호작용해 나타나는 쾌락의 창발성 때문에 쾌락, 흥분, 성욕, 그리고/또는 오르가슴의 약물치료가 어려운 것이다. 약물은 액셀과 브레이크를 건드릴 뿐 아니라 스트레스와 사랑과 신체상과 트라우마와 관계의 신뢰성 등 여성의 성적 행복에 영향을 미치는 다른 것에까지 영향을 준다. 나머지 새들이 포식자를 피하기에 여념 없다면 고작 한 마리를 밀어넣어봤자 무슨 소용이겠는가.

쾌락은 다중 시스템의 상호작용으로 인한 창발적 성격을 띤다. 쾌락은 상태가 아닌 과정이며, 뇌나 몸의 특정 구역이 아닌 상호작용이다. 쾌락은 새 떼 전체다. 쾌락은 당신의 전부다.

황홀경을 향하여

과학이 우리에게 알려준 것은 다음과 같다. 양질의 오르가슴을 더 많이 느끼려면 모든 "*끄기를 끄고*", 속도를 늦추면서 "*켜기를 켜라*". 뇌 전체가 오르가슴이라는 열차에 올라탈 시간을 주어라.

그러나 과학도 절정의 쾌락을 허락하지는 못한다. 극적인 오르가슴으로 가는 열쇠를 줄 수 있는 것은 당신 자신뿐이다. 과학은 당신에게 어떻게 오르가슴을 느끼라고 말할 수 없다. 과학은 오르가슴에 대한 태도가 오르가슴을 바꾼다는 말밖에는 할 수가 없다. 과학은 오르가슴에 대한 수치심, 판단, 절망은 오르가슴을 감소시키고, 오르가슴에 대한 수용, 환대, 자신감, 기쁨은 오르가슴을 확대할 거라고 말한다. 또한 과학은 당신의 뇌가 욕망의 집합체이며 이 집합체가 협업할수록 황홀경에 더 가까워진다고 말한다.

그러나 당신에게 피부와 머리와 마음으로 즐거움을 누릴 자격을 주는 것은 과학이 아니다. 당신의 오르가슴은 어디까지나 당신 것이고, 세상의 과학은 당신이 오르가슴을 즐거워하게도, 두려워하게도, 궁금해하게도 만들 수 없다. 그건 과학이 할 수 없는, 오직 당신만이 할 수 있는 일이다.

당신은 몸이 느낄 수 있는 모든 즐거움의 권리를 갖고 태어났다. 당신은 어떤 방식으로도, 어떤 맥락 안에서도, 어떤 성격으로도 쾌락을 느낄 자격을 갖고 태어났다. 당신의 쾌락은 당신 것이고, 당신의 선택에 따라 공유할 수도, 유지할 수도, 탐험할 수도, 탐험하지 않을 수도 있으며 포용할 수도, 회피할 수도 있다.

그러니 당신이 진정으로 원한다면, 어떻게 황홀경으로 가는 길을 찾을 것인가? 어떻게 모든 새가 무리 지어 한 방향으로 날아가게 할 것인가?

인내, 연습, 그리고 성 긍정 맥락이 필요하다.

당신은 이미 성 긍정 맥락을 어떻게 만들지 알고 있다. 인내를 키우는 방법도 안다. 자신의 작은 감독관을 훈련해 당신이 올바른 목표를 향해, 올바른 기준 속도를 적용해, 올바른 종류와 올바른 양만큼 노력하게 할 수 있다.

그러면 셋 중에 남는 것은 '연습'이다.

무엇을 연습해야 하는가?

끄기를 끄는 법을 연습해야 한다. 방법은 다음과 같다.

새 떼를 오르가슴에서 멀어지게 하는 스트레스, 걱정, 방관자화, 아이가 문을 두드리면 어쩌나 하는 걱정, 차가운 발, 기타 신체적 불편감의 증상을 대충 넘기지 말고 최대한 성심 껏 해결한다. 4장에서 설명한 졸린 고슴도치처럼 존중하고 진지하게 대한다.

스위치를 꺼야 할 것들에 친절하게 대하고, 충족시켜야 할 것이 무엇인지 잘 듣고 실천한다. 무엇이 당신의 브레이크를 밟던가? 주변 환경, 자기 생각과 기분을 살펴본다. *끄는 스위치를 끄려면 어떤 맥락이 필요한가?*

여성이 경험하는 '끄기'의 대부분은 섹스와 상관없다. 그리고 의외로 간단하고 현실적인 해결책이 있다. 만성적인 스트레스? 4장에서 다룬 대로 실컷 울기, 산책, 감정 폭발, 기타 신체적 발산을 통해 주기를 완료한다. 하루 중 20분에서 한 시간 정도 자신에게 투자해 목욕, 산책, 운동, 요리, 명상, 요가, 와인 한 잔 등 그날의 스트레스를 날려버리는 데 도움이 될 만한 나만의 의례를 치른다.

거실 복도에서 들리는 발소리에 자꾸 신경이 쓰이는가? 다른 식구들이 없는 시간에 잠자리하면 된다.

피곤하다고? 낮잠을 자거나 20분쯤 휴식을 취한다. 침대 시트에 묻은 모래 때문에 짜증이 난다고? 시트를 갈아라! 발이 차가우면? 양말을 신는다! 때로는 정말 간단하게 해결될 수 있는 문제들이다.

물론 앞서 나왔던 것처럼 훨씬 더 복잡하고 장기적인 해결이 필요한 '끄기'들도 있다. 자기비판적 사고나 신체 불만족의 문제, 신뢰가 부족한 관계, 과거의 트라우마, 성적 혐오 같은 것이다. 당신은 지금의 정원을 만들기까지 수십 년에 걸쳐 씨를 심고 식물을 돌봤다. 따라서 하룻밤 만에 전부 바꿀 수는 없다. 천천히 나아가도 괜찮다고 다독여라. 지금의 자리에서 목표 지점까지 차근차근 밟아가며 앞으로 나가는 모든 발걸음을 기념하라.

끄기를 끄는 연습에서 무엇보다 중요한 것이 있으니, 자기 친절이다. 아주 많은 경우에 여성들이 성적으로 성장하지 못하는 것은 브레이크를 "밟으면 안 된다"는 생각을 버리지 못하기 때문이다. 불을 켜려면 불을 끄면 안 되고, 몸에 너무 집착하면 안 된다고 생각한다. "그러면 안 된다"라는 생각은 자신이 "잘못하고 있다"는 생각과 같다.

잠깐 퀴즈: 자신이 잘못하고 있다는 생각이 과연 액셀을 밟을까요, 브레이크를 밟을까요?

맞소!

제동이 거는 것이 나타나면 어떻게 해야 할까? 진지하게 받아들이고 귀를 기울인다. 졸린 고슴도치를 대하듯 부드럽게 대한다. 방의 조명이 브레이크를 밟지 않기를 바라는가? 조명이 브레이크를 걸 수도 있는데 그렇다고 해서 문제가 있는 것은 아니며, 그러지 않기를 바라는 것 역시 전혀 문제 되지 않는다. 그러나 "그러면 안 된다"라는 생각은 브레이크를 더 세게 밟는다. 이를 인정하면 처음 한두 주는 방에 불을 켜지 않고 잠자리하다가 다음에는 촛불 하나에 불을 켜고, 다음에는 두세 개에 불을 켜고 섹스를 해도 될 만큼 서서히 자유로워질 것이다.

알다시피 성관계 자체는 맥락에 의존하지 않는다. 성관계는 어디에서나 일어날 수 있다. 하지만 쾌락은 맥락에 의존한다. 쾌락을 경험하는 맥락을 만들면 시간과 연습, 그리고 끄기를 꺼주는 해결책 아래에서 황홀경은 저절로 따라올 것이다.

부록 2는 황홀경에 도달하는 지침이다. 시도해보길! 단, 새 떼의 각 일원은 자기만의 필요와 동기를 갖고 있음을 기억하라. 모든 끄기를 끄고, 모든 켜기를 켜라.

메릿은 평생 오르가슴은 쉽게 오르는 거라고 믿었기에 오르가슴과 씨름하게 되자 당황했다. 그녀는 오르가슴을 느끼는 방식과 증상은 정해져 있다고 믿었다. 하지만 자신을 신뢰하고 싶었기에 쾌락에 문을 활짝 열어두었다. 그리고 자신의 경험을 기대치와 비교하지 않고 있는 그대로 받아들였다. 이번 섹스가 내 예상과 같았는지에 연연하기보다 그 자체로 즐겼다. 걱정을 일으키거나 나쁜 일이 일어날 수 있는 부분은 좋은 방향으로 나아가도록 수용의 환경을 만들었다. 시간이 걸렸고, 연습을 해야 했다. 게다가 옳고 그름을 따지지 않는 긍정적인 자세가 필요했다.

효과가 있었느냐고? 메릿에게는 그랬다.

메릿은 작가이고, 종교가 있는 가정에서 자랐다. 메릿이 캐럴과 함께 억지로 오르가슴을 느끼지 '않는' 기간이 끝날 무렵 내게 보낸 이메일을 이런 배경으로 설명할 수 있을지도 모르겠다. 물론 아닐 수도 있고. 황홀경에 이른 많은 이가 그 경험을 영적인 체험으로 묘사한다. 속세에서 인간의 경험, 신체 구조, 생리학, 인간관계의 언어로는 이 놀라운 경험을 다 담을 수 없기 때문이다.

메릿이 이런 이메일을 보내왔다.

그 바위에 매달려 있으니, 그 어떤 폭풍이 몰아쳐도 깊은 내면을 흔들지 못한다.

사랑은 하늘과 땅의 주인이니, 내 어찌 노래하지 않을 수 있겠는가?

이 구절은 「내 어찌 노래를 멈출 수 있겠는가?」의 노랫말로 피트 시거와 에냐와 그 밖의 많은 사람이 불렀다. 이는 내면의 가장 깊은 곳의 평화와 마주한 순간을 노래한 것으로 우주의 가장 깊은 곳에 존재하는 평화이고 마치 자신이 종鐘이 된 것처럼 자기 몸을 통해 울려 퍼진다.

당신이 모든 끄기를 끄고, 모든 켜기가 쾌락이라는 하나의 공통된 목표에 매진할 때 도달할 경지가 바로 이것이다.

네 줄 요약

- 오르가슴은 성기가 아닌 뇌에서 일어나는 현상이다.
- 질의 삽입만으로 오르가슴에 이르는 여성은 전체의 3분의 1에도 미치지 못한다. 나머지 70퍼센트 이상은 삽입 성교에서 가끔 또는 드물게 오르가슴에 오르거나, 전혀 오르가슴을 느끼지 못한다. 여성이 오르가슴에 오르는 가장 흔한 방법은 음핵 자극이다. 모든 형태의 오르가슴이 정상이다.
- 모든 오르가슴이 동등하다. 어떤 자극으로 오르가슴에 올랐는지는 중요하지 않고, 오르가슴의 질은 당신이 얼마나 즐거웠는지로만 결정된다.
- 더 강한, 더 양질의 오르가슴에 오르려면 서서히 끄기를 끄고, 켜기를 켠다.

9장

진짜를 사랑할 것: 궁극적인 성 긍정 맥락

로리와 조니는 온갖 방법을 다 동원했다. 그러나 결국 성공에 이른 것은 로리 자신이 쾌락을 선택했을 때였다.

쾌락에 집중하겠다는 결심으로 무장한 로리는 '여자, 내 안의 신성을 깨우다' 유형의 주말 마음챙김 수련회에 갔다. 그곳에서 로리는 요가를 하고 밤에 아홉 시간을 잤다. 마음챙김식으로 밥을 먹고, 마음챙김식으로 호흡했다. 자신의 느낌을 낯선 이와 나누고 새로운 친구를 사귀면서 그녀는 분투하는 사람이 자기만은 아님을 새삼 깨달았다. 그리고 (로리의 부탁으로) 강조하는데, 밤에 아홉 시간을 잤다.

깨어 있는 15시간 동안은 살아서 세상을 헤쳐나가는 기분에 집중했다.

그리고 다시 태어난 여자가 되어 돌아왔다.

"내가 나에게 쾌락을 줄 수 없다면 내가 사랑하는 사람들에게도 기쁨을 줄 수 없어. 하지만 나는 누구보다 내가 사랑하는 이들의 기쁨이 되고 싶어." 로리가 선언했다.

"잠깐, 그건 조니와 나, 그리고 당신을 사랑하는 모든 사람이 지겹도록 했던 말이잖아. 대체 수련회에서 무슨 일이 있었던 거야?" 내가 물었다.

"행운의 여신, 락슈미의 신성한 시선을 받으며 서 있었지. 나 자신의 힘과 아름다움을 느꼈어." 로리가 진지하게 읊조렸다. 그러더니 씨익 웃으면서 말했다. "에밀리, 넌 그게 내 중뇌변연계 어딘가에서 뭔가 활성화된 결과라고 말하겠지? 나야 과학 같은 건 잘 모르지만, 확실한 것은 아주 찐으로 효과가 있었다는 거야."

이 장은 과학이 로리에게 주지 못한 것을 이야기한다.

아주 찐으로 효과가 있는 것.

자, 드디어 마지막 장이다. 지금까지 여러분은 이 책에서 우리의 성 반응이 성기능 '표준 이론'을 따르지 않는 몇 가지 중요한 항목을 배웠다.

• 당신의 성적 액셀은 민감할 수도, 그렇지 않을 수도 있다. 당신의 브레이크는 민감할 수도, 그렇지 않을 수도 있다.

• 생식기 반응만으로는 주관적인 '성적 흥분 상태'를 짐작할 수 없다.

• 당신의 성욕은 쾌락을 예상해서가 아니라 쾌락에 대한 반응으로 일어날 수 있다.

자신의 성 반응이 '표준 이론'에 잘 들어맞는 10~20퍼센트의 여성이라면 아마 위의 내용에 놀랄 것이다.

그래서 지금부터 난 자신감과 기쁨을 소개하겠다.

'자신감'과 '기쁨'은 내가 다년간 사용해온 표현이지만 처음부터 내 연구의 핵심은 아니었다. 그러던 어느 날 한 학생이 강의 중에 손을 들더니 질문했다. "선생님, 자신감과 기쁨이 정확히 어떤 의미인지 정의해주시겠어요?"

"아······" 내가 말했다. "다음 시간에 말해줄게요."

나는 일주일 내내 생각했다. 논문을 찾고, 내 블로그 게시물도 다시 훑어봤다. 우리 집 개들이 마당에서 뛰어다니는 모습도 지켜봤다. 그리고 다음 수업 시간에 학생들에게 이렇게 말했다.

자신감은 자기 몸과 마음과 섹슈얼리티와 인생에 대한 진실을 아는 것이다. 자신의 생식기가 다른 이들과 동일한 부품으로 다르게 조립되었다는 것을 아는 것이다. 액셀과 브레이크에 관해 아는 것이다. 맥락의 중요성을 알고, 또 좋아하기, 원하기, 학습하기의 차이를 아는 것이다. 성적 흥분 불일치와 반응성 성욕에 관해 아는 것이다. 자신이 배운 게 아니더라도 진실이 무엇인지 아는 것이다.

기쁨은 자기 몸과 마음과 섹슈얼리티와 인생에 대한 진실을 온전히 사랑하는 것이다. 자신의 생식기, 액셀과 브레이크, 뇌가 맥락에 반응하는 방식을 사랑하는 것이다. 자신이 처한 맥락 그 자체를 사랑하는 것이다. 성적 흥분 불일치와 반응성 성욕을 사랑하는 것이다. 자신이 배운 게 아니더라도 진실을 사랑하는 것이다.

질문했던 학생이 다시 손을 들고 말했다.

"기쁨이 어렵네요."

그 이후로 모든 학생과 워크숍 참석자들의 의견은 항상 같았다. 기쁨이 어렵다고.

다행히 기쁨을 연습할 방법은 있다. 이 장에서 그 연습을 설명한다. 왜 자신감만 가지고는 되지 않는지로 시작해 자신 감과 기쁨 사이에 다리를 놓는 '현실 점검'의 과정을 설명한 다. 그리고 마지막으로 '판단하지 않기'를 탐구한다. 판단하지 않기는 자신감과 기쁨에서 더 나아가 황홀경으로 이어지는 다 리다.

자신감만으로 되지 않는 이유

『뉴욕타임스』의 한 여성 성 의학 기사의 도입부였던 여성 'B씨' 의 이야기를 살펴보자. 기사는 이렇게 시작된다.

> 40대 중반 이후 B씨에게 섹스는 천둥과 번개가 아닌 연 기와 거울이었다. 남편과 10년 동안의 잠자리에서 자신이 먼저 청한 적은 없었고, 절정에 이르지도 못했다.
> B씨는 자신이 그 반대였으면 좋겠다고 생각했다.[1]

이 책을 여기까지 읽었으면 이제 B씨의 성욕은 자발적이 아닌 반응성이며, B씨가 삽입 성교로 오르가슴에 오르지 못 한다는 것쯤은 파악했을 것이다. 이 두 가지 특징으로 보아 B 씨는 확실히 다수에 속한다.

하지만 그녀는 자신이 그 반대면 좋겠다고 생각했다.

그런 마음은 당연하다. 분명 B씨는 (대다수의 사람처럼) 자발적 성욕과 음경의 삽입을 통한 오르가슴이 정상이라고 배웠을 테니까. 하지만 자신은 거기에 해당되지 않으므로 자신이 비정상이라고 생각한다. 고장 났다고. 나도 나 자신이 망가졌다고 믿는다면, 내가 지금의 나와는 반대였으면 좋겠다고 생각할 것이다.

하지만 B씨는 고장 나지 않았고, 정상이다. 오히려 B씨는 지극히 전형적이다. 하지만 자신의 정상적인 섹슈얼리티가 지금과 같지 않기를 바라는 마음이 B씨의 성적 행복에 어떤 영향을 주겠는가? 액셀을 밟겠는가, 브레이크를 밟겠는가?

그 결과를 B씨 자신은 "성적인 사망"이라고 묘사했다.

이보다 더 나쁠 수 있을까.

정상적인 자신의 섹슈얼리티에 대해 이토록 부정적인 기분을 느끼는 사람에게는 객관적 지식(그리고 거기서 오는 자신감)만으로는 부족하다.

사람이 자신감을 잃는 원인에는 적어도 세 가지가 있다. 첫째, 사실임은 인지하지만 실패라고 생각하는 경우. 한 블로그 독자가 반응성 성욕에 대한 내 글을 읽고 이런 댓글을 달았다. "지금 반응성 성욕이 자발적 성욕보다 더 못한 성욕이라는 사실을 둘러대고 계신 것 같습니다."

대부분의 여성이 "더 못한 성욕"을 지니고 있다고? 아이고, 두야.

　반응성 욕망이 자발적 성욕보다 '더 못하다'는 건 당연히 '사실'이 아니다. 그건 어디까지나 가치 판단, 즉 주관적 의견이다. "이렇게 노력을 기울일 필요 없어. 성욕은 그냥 생기는 거니까." 이런 생각 뒤에는 무엇이 있을까? "왜 나는 이럴까. 이러면 안 되는데. 난 부적격해."

　"나는 부적격해"의 감정이 액셀을 밟을까, 브레이크를 밟을까?

　빙고.

　자신감만으로 부족한 두 번째 이유: 성적 자신감은 자기 몸을 긍정하고 받아들이는 데서 온다. 거울에 비친 몸을 보면서 좋은 점을 적고, 그렇게 하나하나 알아가면서 자기 몸을 환대하고 배운 것을 실천에 옮기며 살아왔다고 해보자. 그러나 세상에 나가면 일부 못돼먹은 여성 혐오자들이 당신을 비웃으면서 고약한 말을 속삭인다. 아무리 내 몸을 친절과 연민으로 대하려고 노력해도 세상의 일부는 여전히 내가 고장 났다고 말한다. 그리고 그 세상은 내 파트너가, 내 친구가, 내 가족이, 심지어 내 의사 선생님이 만든 세상일지도 모른다. 주변 사람들이 하나같이 입을 모아 잘못이라고 할 때, 그래도 내 생각이 옳다고 고집하기는 쉽지 않다.

　자신감만으로 부족한 세 번째 이유: 당신이 고장 났다는 목소리가 외부에서만 들려오는 것은 아니다. 당신은 지금까지 수십 년 동안 당신이 망가지고 부적격하고 병들었다고 속삭인 도덕적, 의학적, 미디어 메시지를 내면화해왔다. 머릿속 어딘가에서는 당신도 자신이 진정한 성적 자아를 아무에게도 보여주지 못한 혐오스러운 실패자라고 확신하고 있는지도 모른다. 또는 사실이 아닌 줄 "안다"고 하면서도 마음 한구석에서는 과학에 설득되지 못했는지도 모른다.

사실인 줄 알지만 그 사실에 분노하거나 판단하거나 싫어하거나 수치를 느낀다면 성적 행복을 확장할 수 없다. 또 사실인 줄 알지만 내 삶에서 중요한 사람들의 생각이 다르다면 자신감은 샤워 중에 몸을 문지르던 비누처럼 손에서 빠져나간다. 사실인 줄 알지만 마음의 상처가 깊어 지식을 배우는 것만으로 치유할 수 없다면 자신감은 황홀경으로 가는 관문이 될 수 없다. 당신에게는 기쁨도 함께 필요하다. 당신은 진짜를 사랑해야 한다.

진실을 아는 것이 진실을 사랑하는 것으로 옮겨가는 첫 단계는 '진실을 아는 것'의 의미를 넓히는 것이다.

제1단계: 당신의 기분은 항상 옳습니다

당신의 섹슈얼리티에 대한 사실 뒤에는 자기의 섹슈얼리티에 대한 감정이 있다.

자신의 감정이 어떤지를 살펴라.

진실이 아니라는 사실만으로 신화와 거짓에서 벗어날 수 없을 때는, 좌절과 만족을 책임지는 작은 감독관에게로 돌아가는 방법도 있다. 이 감독관의 기대에 부응하는 섹슈얼리티를 실천하면 감독관은 기분이 좋아진다. 하지만 당신의 기대와 감독관의 기대에 큰 차이가 난다면 감독관은 서서히 좌절하고…… 이윽고 화를 낸다. 마침내 모든 걸 포기하고 당신은 목표를 이루지 못할 거라는 결론에 이르면 감독관은 감정의 절벽에 선 당신을 절망의 구렁텅이로 밀어버린다.

우리는 8장에서 자신과 자신의 기대 사이에 자리 잡은 간극을 해결할 세 가지 방식을 살펴봤다. "이것이 나에게 올바른 **목표**인가?" "내가 올바른 **노력**을, 올바로 기울이고 있는가?" "목표를 달성하기 위한 내 노력의 **기대치**가 현실적인가?"는 각기 다른 측면의 현실 점검이다.

우리는 지금까지 이 책에서 현실 점검의 몇 가지 사례를 봤다. 5장에서 로리가 조니와의 섹스를 원치 않는 자신을 인정하며 섹스를 금지했을 때 비로소 그녀는 자신이 있는 곳과 자신이 있고 싶은 곳 사이의 틈을 메웠다. 그러자 섹스의 부담이 없는 애정의 문이 열렸다. 8장에서 올리비아가 명상을 통해 긴 오르가슴을 느꼈을 때, 그녀는 목표를 향해 자신을 몰아붙이는 대신 현재에 머무는 법을 연습하고 있었다. 황홀경이라는 목표는 달라지지 않았지만 올리비아는 노력의 방향을 바꾼 것이다. 7장에서 메릿이 섹스를 원하는 여자라는 정체성 대신 섹스를 원하지 않는 여자의 정체성을 끌어안았을 때, 그녀는 자신에 대한 신뢰라는 목표에 도달하기 위해 노력의 방향을 바꾼 것이다. 그 결과 섹스를 원치 않는 정체성이 고착되는 대신 그 반대가 되었다. 제자리에 머물러도 된다고 허락하자, 가고 싶은 곳으로 안내하는 문이 열린 것이다.

이들과는 달리 B씨의 작은 감독관은 대단히 불만족스러운 상태로 그녀가 있는 곳과 있어야 하는 곳 사이에 크나큰 간극이 있다고 확신했다. 게다가 B씨는 완전히 갈피를 못 잡고 절망의 구렁텅이에 빠져 있었다. 목표 달성이 불가능하다는 감독관의 확신에 좌절과 슬픔을 느꼈고 완전히 무너져 내렸다. 그녀도 변화를 시도했지만 실패하고, 다시 시도하고 또 실패한 걸까? 아니면 자신의 섹슈얼리티가 (현실과는 무관하게 오로지 문화적 잣대로 설정된) 기준에 미치지 못하자 바로 기능 정지에 들어간 걸까? 그건 나도 잘 모른다. 그러나 B씨의 감독관도 배울 수 있고 B씨 자신이 마음만 먹으면 감독관을 가르칠 수 있다는 건 안다. 그녀도 목표와 노력과 기대치를 수정하면 된다.

예를 들어 당신이 삽입 성교로는 오르가슴에 잘 오르지 못한다고 해보자. 8장을 읽으면서 당신은 그런 자신이 정상임을 알았고, 음핵 자극 등 오르가슴에 이르는 다른 방법을 배웠다. 그런 게 지식이다! 하지만 삽입 성교로 오르가슴을 느끼지 못하는 것에 여전히 좌절감이 든다면 어떻게 될까? 수치를 느낀다면? 슬프다면? 비난한다면? 그렇다면 다시 쾌락과 오르가슴에 가까워질 방법을 시도하기가 더 쉬워질까, 아니면 어려워질까? 그렇죠, 어려워집니다. 당신에게는 현실 점검이 필요합니다. 당신의 목표는 무엇입니까? 당신은 어떤 노력을 기울이고 있습니까? 당신은 목표 달성을 위한 노력의 수준을 현실적으로 설정했습니까?

많은 이의 마음속에 있는 목표—자발적 성욕 또는 삽입을 통한 오르가슴—는 대부분 우리가 의식적으로 선택한 게 아니라 성적 각본의 형태로 문화에서 흡수한 것이다. 그 각본은 우리가 성적 세계를 해석하는 믿음의 근거를 제공한다. 그리고 대개는 기쁨으로 나아가지 못하게 장벽을 세운다.

지난 수십 년 동안 연구자들은 서구 문화에서 성적 각본의 변천사를 추적해왔다. 최근 문화의 성적 각본에는 이런 말이 들어간다. "남성의 섹슈얼리티는 단순하고 여성의 섹슈얼리티는 복잡하다" 또는 "여성은 남성만큼 성욕이 크지 않다" 또는 "오르가슴은 바람직한 성적 접촉의 핵심이다".2

이 각본은 가족과 문화의 손에 의해 일찌감치 뇌에 새겨진다. 5장의 도덕적 메시지, 의학적 메시지, 미디어 메시지를 기억하는가?

하지만 그 각본은 우리의 지성이 진실이라 믿는 것을 다루지 않는다. 게다가 감정의 절대반지와 작은 감독관은 정보를

4부 모두를 위한 황홀경

거르고 조직할 때 이 각본을 견본으로 사용한다. 당신은 각본에 동의하지 않으면서도 거기에 맞춰 행동하고, 각본의 기준에 따라 자신과 자신의 경험을 해석한다.

기존 견본에 맞춰 자신의 체험을 조직하는 이런 과정을 전문 용어로 '확률적 생성 모델probabilistic generative model'이라 부른다. 우리가 보고 듣고 냄새 맡고 만지고 맛보는 모든 정보는 먼저 감정의 뇌로 들어간다. 그곳에서 뇌는 과거에 학습한 내용(레몬이나 작은 재킷, 신체상이나 성적 혐오 등)과 현재 뇌의 상태(스트레스, 사랑, 자기 비난, 혐오 등)를 결합해 그 정보를 향해 나아갈지 뒷걸음질 칠지를 일차로 먼저 결정한다. 그리고 이 첫 결정은 다른 진실과 다음에 일어날 일에 대한 기대를 불러온다.

이 사실을 지도와 지형의 예로 간단히 설명해보자.

지도와 지형: 현실 점검의 도구

지도는 현실에 존재하는 것의 추상적 표현이며, 실제로 존재하는 장소를 단순화한 그림이다. 우리의 성적 각본을 '지도'라고 생각하고 (지도가 나타내는 실체인) 지형과 비교해보자. 사람들은 지도를 따라가며 성적 세계를 탐색한다.

그런데 지도가 지형과 일치하지 않는다면, 그건 지형의 잘

못인가?

그럴 리가. 문제는 지도에 있다. 지도 제작자가 실수했거나, 실제 지형을 보지 않고 다른 지도를 참조해 만들었거나, 다른 길로 보내려고 일부러 그렇게 만들었을 수도 있다. 지도가 틀리면 사람들은 지도와 지형을 번갈아 보다가 그만 길을 잃고 만다.

안타깝게도 오늘날 대부분의 사람이 사용하는 성의 지도는 아주 오래된 것이다. 지금의 우리는 1999년에 개봉한 영화 「블래스트Blast from the Past」에서 배우 브렌던 프레이저가 배역을 맡은 주인공 웨버와 비슷하다. 그의 부모가 1962년에 핵전쟁이 일어났다고 오해하는 바람에 그는 방공호에서 자랐고, 35세가 되어서야 세상에 나온다. 그는 자신이 배운 것과는 전혀 다른 경관을 탐색한다. 웨버처럼 우리도 머릿속에 이 지도를 갖고 있었고 길을 찾을 거라 기대하며 세상에 발을 들이지만 이내 길을 잃는다.

5장에서 봤듯이 우리 머릿속 지도에는 35년보다 훨씬 더 오래 업데이트되지 않은 장소들이 있다.

하지만 가장 심란한 상황은 지도와 지형이 일치하지 않는데 뇌가 오로지 지도만 믿고 억지로 끼워 맞추려고 할 때다. "아니, 아니, 여긴 길이야." 덤불을 헤치면서도 이렇게 말한다. "지도에 그렇게 나와 있잖아."

2년 전 나는 포르노로 섹스를 배운 한 젊은 여성과 이야기할 기회가 있었다. 이 여성은 첫 성관계에서 자신이 기대했던 일은 하나도 일어나지 않은 것에 진심으로 놀랐다. 그녀는 오르가슴이 쉽게, 자주 온다고 생각했다. 음핵을 자극하면 항상 눈앞에서 별이 보이는 줄로만 알았다. 그녀의 예상은 잘못된 것임에도 그녀는 계속해서 자신의 체험을 지도와 일치시키려고 애썼다. 영상 속 출연자처럼 행동하면서 자신은 제대로 하고 있으니 곧 즐거워질 거라고 스스로를 다독였다.

몇 개월이 지나서야 이 여성은 자신이 기대했던 경험과 실제 경험이 다르다는 걸 확실히 깨달았다. 그래서 자신에게 문제가 있다고 여겨 나를 찾아온 것이다.

내가 일반적으로 여성은 새로운 상대와의 첫 경험보다 관계가 어느 정도 진전된 다음에 오르가슴에 오르는 경우가 더 많다고 말했을 때도 그녀는 지도가 옳고 지형—자신의 몸—이 틀렸다는 신념이 너무 강한 나머지 내 말은 전혀 믿지 않았다.

또 나는 쾌락이란 맥락에 좌우되기 때문에 옳지 않은 맥락에서는 음핵을 자극해도 기분이 좋지 않다고 알려주었다. "간지럼처럼요. 상대가 내 몸을 간지럽힐 때 기분이 좋지 않다면 그건 아직 당신이 옳은 맥락 안에 있지 않기 때문이에요. 음핵을 자극해도 기분이 좋지 않은 건 당신의 음핵이 고장 나서가 아니라 당신이 덜 흥분했기 때문이에요."

기쁨으로 가는 첫 단계는 지도와 지형 사이의 불일치를 인정하고, 옳은 쪽은 언제나 지형이라고 인지하는 것이다.

올리비아는 섹스에 관해서라면 뭐든지 오케이인 사람이다. 그래서 황홀경에 다다를 가능성도 크지만, 쫓고 쫓기는 관계는 물론이고 자기 의심과 불안에 이를 잠재력도 크다. 모든 것은 자신의 '오케이' 능력을 스스로 어떻게 생각하느냐에 달려 있다.

이 책의 첫 장에서 올리비아는 자신의 '지도'가 옳지 않다는 것을 알게 되었다. 호르몬 때문에 섹스를 갈구하는 거라고 스스로 우겨다짐한 이야기는 그녀에게 불량배라고 말하는 문화적 메시지로부터 자신을 지키는 은유였다.

그러나 이제 올리비아는 과학, 그리고 자신의 내적 경험에 대한 비판단적 관심과 주의를 바탕으로 새로운 지도를 그렸다. 그녀는 자신의 민감한 액셀이 작은 감독관과 협업해 지금까지 통제 불능의 기분과 즐거운 기쁨을 모두 만들어냈다는 것을 깨달았다. 스트레스-자기 비난-스트레스의 소용돌이가 커지게 두면 통제 불능의 참담함을, 반대로 액셀도 브레이크도 밟지 않고 스트레스가 스스로 소멸하게 두면 차츰 소용돌이가 작아지며 즐거운 기쁨을 느꼈다.

"속도를 늦추고 그대로 머무르기." 이것이 올리비아가 성욕이 높은 사람들에게 건네는 조언이다. "바짝 뒤쫓지 말아요. 밀거나 당기지 말아요. 컬링팀에서 브룸을 든 선수가 되어 섹스로 가는 길을 깨끗이 치워요."

마음을 짓누르던 압박이 사라지자 패트릭은 창의적이고 호기심

넘치고 장난기 있고 능글맞은 실험자가 되었다. 그는 올리비아의 민감한 액셀이 큰 선물임과 동시에 어려움이라는 걸 깨달았다.

그래서! 올리비아의 석사과정 졸업 기념으로 이른바 관능의 보물찾기를 준비했다. 올리비아의 장난감 컬렉션, 두 종류의 러브젤, 발가벗겨진 채 수갑을 채우고 눈을 가린 채 복도를 따라 건물의 다른 아파트로 운반하기, 그리고 친한 친구 몇 명(내가 지금까지 들은 것 중에서 과학적으로 성생활을 개선한 최고의 이야기였다).

보물찾기가 끝나고 거창한 식사를 하면서 엔도르핀과 옥시토신 속에서 헤엄치던 올리비아는 패트릭에게 반 농담으로 청혼을 했다.

내가 (올리비아 본인의 허락을 받아) 이런 이야기를 들려주면 믿지 않는 사람도 있다. 이상하게도 이들은 쾌락에 대한 노골적인 찬미가 여성의 섹슈얼리티를 둘러싼 회의론의 진짜 원인이라도 되는 것처럼 이런 이야기는 믿지 않는다. 그러나 이 세상에도 쾌락과 거침없는 탐험, 그리고 과거의 상처부터 상상 속 야생까지 여성이라는 성적 존재 전체를 흠모하는 남성 파트너는 존재한다. 이런 이야기는 점점 더 많은 여성이 수치에서 벗어나고 치유되어 자기 자신과 에로티시즘을 모두 끌어안는 사랑을 찾게 될 거라는 희망을 준다.

올리비아의 "뭐든지 오케이"는 선물이자 어려움이다. 그녀는 정해진 방향을 고집하지 않고 성적 반응을 최대로 끌어올릴 때 성적 잠재력을 극대화할 수 있었다.

속도를 늦추고. 그대로 머물기. 밀거나 당기지 말기. 감각기관에 자신을 내맡기기.

자신의 섹슈얼리티에 관한 최고의 참고문헌은 자신의 내적 경험이다. 실제 경험과 '마땅히' 경험할 거라 기대한 것이 서로 일치하지 않을 때는(모두가 어느 시점에는 그런 불일치를 경험하는데) 언제나 자신의 경험이 옳다고 생각하면 된다.

또한 다른 사람의 경험은 나와 다르고, 그들의 '마땅한' 기대치 역시 나와는 다를 수 있다. 모든 사람의 지형과 지도는 서로 다르다. 지도가 지형과 일치하지 않으면 그건 지형이 아니라 지도가 잘못된 것이다.

앞서 가상의 쌍둥이 자매의 예를 들었다. 이번에는 내 쌍둥이 자매와 내 이야기를 해볼까 한다. 내 동생 어밀리아와 나는 일란성 쌍둥이다. 우리는 같은 DNA를 받아들고 몇 분 차이로 세상에 태어났고, 같은 집에서 자랐고, 같은 학교를 다녔으며, 같은 TV 프로그램을 봤고, 같은 책을 많이 읽었다. 그러나 성생활을 시작할 무렵 우리 두 사람의 머릿속에는 상당히 다른 지도가 그려져 있었다.

내 머릿속에는 '미디어 메시지' 버전의 지도가 있었다. 나는 '성적으로 이상적인 여자'는 모험심 강하고 시끄러운 여성으로 남자들이 그녀의 기술과 열정을 욕망하는 그런 사람일 거라고 믿었다. 물론 그녀는 삽입 성교로 쉽게 오르가슴에 오르고, 뜬금없이 성욕을 느끼며, 그녀의 질은 언제든 **흠뻑 젖는**다. 반대로, 새로운 시도를 거부하는 여성은 내숭쟁이에 매사 안달복달하는 노이로제 환자라고 생각했다.

성적으로 이상적인 여성이라고 해서 꼭 쾌락을 즐길 필요는 없고 단지 쾌락을 느끼는 것처럼 보이면 된다. 그게 문화가 성적인 여성이라면 그래야 한다고 내게 가르친 것이라 나는 그대로 했다. 처음으로 다른 사람과 성적인 관계를 맺었을 때 나는 타인의 쾌락을 위해 가공되고 포장된 성 상품이었다.

이 지도의 영향력과 설득력은 강했다. 그래서 나는 내가 그래야 한다고 믿는 것과 실제 내가 겪는 것을 분리하지 못했다. 열여덟 살의 첫 연애에서—나중에 스토커가 되어 나를 죽이겠다고 협박까지 했던 사람이다—나는 남자친구가 나를 해치는 꿈을 꾸곤 했는데 꿈속의 나는 웃고 있었다. 나는 혹시 내가 학대받는 걸 좋아하는 사람인가 하는 의심까지 했다.

당시에는 그게 얼마나 정신 나간 일이었는지도 몰랐다.

내가 처음 내 음부를 보고 울었던 것은 그 관계가 끝나갈 무렵이었다(결국 경찰에 그를 신고했다).

학대 관계에서 허우적대던 그 시절에 마침 성 교육자 훈련을 받은 것은 정말 기막힌 행운이었다. 여성 잡지, 로맨스 소설, 포르노에서 받은 가르침대로 나 자신을 성 상품으로 팔던 시기에 나는 성적 행복의 진실도 배웠던 것이다. 이후 10년 동안 나는 아주 다양한 지식을 쌓았지만, 내가 얻은 가장 중요한 것은 건강한 자세였다. 나는 한 여성의 몸과 쾌락이 다른 누구도 아닌 그녀 자신에게 속한 것임을 알게 되었다. 사랑, 애정, 쾌락, 놀이 등 성관계에 딸려 오는 다른 것들을 거절하지 않고 성관계만 거절해도 된다는 것을 알게 되었다. 자신의 내적 경험이야말로 내가 뭔가를 시도해도 되는지 아닌지를 알려주는 적법한 안내자라는 것을 알게 되었다.

무엇보다 나의 내적 경험이 자기모순을 드러내더라도 그건 정상이라는 것(나는 새 떼다!), 그리고 나 자신의 내적 경험 전체—특히 불편한 감정들—에 부드럽고 인내심 있게 주의를 기울일 때 자신감과 기쁨이 더 많이 찾아온다는 것을 깨달았다.

한편 어밀리아는 사춘기에 접어들 무렵 나름의 '도덕적 메시지' 버전을 키워나갔다. 그녀는 자고로 똑똑한 여성이라면 섹스는 거들떠보지 않는다고 믿었다. 공부 잘하는 여학생은 몸이 아닌 정신에 관심이 있고, 멍청한 여자애들이나 "저급한 동물적 본능"에 지배된다고 믿었다. 전형적인 빅토리아 시대 중산층의 태도였다. 성적으로 이상적인 여성은 섹스에 관심이 없는 사람이니 어밀리아 자신이 섹스에 관심이 없는 건 지적인 여성인 증거라고 생각했다.

마침내 어밀리아도 성관계를 시작했는데, 결국엔 섹스를 좋아하게 되었다! 그래서 지도에서 새로운 영역을 개방하고 새로운 영토를 탐색했다. 섹스란 유흥이자, 드라마 「엑스 파일」을 보는 것 말고 금요일 밤에 할 수 있는 재밌는 놀이라고 생각하게 되었다. 어밀리아는 지적인 사람이면서 동시에 섹스를 쾌락의 원천으로 즐기기 위해 지도를 다시 그렸지만 여전히 좁은 지형만 탐색했다.

마침내 결혼할 남자를 만나고 나서야 내 동생은 단순한 오락이 아닌 인간적 교감과 더 깊은 쾌락, 사람됨과 연결된 즐거움의 장소로 섹스를 체험하기 시작했다.[3] 늘 그곳에 있었지만 존재하는 줄도 몰랐던 지형이 그려진 완전히 새로운 지도였다.

어밀리아는 한 사람과 수십 년을 함께했고, 장기적인 관계를 유지하는 여성들이 경험하는 즐거움과 괴로움을 모두 겪었다. 성 교육자가 된 것이 내 행운이었다면, 어밀리아는 성 교육자를 자매로 두는 행운을 누리며 수시로 내게 전화하거나 이메일을 보내 "이거 정상이야?"라고 물었다. 그녀도 다른 사람처럼 맥락에 민감한 성욕과 성적 흥분의 불일치를 겪었다. 그래서 다른 여성들처럼 내 블로그 게시글을 남편에게 보여주며 "이거 봐! 이제 알겠어?"라고 말하곤 했다.

우리 자매는 땅의 속성이 같고 아주 비슷한 씨앗을 심은 정원이 어떻게 이토록 다른 지형으로 생장할 수 있는지 보여주는 좋은 예다. 어밀리아는 나보다 조금 더 민감한 브레이크를 지녔고, 나는 어밀리아보다 조금 더 민감한 액셀을 지녔다. 어쩌면 그래서 내 섹슈얼리티에는 미디어 메시지가, 어밀리아에게는 도덕적 메시지가 좀더 잘 파고들었던 것 같다. 그렇게 우리 둘의 정원에는 서로 다른 생각이 뿌리를 내리고 자랐다.

어밀리아와 나는 섹스를 시작할 무렵 섹스란 어때야 한다는 고정관념을 갖고 있었다. 그리고 다른 많은 여성처럼 마침내 스스로 준비가 얼마나 부족했는지 깨닫고 성적인 여성이 된다는 것의 의미를 다시 배우는 시기를 거쳤다.

우리 둘은 성적 행복을 연구하는 과학을 통해 자신의 성적 지형을 더 잘 나타내는 지도를 그릴 수 있었고, 파트너와 더 효과적으로 성적 행복에 대해 소통하게 되었다. 또한 자신의 경험과는 충돌한다는 이유로 다른 여성을 비난하는 일을 삼갔다. 모든 사람은 그저 서로 다른 것뿐이니까. 그러나 우리에게 그 과학, 이 책의 과학을 받아들일 힘을 준 것은 자신의 내적 경험에 대한 기꺼운 믿음이었다.

진실을 배우고, 지도를 다시 그리는 일은 어렵지 않았다. 나와 어밀리아에게도, 포르노로 섹스를 배운 여성에게도, 나와 이야기를 나눈 대부분의 여성에게도.

자신이 정상임을 깨우친 많은 여성이 즉시 자유를 느끼고 전에는 몰랐던 방식으로 자신의 섹슈얼리티에 대해 만족한다. 그들은 말한다. "지금까지 내 지도는 틀린 것을 보여줬어요. 사실 난 정상이었다고요!" 반면 어떤 여성은 반응성 성욕이나 삽입 성교 외의 자극으로 오르가슴을 느끼는 것이 정상이라고 인정하면서도 가치 있게 여기지는 못한다. 자신의 섹슈얼리티가 작동하는 방식을 아는 것은 중요하지만, 자신의 섹슈얼리티를 판단하지 않고, 부끄러워하지 않고, 있는 그대로 환영하는 것은 훨씬 더 중요하다. 그게 어려운 부분이다.

여기에 '판단하지 않기'가 들어간다.

제2단계: 어려운 부분(또는 '판단하지 않는' 법)

자신의 섹슈얼리티를 생각하면 초조한가? 나는 왜 이런지, 또는 왜 그렇지 않은지를 생각하면 화나거나 부끄러운가? 그럼 당신은 그 감정을 상자에 담아 깊숙이 숨겨두는 일이 잦을지도 모르겠다. 감정은 상자 안에서 당신을 기다린다. 처리된 게 아니라 그냥 보류했을 뿐이니까. 그러나 결국에는 주기를 완료해야 한다.

상자 안에 꼭꼭 담아놓는 대신 섹슈얼리티에 대한 자기감정을 인식하고, 호기심을 가지고 부드럽게 애정을 표현해보면 어떨까? 울고 있는 갓난쟁이나 수줍음 많은 새끼 고양이를 대하듯이. 또는 자신의 내적 경험을 한발 떨어져서 중립적으로 지켜보는 것도 괜찮다. 이런 유의 다정한 자기 지각은 브레이크를 밟지 않고 내적 상태의 주기를 완료하는 맥락이 된다.

예전에 나는 사람들에게 자신의 내적 상태를 자각하는 것이 중요하다고 말해왔다. 그러나 수많은 연구 결과, 내적 상태의 단순한 '관찰'은 행복을 예측하는 주요 변수가 아니었다.

가장 중요한 변수는 '판단하지 않기'였다.[4]

마음챙김 평가의 '판단하지 않기' 항목에서 낮은 점수를 받은 이들은 "나는 지금의 나처럼 생각하면 안 된다고 스스로 말한다" 또는 "괴로운 생각이나 이미지가 생각나면 그 이미지가 무엇이냐에 따라 자신을 좋거나 나쁘게 판단한다"라는 항목에 "그렇다"라고 답한다. 같은 평가에서 높은 점수를 받은 사람은 반대로 말한다. 괴로운 생각이 떠오를 때 그들은 그것이 좋은지 나쁜지, 옳은지 그른지를 따지지 않고 그저 그런 일이 일어나고 있다는 사실만 인식한다. 다시 말해, '판단하지 않기'는 납득이 가든 그렇지 않든, 편안하든 그렇지 않든, 예상했던 것이든 아니든 상관없이 자신이 느끼는 바를 있는 그대로 느끼게 해준다. '판단하지 않기'는 자신의 내적 상태를 중립적으로 인식하는 것이다. '판단하지 않기' 안에서 자기감정의 내용은 중요하지 않다. 그 감정에 대해 어떤 감정을 갖느냐가 중요하다. 그리고 행복에 가장 가까워지는 감정은…… 중립이다.

내가 제일 좋아하는 연구 논문으로 예를 들어보겠다. 범불안장애가 있는 사람들에게서 마음챙김의 역할을 조사한 소규모 연구다.[5] 연구진은 참가자가 '다섯 요인 마음챙김 척도 FFMQ'에 응답한 결과와 함께 불안 증상과 불안 증상이 일상을 방해하는 정도를 측정했다. 다섯 가지 요인 중에는 '관찰'(내적인 경험을 알아차리기)과 '판단하지 않기'(내적 경험을 좋다 나쁘다 범주로 나누지 않는 것)가 포함되어 있다.

연구 결과 범불안장애가 있으면서도 일상에서 불안 증상의 영향을 덜 받는 참여자들은 다른 참여자에 비해 증상의 빈도와 강도가 특별히 더 낮거나 자신의 내적 상태를 더 많이 인식하지 않았다(즉, '관찰' 요인). 다만 그들은 판단을 덜 했다! 불안이 한 사람의 삶에 지장을 주는 것은 불안 증상 자체보다 그 증상에 대한 본인의 느낌이라는 뜻이다. 즉, 자신이 느끼는 것에 대한 느낌. 그리고 자기감정에 대해 판단하지 않을수록 더 잘 지냈다.

'판단하지 않기'와 성적 기능의 관계에 특별히 초점을 둔 연구가 늘고 있다. 성적 감각운동 심리치료에 관한 초기 연구에서 실험군에 속한 여성들은 치료를 받은 후 자신이 특정한 행위나 경험을 '해야 한다'는 당위를 덜 느꼈고, 자신에게 좀 더 부드럽고 관대해졌다고 보고했다.[6](5장에서 비슷한 것을 본 기억이 나는가? 자기 자비?)

그러나 비非판단과 성에 관한 최근 연구의 진짜 결실은 FFMQ에 바탕을 둔 '성 마음챙김 척도'의 개발이다. 이 척도로 성적 마음챙김─비판단적 자각─을 측정해 특히 여성에게서 성적 만족도를 예측할 수 있었다.[7] 그러나 차이를 만든 것은 '자각'을 하고 안 하고가 아니다. 예를 들어 신체 자각은 전반적으로 성적 흥분 불일치에 영향을 주지 않는다. 즉 자기 몸이 무엇을 하고 있는지 '자각하지 못하는' 게 아니라,[8] 자각하고도 판단하지 않거나 또는 반대로, 자각하고 판단해 두려움, 수치, 좌절, 분개, 절망을 느끼는 것이다. 차이는 판단하지 않는 데 있다.[9]

판단하지 않기가 도움이 될 다섯 가지 상황은 다음과 같다. '이유 없이' 생기는 감정, 트라우마 치유, 통증의 해결, 쾌락의 증대, '마땅히 그래야 하는 것'에 대한 애도.

"침대에서 당신은 정말 최고야!"를 전달하는 방법으로 오르가슴보다 더 명확한 게 있을까?

상대가 오르가슴을 참지 못하는 지경까지 이른다면. 그 사람이 원래 좀 둔감한 액셀의 소유자였다면 더더군다나.

커밀라는 "만약 내가 피자를 만들었는데 당신이 한 조각밖에 안 먹으면 내 기분이 어떻겠어?"의 문제에 논리적으로 접근했고 영리한 결론에 이르렀다.

커밀라와 헨리는 커밀라의 오르가슴에 대해 규칙을 세웠다.

두 사람은 뭐든 원하는 대로 할 수 있다. 단, 커밀라에게 오르가슴은 허용되지 않는다. 이런 게 과연 먹힐까 싶은 반反심리학 기술이다. "오르가슴을 원하지 않는다고? 좋아. 앞으로 당신, 오르가슴 금지야!" 그러나 실제로 효과는 뛰어나다.

이 규칙은 두 가지 결과를 가져왔다. 첫째, 커밀라로부터 오르가슴에 대한 부담감을 거둬갔고, 헨리에게서는 좌절만 주던 기대치를 거둬갔다. 두 사람 다 마음 놓고 잊어버리자 마음이 편해졌다.

둘째, 헨리는 이미 전희에 대한 생각이 바뀌었고, 섹스의 전 과정을 커밀라의 점화용 불씨로 불을 붙이는 기회라고 생각했다. 이 새로운 규칙으로 차원이 달라졌다.

테이블에서 오르가슴이 치워지자 작은 감독관이 당황했다. 헨리의 오럴섹스로 오르가슴에 가까워질 만큼 흥분하게 되면 커밀라는 자신이 오르가슴을 느끼면 안 된다는 사실을 떠올릴 것이고 그러면 작은 감독관은 흥분 상태를 계속 확인하면서 NO 오르가슴이라는 목표와 비교할 것이다. 즉 커밀라의 작은 감독관은 그녀가 오르가슴에 얼마나 가까워졌는지 '끊임없이' 생각하게 된다는 뜻이다.

즉, "오르가슴을 느끼지 마란 말이야!"라는 명령을 받으면……'오르가슴을 느끼는 것'이 생각에 박혀버린다. 만약 내가 독자에게 "지금부터 절대 곰 생각을 하지 마시오"라고 하면, 가장 먼저 떠오르는 것은 무엇일까?

오르가슴은 곰의 이미지처럼 바로 떠오르는 것이 아니다. 하지만 오르가슴을 느끼기 쉬운 환경을 만들어놓고 오르가슴을 금지한 다음 오르가슴을 느끼면 '안' 되는 시간을 넉넉히 준다면……?

당신의 파트너는 오르가슴을 멈추지 못할 지경에 이를 것이다.

커밀라가 내게 전화해 헨리가 약속을 너무 칼같이 지킨다며 불평하는 것을 듣고 나는 헨리가 커밀라만큼이나 똑똑한 사람이라는 걸 알게 되었다. 그는 커밀라에게 바이브레이터를 사용했고 그녀는 절정에 가까워지면서 실제로 오르가슴을 원하게 되었는데 그러자 그는 바로 멈춰버렸다.

커밀라는 아쉽고 불만스러웠고 약이 오르기까지 했다. 그러나 오르가슴 금지는 커밀라 자신이 정한 규칙이었고, 그는 신사답게 행동했을 뿐이다.

헨리는 커밀라를 오르가슴 직전까지 데려갔다가 물러서기를 두 차례 더 시도했다.

그는 정말 신사다운 사나이니까.

그리고 어느 날 마침내 커밀라는 도저히 오르가슴을 참을 수 없는 지경에 이르렀다. 정말 기막힌 속임수였다. 여성은 남성의 사정과 달리 오르가슴을 "돌이킬 수 없는 지점"이라는 게 없다. 오르가슴을 참을 수 없는 지점까지 가려면 높은 강도의 흥분이 지속돼야 한다. 사람들에게서 이런 얘기를 들을 때 나는 성 교육자야말로 세상에서 제일 좋은 직업이라고 생각하게 된다.

판단하지 않기 1: "이유 없는 감정"

내가 굉장히 자주 듣는 말이 있다. "해결할 수 없는 감정이라면 불편함을 느낄 이유도 없다."

무슨 말씀!

어찌할 수 없는 감정을 느끼는 이유는 그 감정을 방출하고 주기를 완료해 그 감정이 끝나게 하기 위함이다.

동료 얀과 비판단 연구에 관해 얘기하던 중 얀이 주말에 있었던 일을 말해주었다. 편지를 부치려고 보니 우표가 없어졌는데 이 별일 아닌 것에 자신이 과하게 화를 내고 있더란다. 나중에 생각해보니 자기가 화난 것은 우표 때문이 아니었다. 전날 재수 없는 여성 혐오자가 나오는 영화를 봤는데 20년 전 그와 비슷한 인간과 있었던 일이 생각난 것이다.

"그래서 어떻게 했어?" 내가 물었다.

"그 또라이는 이제 내 인생에서 없어졌으니까 더 화낼 필요가 없다고 나 자신한테 말했지."

"자신의 감정을 판단한 거야? 그런 다음 브레이크를 밟았고?"

"달리 뭘 하겠어? 20년 전에 마지막으로 본 남자한테 화를 내라고?"

여성 혐오자라는 위협은 더 이상 주변에 있지 않기 때문에 싸우거나 도망칠 필요가 없다. 그러나 그에 대한 감정은 여전히 남아 있었다. 이때 어떻게 해야 할까?

주기를 완료하면 된다. 또라이한테서 성공적으로 벗어난 것과는 상관없이 내적 감정은 그녀의 몸에서 빠져나오지 못했기 때문이다.

그러나 우리는 주기를 완료하는 습관을 어려서 진작 배우지 못했기에 연습이 필요하다. 아무것도 할 수 없는 감정이 있고, 하지만 아무것도 하지 않고 그 감정을 느끼는 법은 모를 때, 우리 뇌는 그 감정에 대해 뭔가 할 수 있는 상황을 찾고 그 상황에 그 감정을 강요한다.

그러므로 이미 떠난 남자에게 열받지 마라. 그저 분노가 자신을 거쳐가게 둬라. 왜 화가 났는지는 중요하지 않다. 이 분노는 그때부터 지금까지 남아 있는 무작위적인 내적 감정이며 스스로 처리하게 해야 한다. 액셀을 밟지 마라. 그렇다고 브레이크를 밟을 것도 없다. 화가 나면 화가 난다는 사실을 알아차리고 화를 내게 허락하라. 그렇게 하면 사막의 모래폭풍이나 태풍처럼 당신의 몸을 거쳐서 빠져나갈 것이다.

판단하지 않기 2: 트라우마 치유

트라우마란 누군가 정원에 들어와 그토록 정성껏 돌봤던 모든 식물을 뿌리째 뽑아낸 것과 같다. 정원을 초토화시킨 장본인이 낯선 이가 아니라 믿었던 사람이라면 그 충격은 더 크다. 분노와 배신, 사라진 정원을 향한 비애, 다시 돌아오지 않을 것이라는 두려움이 있다.

그러나 정원은 다시 돌아올 것이다. 그게 정원이다.

그리고 회복 과정에서 정원이 과거의 모습을 되찾거나 당신의 바람대로보다는 더 자연스럽게 형성되도록 허락한다면 성장을 촉진할 수 있다. 그 방법은? 자기 자비다. 여기에 추가로 자기 친절과 보편적 인간성, 마음챙김까지. 그리고 인내. 괜찮지 않아도 괜찮아.

상처의 치유란? 다리가 부러졌다면 그 치유 과정에는 통증과 가려움과 무기력함이 딸려오기 때문에 다 낫기 전에는 좋을 수가 없다. 다리가 부러진 순간부터 시간이 지나 언젠가 서서히 기분이 덜 나빠질 때까지는 계속해서 기분이 나쁘다. 그리고 아픈 게 당연하다.

물리적 통증이라면 통증을 마비시켜도 계속해서 치유는 일어난다. 하지만 감정의 통증을 마비시킨다면? 잠시 통증에서 벗어날 수 있을지는 모르나 치유도 함께 멈춘다. 슬픔과 두려움의 감정을 아픔 없이 겪는 사람도 있겠지만 대부분 마음의 치유는 통증 없이 이뤄지지 않는다. 듣고 싶은 답이 아니라서 미안하다.

나는 치유 단계 초기의 한 성폭력 생존자를 상담한 적이 있다. 그녀에게서는 화를 내거나 절망하거나 경직된 상태가 번갈아가며 반복되었고 그래서 그녀는 늘 두려워했다. 오랜 기간 명상으로 다스려봤지만 그냥 지나 보내기에는 감정의 강도가 너무 컸다. 이 감정이 내면에 꽉 틀어박혀 그녀는 두려웠고 통증 때문에 꼼짝도 못 했다. 그녀는 그 기분을 어떻게 해야 할지, 어떻게 하면 고칠 수 있을지, 어떻게 하면 아픔을 멈출지, 통증이 사그라드는 데 시간은 얼마나 걸릴지 알고 싶었다.

"저는 당신이 겪는 이 모든 모순된 감정과 아픔이 정상적인 치유 과정의 일부라는 것밖에는 말해줄 수가 없어요. 하지만 사람마다 모두 다르게 받아들이죠. 그리고 얼마나 오래 걸릴지도 알 수 없어요. 한동안은 괴롭다가 서서히 괜찮아질 거예요. 하지만 이것만은 확실히 말할 수 있어요. 내가 아는 모든 생존자가 자기만의 방식으로 아픔을 겪어냈습니다."

이 통증이 언제 멈출지는 알 수 없고, 그저 자기 몸을 믿고 마음이 제 속도에 맞춰 치유될 거라는 생각을 그녀가 받아들이는 동안 우리는 조용히 앉아 있었다. 마침내 그녀가 말했다. "정신 잃은 새를 손바닥에 올려놓고 있을 때와 같은 걸까요? 제가 긴장하고 조급해하면 새는 얼어붙은 채 꼼짝도 하지 않겠죠. 하지만 제가 조용히 앉아 충분히 기다린다면 새는 깨어서 날아갈 테니까요."

맞아요. 그거예요.

판단하지 않기 3: 통증

내가 "비정상"이라고 단정하는 성적 경험은 딱 두 가지다. 합의 없는 섹스와 원치 않는 통증을 유발하는 섹스. 그 외에는 그 자리에 있는 모든 사람이 즐겁고 언제든 자유롭게 떠날 수 있다면 무엇을 하든 정상이다. 그 자리에 있는 모든 사람이 자신이 원하고 좋아하는 감각을 즐긴다면 무엇을 하든 정상이다. 그러나 섹스로 인한 원치 않는 통증—삽입 시 통증, 생식기 접촉의 통증 등—은 정상이 아니다.

통증을 다루는 데 있어서도 비판단적 자각이 핵심이다.

이 문제는 좀 까다로운데, 비판단적 자각은 성적 통증을 치유하는 열쇠이지만, 동시에 많은 여성이 섹스할 때 아픈 것은 정상이다, 삶의 일부다, 와인 한잔 마시고 참아라, 왜 불평만 하니, 그냥 잊어버려라라고 하는 말을 평생 너무도 많이 들어왔기 때문이다. 그렇다면 통증도 판단하지 않고 인식할 수 있을까? 또는 문화가 우리에게 '그래야 한다'고 정해놓은 것보다 통증을 좀더 진지하게 생각할 수 있을까?

『섹스가 아플 줄 때: 성적 통증을 없애는 여성용 안내서 When Sex Hurts: A Woman's Guide to Banishing Sexual Pain』의 저자 중 한 명인 캐럴라인 푸콜과 이야기할 기회가 있었다. 푸콜은 여성이 성교 시 통증을 느껴도 "어느 정도는 당연한 것으로 기대하기 때문에" 참아낸다고 말했다.

푸콜은 "필요 이상으로 오래 통증을 참는 여성에게는 뭔가가 있습니다"라고 말했다. 그건 섹스만이 아니라 삶의 다른 영역에서도 마찬가지다. 그들은 참는 것 말고는 할 수 있는 게 없다고 생각해서, 좋은 치료법이 없을 거라고 생각해서(치료법이 있다!), 병원에 가는 번거로움을 감내할 만큼의 가치가 없다고 생각해서(가치가 있다!) 통증을 참으며 지낸다. 또 병원에 가도 의사가 증상을 심각하게 여기지 않거나 감염 혹은 상처가 없는 한 통증은 '머릿속'에서 만들어낸 거라는 가정으로 이런 생각을 확고하게 다질 때가 있다.

여성(과 의료진)이 생식기 통증에 대해 남성의 생식기 통증과 똑같은 기준 속도를 적용한다면, 아마 모두 주저하지 않고 병원에 갈 것이다. 통증을 참는 노력을 기꺼이 감내하는 태도는 학습된 것이다. 이 태도는 사실을 인식하고, 달라질 가능성을 허락할 때 바뀔 수 있다.

나는 이런 유의 이야기를 들으면 분개한다. 한번은 대중 강연을 마쳤는데, 휠체어에 탄 여성이 다가와 자신은 질경련(골반저근육의 만성 긴장)을 치료할 수 있다는 걸 내 강연을 듣고서야 알게 되었다고 말했다. 이 증상이 있으면 음경 삽입이 불가능하거나 심한 통증을 일으키지만 의사는 그녀에게 질경련을 치료할 수 있다는 말을 한 적이 없었던 것이다.

왜 말하지 않았을까? 의사가 몰랐기 때문일까? 20대 여성과 성에 대해 이야기하기가 편치 않아서? 아니면 휠체어에 앉은 여성에게 다른 여성과 동일한 성생활의 권리가 있다는 생각이 미처 들지 않았던 걸까? 나는 모르겠다. 하지만 휠체어에 앉은 20대 남성이 성기능 장애와 통증을 호소했어도 그냥 넘겼을까 하는 의심이 드는 건 어쩔 수 없다.

통증의 속성에 대한 초간단 지침 한 가지.

기본적으로 모든 통증은 위협이 존재한다는 몸의 신호에 뇌가 반응한 결과물이다.[10]

통증은 뇌가 위협을 지각했고, 몸에 도움이 필요하다는 신호다. 문화가 부여한 기준 속도 대신, 섹스에 관해 가장 정확한 지식을 줄 수 있는 자신의 내적 경험을 기준으로 삼는다면, 몸에 도움이 필요하다는 뇌의 신호가 들리고 그것을 심각하게 받아들이게 될 것이다.

출산 중 파열이나 알레르기성 접촉 피부염처럼 잘 알려진 조직 손상부터, 윤활액 부족이나 위축으로 이어지는 폐경기 호르몬 변화처럼 잘 연구되지 않은 것, 아동학대나 방치로 인한 중추신경계 과민증처럼 새로운 연구 영역에 이르기까지 너무 많은 잠재적 '위협'이 여성의 성 통증을 복잡하게 만든다.[11]

이번에도 마찬가지다. 문제는 자기가 어떤 고통을 느끼냐가 아니고, 자신이 느끼는 고통을 어떻게 생각하느냐(참느냐 마느냐)에 있다. '판단하지 않기'는 체념이 아니다. 자기를 비난하지 않고 친절하게 진실을 향해 나아가는 것이다. 판단하지 않는다면, 당신은 필요할 때 도움을 청할 수 있을 것이다.

판단하지 않기 4: 쾌락

지금까지 우리는 좌절, 통증, 트라우마 같은 경험에 대해 판단하지 않는 연습을 이야기했다. 그러나 누군가에게 가장 받아들이기 어려운 부분은 쾌락이다. 쾌락이 클수록 우리는 '당위'를 들어 쾌락을 차단한다.

5장에서 다룬 뷔페의 비유를 기억하는가? 뷔페에서는 자기가 먹고 싶은 것만 골라서 가져오면 되므로 각자 테이블 위에 올린 접시에는 모두 다른 음식이 담겨 있을 것이다. 하지만 아주 많은 여성이 자기가 좋아하는 게 아니라, 파트너가 좋아하는, 또는 '마땅히' 먹어야 한다고 배운 음식을 골라온다. 케일이나 무지방 드레싱을 먹어야지 피칸 조림을 먹으면 안 된다. 금기되는 음식을 잔뜩 담아오는 사람은 비난의 대상이 된다. 그래서 먹으면 즐거운 음식인데도 지레 거부한다. 그래서 괴롭다고 호소하면 어떤 반응이 돌아올까? 괴로움은 미덕이라는 소리를 한 번도 안 들어본 사람이 있던가?

괴로움은 미덕이 아니고 쾌락은 죄가 아니다. 우리는 삶에 대해 거짓을 배웠다.

내 경험상 여성은 불편함을 견디는 것보다 쾌락을 판단하지 않는 것을 더 힘들어한다. 게다가 쾌락은 보통 본능적으로 차단되므로 그 사실조차 잘 알지 못한다. 오래전 장기간의 우울장애에서 벗어나 햇빛과 친구와 학교 안에서의 즐거움을 되찾기 시작한 학생이 있었다.

"뭔가 잘못하는 기분이 들어요." 그녀가 말했다. "세상은 이렇게 엉망인데 기분이 좋아도 되는 건지 모르겠어요."

나는 우울감을 다루는 방법으로 '판단하지 않기'에 관해 함께 나눴던 대화를 상기시켰다. "그 연습을 쾌락에도 똑같이 적용할 수 있어요. 쾌락을 판단하지 마세요. 쾌락은 옳은 것도 아니고, 옳지 않은 것도 아니에요. 단지 지금 학생의 몸에서 일어나고 있는 일일 뿐이죠. 부끄럽게 여길 필요도, 쾌락이 지나가면 다시 오지 않을까 걱정할 필요도 없어요. 따로 뭘 할 필요도 없고요. 그냥 '안녕!' 하고 인사를 건넨 다음 그대로 두면 돼요."

그녀는 의심에 찬 눈으로 나를 바라봤다. 몇 주 후 우리가 다시 만났을 때 그녀가 말했다. "말씀하신 대로 쾌락과 기쁨에 대해 판단하지 않으려고 했어요. 그리고 음……."

입술을 깨물던 그녀의 눈에 눈물이 고였다.

나는 기다렸다.

오랜 침묵 끝에 그녀가 훌쩍거리면서 말했다. "판단하지 않았더니 쾌락이 커졌어요."

이것이 판단하지 않기의 요상한 진실이다. 판단하지 않는 마음으로 고통을 바라보면 상처가 치유되면서 고통이 사라진다. 판단하지 않는 마음으로 쾌락을 바라보면 판단이 차지하던 공간을 쾌락이 채운다. 왜 그런지는 나도 모르겠지만 이것이 판단하지 않기의 중요한 사실이다.

그녀가 나를 책망했다. "경고 좀 해주지 그러셨어요."

"그랬다면 시도했을까요?"

"아니요, 그럴 리가요." 그녀가 인정했다. "하지만…… 이
것도 좋네요."

"그럼 자신이 쾌락을 좋아한다는 사실에 대해서는 어떤 기
분이 들어요?" 내가 살짝 부추겼다.

그러자 그녀가 눈을 굴렸는데, 나한테 그런 건지 자신에게
그런 건지는 아직도 모르겠다. 그러더니 말했다. "선생님 말
씀을 듣고 나니 아주 정상인 것 같았어요."

그건 정상이다. 그렇다고 쉽거나 간단하다는 뜻은 아니다.
많은 사람이 쾌락은 이기적이고 죄악이고 부끄러운 것이라고
배워왔다. 타인과 파트너의 필요를 만족시키고 다른 이의 기
대에 부응해야 할 때 감히 자기 기분 좋은 것에 신경 써서야
되겠는가?

진실은 이렇다. 쾌락은 가장 온전하고 진실된 인간됨에 가
까워지기 위한 관문이다. 쾌락은 자기와 자기가 가장 사랑하
는 사람이 제약 없이 연결되는 곳이다. 왜일까? 쾌락은 수치
도, 사회적 수행도, '마땅히 해야 할 것'에 대한 의무도 없이
완전하고 온전하게 자기 자신이 될 수 있는 안전한 맥락에서
만 제대로 느낄 수 있기 때문이다. 황홀경은 우리를 기쁘게
하지 못하고 호기심에 불을 붙이지 못하게 하는 것을 모두 뒤

로했을 때 비로소 찾아온다. 황홀경은 무조건 쾌락에 굴복할 때 찾아온다. 쾌락을 좋아해도 된다. 그 첫 단계는 쾌락을 판단 없이 인식하는 것이다.

메릿은 남들의 예상에서 벗어나는 데 일가견이 있다. 그녀는 자신이 아닌 파트너에게 쾌락을 줄 수 있게 되었을 때 자기 몸을 신뢰하기 시작했고, 성적이지 않아도 된다고 스스로 허락하면서 비로소 자신을 성적인 여성으로 받아들였다. 그리고 쾌락을 느끼려는 노력을 포기했을 때 강렬한 쾌락에 빠져들었다.

"추운 곳에 있다가 실내에 들어갔을 때 손가락의 느낌 같아요. 처음에는 아프지만 점점 따뜻해지잖아요." 자신의 섹슈얼리티여야 한다고 믿었던 것을 떠나보내고 실제 자신의 섹슈얼리티를 위한 공간을 열어두었을 때의 느낌을 메릿은 이렇게 묘사했다. "중년의 레즈비언 여성은 소위 세상이 말하는 여성의 섹슈얼리티를 받아들이지 않을 거라고들 생각하겠죠. 하지만 내려놓는 건 누구에게나 힘든 일이에요."

"당신의 브레이크는 민감하잖아요." 내가 말했다. "게다가 페미니스트 정치학에 입문한 것보다 그 브레이크를 장착한 세월이 더 길고요."

마지막 이야기.

메릿과 캐럴은 딸이 고등학교를 졸업하고서 얼마 되지 않아 결혼했다. 고등학교에서 또래 성 교육자로 활동하는 딸은 두 엄마를 위해

예비 신부 파티를 계획하면서 원예용품점 상품권 및 새 수건 등 실용적인 선물과 함께 스파클링 와인, 향초, 마사지 오일이 담긴 예쁜 리본 바구니를 준비했다.

"우리 딸이 엄마들의 초야를 위해 필요한 물건을 준비할 줄은 몰랐네." 메릿이 말했다.

"엄마, 제발. 딜도(모조 남근)랑 채찍을 드린 것도 아닌데요!"

이 말을 듣고 메릿과 캐럴은 둘 다 얼굴이 빨개지도록 웃으면서 딸을 부엌으로 내쫓았다.

하지만 딸은 계속했다. "지금은 21세기잖아요. 두 분은 이곳에서 퀴어로 살고 있고, 서로 사랑하니까 가끔은 함께 홀딱 벗고 있는 거죠. 이젠 좀 익숙해지자고요."

그렇게 메릿은 캐럴과 함께했다.

판단하지 않기 5: "마땅히 해야 할 것에 대한 애도"

어떤 이들은 진실을 알게 된 것만으로도 낡고 억압적인 신화에서 벗어나기에 충분하다. 하지만 또 다른 이들은 무엇이 진실인지 알아야 하고 그 진실을 판단하는 자신의 기분까지 파악해야 한다. 자신이 판단을 숨겨왔다는 사실을 알고 나면 과거의 태도를 버리고 진실에 대해 중립적이거나 심지어 긍정적인 기분까지 누릴 수 있다.

하지만 누군가는 과거의 태도를 버리기가 쉽지 않다. 진실이 무엇인지 알고, 그 진실을 자신이 어떻게 판단하는지도 알지만 그들의 몸과 정신과 마음은 오래된 생각을 버리고 진실을 받아들이는 대신 자신의 소중한 삶을 계속 판단하며 전전긍긍한다.

이유가 무엇일까?

우리 머릿속 각본 또는 지도에는 각자 섹슈얼리티에 대한 목표와 노력, 시간표가 따라야 하는 명확한 지침—쉽게 오르가슴에 오르고 성욕은 자발적이어야 한다 등등—이 적혀 있다. 이 "마땅한" 방식을 따르지 않으면 그건 우리가 고장 났다는 뜻이다. 어떤 이는 지도와 일치하지 않는 섹슈얼리티를 지닌 것을 두고 그저 남들과 다른 게 아니라 패배자가 된 것이라고 생각한다. 괴물, "비정상", 병들고, 역겹고, 부적격한 사람. 이 끔찍한 단어들은 당신이 정상이 아니라고 말한다. 사람들은 자기 정체성을 자신의 섹슈얼리티, 즉 "좋은 여자" "착한 여자"인지에 연결시킨다. 만약 당신이 그런 사람이라면 이 신화를 내려놓는 것은 5장에서 설명한 자기 비난을 내려놓는 것과 비슷하다. 목표를 내려놓는 것이 희망을 포기하는 거라고 느낄 때가 있다. 실패의 기분. 이것은 비단 성욕, 오르가슴, 쾌락 같은 성적 목표만이 아니라, 연애를 끝내거나 학위를 마치지 않기로 하거나 대학원 진학을 결정하거나 자기 몸이 문화적 이상에 맞지 않는다는 것을 받아들이는 일처럼 인생의 다른 목표에서도 마찬가지다.

"이런 식이면 안 되는데" 또는 "내 성적 취향이 지금이랑 달랐으면 좋겠어" 따위의 감정과 생각처럼 "마땅히 그래야 하는 것"을 놓아주려면 먼저 머릿속 작은 감독관 측에서 목표를 달성할 수 없다는 걸 깨닫고 당신을 절망의 구렁텅이로 밀어버려야 한다. 요약하면 당신에게는 성적으로 평생 기대했던 인간이 될 수 없다는 사실을 받아들이는 일종의 "실패"가 필요하다.

그래서 지도를 바꾸는 것은 몹시 어려운 일이고 아마 여성이 누릴 수 있는 최적의 성적 행복을 가로막는 가장 큰 단일 장애물이 될지도 모른다. 쾌락을 포용하려면 평생 부끄러운 것이라고 배웠던 욕망과 호기심과 감각을 인정해야 하기 때문이다. 반응성 성욕을 받아들이려면 자신이 유일하게 "올바른" 성적 관계라고 믿어왔던 것에 도달할 수 있다는 희망을 버려야 한다. 진실을 알게 되면 곧바로 잘못된 것을 버릴 수 있을까? 정체성에 연결시킨 목표를 버릴 수 있을까? 그러려면 절망의 구렁텅이를 헤매며 잘못된 지도 때문에 놓쳤던 많은 장소에 대해 애도해야 한다.

이 '실패' 아닌 실패에서 어떻게 살아남을까? 절망의 구렁텅이에 빠지면 어디로 가야 하나?

이 과정을 모두 거치려면 그대로 가만히 있으면서 당신이 들어왔던 거짓 정체성을 찾아내고, 당신이 평생 되고 싶었던 자아를 버리는 슬픔을 알아차리면 된다. 또한 그토록 오랜 시간 동안 거짓에 속아왔다는 사실에 화가 난다는 것도 알아차려라. 이 모든 것을 알아차리되, 판단은 하지 않는다. 그것들이 진실이 되는 것을 허락하라.

4장에서 본 것처럼 감정은 터널이다. 맨 끝에 있는 빛까지 도달하려면 어둠 속을 끝까지 걸어야 한다. 그건 아주 쉬울 때도 있고, 죽을 것처럼 아플 때도 있다. 오랜 목표를 내려놓을 때 자기의 정체성 전체를 내려놓는 기분이 들지도 모른다. 결코 쉬운 일이 아니고 어쩌면 불편할 것이다. 하지만 그럴 가치는 충분히 있다. 터널 끝에서 기다리는 궁극의 보상 때문에. 바로 나 자신.

"정상이라고 느끼기"

이 장을 시작할 때 나왔던 B씨로 돌아가보자. B씨의 목표가 무엇이었다고 생각하는가? 쾌락이던가? 파트너와의 교감? 자기 발견?

얼마 안 되는 정보로 (그리고 통상 여성이 성에 대해 사회화되는 방식을 바탕으로) 추정하자면, B씨의 무의식적인 목표는 모두가 기대하는 이상에 순응하는 것이다. 자발적으로 성욕을 느끼고, 삽입 성교에서 오르가슴을 느끼는 것. 한마디로 말해 "정상"이라는 기분.

이제 우리는 세상에 정상 따위는 없다는 것을 안다. 아니, 우리 모두는 정상이다. 다른 사람과 똑같은 부품이 서로 다른 방식으로 조립된 것뿐이다. 세상에 똑같은 사람은 없다.

그런데도 우리 대부분은 자신이 정상이라고 느끼고 싶어 한다.

(사실 자신이 정상인지 아닌지 걱정하는 것도 당신의 섹슈얼리티가 정상이기 때문에 일어난다. 정상이 되는 것에 관해 걱정하는 것은…… 지극히 정상이다.)

하지만 왜 "정상"이 목표일까? 정상이 되고 싶을 때 사람들은 무엇을 원할까?

지금부터 내가 말하는 것에 직접적인 과학적 증거는 없다. 증거가 있다고 한들 어떤 형태여야 할지도 모르겠다. 하지만 지금까지 내가 수십 년 동안 학생, 임상의, 저널리스트, 전 세계의 낯선 이들과 교류했던 내용을 바탕으로 확실히 말할 수 있다. "정상이라는 기분은 곧 소속되었다는 기분이다." 1장에서 커밀라의 말을 기억해보자. "사람들은 다들 어딘가에 속하려고 애쓰잖아." 우리는 인간으로서 경험하는 공유된 영역의 경계 안에 자신이 안전하게 머물고 있고, 제 지도에 있는 것이 다른 사람의 지도에 있는 것과 같다는 걸 확인하고 싶어한다.

지도에 없는 곳에 자신이 있다는 걸 알게 되면, 그러니까 자기가 각본도, 기준틀도 없는 일을 겪고 있다는 생각이 들면 길을 잃은 기분이 든다. 미지의 영역은 위험하고 안전하지 않다. 4장을 기억하자. "나는 길을 잃었어/나는 집에 왔어." 미지의 영역은 "나는 위험해!"다. 그러면 스트레스 반응이 시작되어 이기 팝이 울리는 상자 속 쥐가 된다. 모든 것이 잠재적 위험일 뿐이다.

하지만 이때 누군가가 와서 "당신은 괜찮아요. 전 제 지도를 따라 여기에 와봤어요. 여긴 확실히 우리 영토예요"라고 말해주면 마음이 한결 놓인다. 아직 집에 잘 연결된 채로 안전하다는 것을 알게 되기 때문이다. 나는 이곳에 소속되었다.

사람들이 내게 "제가 정상인가요?"라고 물을 때, 그들은 "제가 잘 속해 있나요?"라고 묻는 것이다.

물론 내 대답은 "예"다. 당신은 당신 몸에 속해 있다. 당신은 이 세상에 속해 있다. 세상에 태어난 날부터 당신은 이곳에 속하게 되었고 여기가 당신 집이다. 외부에서 강제되는 성적 기준에 순응해야만 소속되는 게 아니다.

목표점을 "정상normal"에서 "내가 속한 곳이면 어디나"로 바꾸면 당신은 이미 그곳에 와 있으므로 늘 목표를 달성하는 셈이다.

나는 오래전부터 사무실 문에 작은 만화 한 컷을 붙여놓고 있다. 나이 든 스님과 젊은 스님이 나란히 앉아 있는 장면이다. 나이 든 스님이 말한다. "이게 다야. 다음에 일어날 일은 없단다."

비구니보다 범생이에 가까운 나는 노승의 말씀을 격차를 줄이는 피드백 고리와 기준 속도에 관한 이야기로 들었고, 미래를 향해 자신을 밀어붙이는 대신 작은 감독관을 훈련해 현재를 즐기는 것이 중요하다는 강조의 뜻으로 읽었다. 극단적인 가정이지만, 만약 당신이 자신의 성기능에 대해 "이게 다야"라는 말을 듣는다면 어떨까? 지금 당신의 섹슈얼리티가 당신이 가질 수 있는 섹슈얼리티라면? 이게 다라면?

저 문제를 제시했을 때 사람들의 반응은 환한 미소부터 절망적인 흐느낌까지 각양각색이었다.

만약 지금의 섹슈얼리티가 당신의 섹슈얼리티라는 말에 환히 웃었다면, 그건 아주 바람직하다. 나는 이 책의 과학이 당신의 성적 행복을 확장하고 더 생동감 있게 만들어주었길 바란다.

하지만 오늘 당신의 섹슈얼리티가 영원한 당신의 섹슈얼리티라는 말에 비애, 수치, 절망, 분노, 불안한 확신, 좌절, 두려움을 느꼈다면, 당신은 자신의 섹슈얼리티를 기쁨으로 탐색하기 위해 먼저 당신과 자기 연민 사이의 따뜻한 빛을 가로막는 두려움, 분노, 슬픔을 거쳐야 한다. 물론 쉽지 않을 것이다. 그러나 불가능한 일은 아니다. 나는 그럴 가치가 있다고 믿는다. 이 말을 기억해주길 바란다.

당신이 태어난 날, 당신의 몸에 관해 무엇을 가르칠지는 세상이 선택했다. 세상은 당신에게 자기 몸으로 자신감과 기쁨을 느끼며 살라고 가르쳤을 수도 있었고, 당신의 몸과 섹슈얼리티는 아름다운 선물이라고 가르칠 수도 있었다. 그러나 세상은 당신이 자신의 섹슈얼리티와 몸을 비난하고 만족하지 못하게 가르쳤다. 당신은 자신의 섹슈얼리티와 일치하지 "않는" 것을 높이 여기고 기대하도록 배웠다. 당신의 성생활이 될 거라고 세상이 말한 이야기는 틀렸다. 당신은 속았다. 나는 당신에게 거짓을 말한 세상에 당신을 대신해 분노한다. 그리고 여성의 몸에 대해 더는 거짓을 말하지 않는 세상을 만들려고 일한다.

나는 세상이 당신에게 준 상처를 바꿀 수 없고 그건 당신도 마찬가지다.

하지만 당신은 치유할 수 있다.

당신의 생식기처럼 당신의 섹슈얼리티는 그 자체로 완벽하고 아름답다. 당신은 정상이다. 아름답다. 그러니까 당신이 자신의 섹슈얼리티에 대해 만족스럽지 못하다는 걸 알게 되었다면, 수치와 좌절과 비애를 느낀다는 걸 알게 되었다면, 그런 감정을 멀리하고 대신 잘못된 이야기를 들려준 문화에 감정을 집중하라. 자신을 비난할 게 아니라 거짓으로 당신을 속여온 문화를 향해 분노하라. 좋게 말해 자의적이고 실상은 억압이나 다름없는 가상의 "이상"과 다르다고 하여 슬퍼하지 마라. 당신에게 자격이 있었지만 지금껏 즐기지 못했던 자비로운 세상을 슬퍼하라.

자신이 스스로 내적 감정을 느끼도록 허락하는 건 세상에서 뭔가를 바꾸기 위함이 아니다. 감정을 온전히 느껴서 잘 풀어내고 배출해 자기 안에 새로운 것을 들일 수 있는 공간을 만들려는 것이다. 슬픔이 자신을 거쳐나가게 허락할 때, 당신은 지금껏 '마땅히 그래야 한다'고 들어왔던 성적인 인간, 너무나 오랫동안 당신의 정신을 차지했던 유령 자아를 놓아주는 것이다. 유령을 떠나보내면 성적인 당신을 위한 공간이 생긴다. 그리고 모두가 연습하면 한 사람 한 사람, 그렇게 세상도 변할 것이다.

지금 당신의 섹슈얼리티가 바로 그것이다. 그리고 당신의 섹슈얼리티는 아름답다. 당신이 배웠던 것과는 다르더라도 아름답다.

나는 당신이 올리비아, 커밀라, 메릿, 로리 중 누구와 가까운지 모른다. 어쩌면 내가 지금까지 만났던 어떤 사람과도 비슷하지 않을 수 있다. 나는 당신이 쾌락과 욕망을 불러올 맥락을 얼마나 쉽게 찾고 만들 수 있는지 모른다. 나는 당신이 자신의 섹슈얼리티, 당신만의 정원에서 얼마나 편안함을 느끼는지 알지 못한다. 그러나 정원사가 당신이라는 것은 안다. 그리고 그 정원이 처음부터 가졌던 특성으로 더 많이 노력할수록 더 건강하고 풍성하게 자랄 거라는 것을 안다. 나는 당신이 지금 모습 그대로 아름답고, 자신감 있고 즐거운 섹스를 할 수 있다는 것을 너무나 잘 안다. 나는 당신이 정상이라는 것을 안다.

로리와 조니는 영원히 행복하게 살았대요. 그러니까 대체로 그럴 것이다. 삶은 복잡하고, 로리는 여전히 지치고 버거운 순간과 자기 몸이 모든 쾌락의 원천을 차단하는 순간을 겪는다. 그러나 세 가지가 영원히 바뀌었다.

첫째, 그녀는 판단하지 않고 자기 감각에 주의하는 법을 연습했다. 그러면서 자신이 사랑하는 다른 사람에게 그러하듯 자신에게 친절하고 너그럽게 대하는 법을 배웠다. 자신에게 쾌락과 기쁨을 느껴도 된다고 허락했고, 그래서 쾌락과 기쁨을 알아차리고 기념하는 법을 배웠다.

둘째, 살면서 스트레스 요인을 줄일 방법은 많지 않지만 로리는 삶이 시작해버린 스트레스 반응 주기를 완료하려고 의도적으로 노력해 스트레스를 줄여나갔다. 실컷 울었고, 샤워를 오래 하면서 피부에 흐르는 물의 감각에 집중했다. 보디로션을 프라이팬에 기름 두르듯 대충 바르는 대신, 자신의 피부가 얼마나 아름답고 건강한지 느끼면서 정성스럽게 발랐다. 운동할 때는 스트레스를 벅스 버니 만화에 나오는 주황색 괴물 고새머라 생각하고 괴물에게서 도망쳐 현관을 열고 들어가 조니의 품에 안기는 상상을 했다. 그러자 어느덧 스트레스 방출이 즐거워지기 시작했다. 적어도 괴롭지는 않았다.

그리고 마지막으로, 자기 몸을 비난하거나 쾌락에 죄책감을 느낄 때면 자기에게 훨씬 더 친절하게 대했다. "그만둬!"라고 꾸짖는 대신 "그래, 자기 비난, 이 친구 또 시작이네?"라고 말했다. 로리는 판단하지 않기를 연습했다.

아마 이 세 가지 변화는 조니가 그 안에서 기회를 발견하지 못했다면 지금처럼 지속되지 못했을 것이다.

로니의 '끄기를 끈다'는 개념을 이해한 뒤로, 그는 로리가 브레이크에서 발을 떼도록 돕는 일을 더 많이 찾아냈다. 어떤 때는 설거지를 하거나 부엌 조리대를 행주로 닦는 간단한 일이었고, 어떤 때는 "섹스할 생각은 하지 말고 그냥 밤새 얘기나 하자"였으며, 또 어떤 때는 데이트를 계획해 로리가 긴장을 풀 수 있는 시간을 마련하기였다.

성욕이 강한 파트너라면 이렇게 생각할지도 모른다. '그녀는 나만큼 원해야 해!' 그리고 자기 파트너의 성적 감정을 부정적으로 생각한다. 그러나 조니는 섹스를 원하고 안 원하고가 문제는 아님을 깨달았다. 그보다는 두 사람의 필요를 모두 충족하는 맥락을 만드는 문제였다. 그리고 실제로 삶의 공간을 만드는 문제이기도 하다. 그는 로리의 끄기를 끌 수 있는 퍼즐에 호기심이 생겼고, 로리의 섹슈얼리티가 겨울의 휴한지에서 싹을 틔우고 꽃피우는 놀라운 모습에 경이를 느꼈다. 올바른 맥락이 주는 따뜻한 비와 태양 아래에서 그녀의 열정이 정원의 벽을 넘쳐나는 황홀한 모습에는 경외심까지 느꼈다.

기쁨은 어려운 부분이다. 사실 나도 이 장을 쓰면서 가장 어려웠다. 기쁨은 알기 쉽지도 않고, 간단하지도 않다. 기쁨은 당신이 도달할 목적지도, '여정'도 아니다. 기쁨은 진정으로 에로틱한 자신을 향해 가는 여정에 대한 느낌과 기분이다. 당신은 지금 그대로의 섹슈얼리티를 사랑해도 된다. 그게 남들이 '그래야 한다'고 말한 게 아니더라도.

나는 증거와 방법을 중요시하는 사람이다. 나는 기쁨을 일으키는 뇌의 메커니즘을 이해하고 싶었다. 그래서 관련된 과학을 찾아냈다. 당신도 증거가 필요하다면, 그게 내가 이 책에서 제공하려고 최선을 다한 일이다. 그러나 과학은 알려진 것의 경계까지만 우리를 안내할 수 있다. 내가 성 교육자로서 25년간 일하며 알게 된 게 있다면, 기쁨이란 알려진 것의 경계를 뛰어넘어 진실의 모험에 뛰어들 때 찾아온다는 것이다.

나는 이 책에서 수십 번 말했다. 자기 몸을 믿으라고. 미지의 세계로 기꺼이 뛰어들 만큼 믿으라고. 그 도약이 곧 기쁨이 될 거라고.

네 줄 요약

- 훌륭한 성생활을 누리기 위해 당신이 할 수 있는 가장 중요한 일은 자신의 섹슈얼리티를 지금 그대로의 모습으로 환대하는 것이다. 당신이 원했거나 기대한 것이 아닐지라도.

- 낡고 거짓된 문화적 기준을 놓아주려면 작은 감독관이 밀어넣은 절망의 구렁텅이에서 빠져나오는 비탄의 과정을 거쳐야 한다.
- 좀더 쉽게 놓아주려면 '판단하지 않기'의 기술을 익혀라.
- 있는 모습 그대로의 자신과 느낌을 스스로 허락할 때 당신의 몸은 주기를 완료하고 터널을 지나 그 끝의 환한 빛으로 나올 수 있을 것이다.

결론: 비법은 바로 당신

지금까지 우리는 무엇을 배웠는가?

우리는 모든 사람이 같은 부품으로 이루어졌지만 다른 방식으로 조직되었으며, 세상 어디에도 똑같은 사람은 없다는 것을 배웠다. 성 반응이란 켜야 할 것을 켜고 꺼야 할 것은 끄는 과정이다. 이때 맥락—외적 환경과 내적 상태—은 스위치가 활성화되는 시기와 방식에 영향을 준다.

우리는 생식기의 반응과 성적 흥분이 항상 일치하지는 않는다는 것을 배웠다. 성적 욕구는 자발적일 수도 있고, 반응적일 수도 있는데 둘 다 정상이다. 어떤 여성은 확실히 삽입 성교를 통해 오르가슴을 느끼지만, 대부분은 그렇지 않다. 그러나 둘 다 정상이며, 어떤 것도 당신이 되고 싶은 것보다 더 큰 일은 아니다.

무엇보다 우리는 성생활이 걱정과 괴로움으로 채워질지 아니면 자신감과 기쁨으로 가득할지를 결정하는 것이 섹슈얼리티의 기능 문제가 아니라는 것을 배웠다. 그것은 지금 그대로의 섹슈얼리티를 환대하는 능력에 달려 있다.

이 깨달음에 도달하기 위해 우리는 해부학, 생리학, 행동심리학, 비교심리학, 진화심리학, 건강심리학, 도덕심리학, 젠더 연구, 미디어 연구 등을 논의했다. 나는 은유, 스토리, 25년간의 교육 경험, 한 세기 이상의 과학을 총동원했다.

여성의 섹슈얼리티의 깊이와 복잡성은 이 정도로도 부족하다.

내가 이 책을 쓴 이유

다른 많은 사람처럼 나도 성장기에 잘못된 것을 많이 배웠다. 성인이 되어서도 수없이 실수를 저질렀다. 그리고 말로 다 할 수 없는 행운 덕분에 "올바로" 하는 방법을 배울 수 있는 환경—킨제이 연구소와 인간의 섹슈얼리티를 공식적으로 다루는 소수의 박사과정 프로그램—에서 오랫동안 생활했다.

나는 내가 배운 것과 내게, 그리고 다른 여성들에게 도움이 되었던 것을 나누려고 이 책을 썼다. 내 여동생, 우리 엄마, 동생의 의붓딸들, 조카, 그리고 학생들을 위해서 이 책을 썼다. 나와 내 동생, 엄마, 그리고 친구들이 모두 정상이고 건강하다고 가르치는 과학을 공유하려고 이 책을 썼다. 우리 모두 서로 달라도 된다고 알려주려고 이 책을 썼다.

나는 여성이 자기 몸에 대해 거짓을 들어야 하는 세상에서 더는 살 수 없어서 이 책을 썼다. 이곳에서 여성은 성적 쾌락의 주체가 아닌 성적 욕망의 객체다. 이곳에서 섹스는 여성에 대한 무기로 사용되며, 이곳에서 여성은 단지 남성과 다른 몸을 가졌다는 이유로 몸이 고장 났다고 믿어야 한다. 나는 여성이 태어나면서부터 자기 몸을 적으로 취급하도록 훈련받는 세상에서 살 수 없어서 이 책을 썼다.

나는 여성이 당당하고 기쁘게 살 수 있는 법을 가르치려고 이 책을 썼다.

만약 독자가 이 책의 개념—세상에 똑같은 사람은 없다, 액셀과 브레이크, 맥락, 흥분 불일치, 반응성 성욕 등—중 하나라도 기억해 자기 섹슈얼리티와의 관계를 개선하는 데 사용한다면 내 목적은 달성된 것이다. 그리고 그 생각을 다른 사람과 공유한다면 여성이 자신감 있고 기쁘게 살 수 있는 공간을 확장하게 된다.

어찌 보면 이건 아주 사소한 목표다. 암을 예방하는 것도, 기후위기를 해결하는 것도, 중동에서 평화를 도모하는 것도 아니니까. 나는 그저 사람들이 자기 몸으로 자신감 있고 기쁘게 살아가는 법을 배운다면 궁극적으로 모든 사람의 성적 자율성이 존중되는 세상에서 살게 될 거라고 믿는다.

모든 사람이 성적 자율성을 존중하며 자신감 있고 기쁘게 살아가는 게 암을 예방하고 기후위기를 해결하고 세계 평화를 이루는 데 중요한 역할을 할까? 난 그렇다고 생각한다. 그러나 그건 또 다른 이야기다.

다른 해답을 찾을 곳은

내가 답을 모두 아는 것은 아니다. 아니, 절반도 모른다. 하지만 과학은 계속해서 성장하고 확장하므로 앞으로 더 많은 통찰과 명료한 지식이 밝혀질 것이다. 이 책에서 나는 여성의 삶을 돕는다고 목격한 답변의 일부를 제공했다. 이 답변이 독자의 섹슈얼리티가 치유되고 새로 거듭나며 확장되는 계기가 되었길 바란다.

우리는 모두 각자의 정원을 키우고 있다. 잡초는 뽑고 잘 자라길 바라는 식물에는 비료를 준다. 정원을 가꾸는 작업은 아마 때로는 즐겁고, 때로는 고통스러울 것이다. 그리고 언제나 지극히 개인적이다. 우리는 정원을 돌보면서 자신이 정상이라는 확신을 얻기 위해 바깥을 바라본다. 괴로울 때면 공동체에서 위안을 찾고, 스스로 찾지 못하는 답은 전문가에게 묻는다. 걸음마를 배우다 넘어지는 아기들부터 성폭행에서 잘 회복하는 뛰어난 명상가까지 모두 그렇게 한다. 우리는 모두 고개를 들어 세상을 보며 이렇게 말한다. "많이 아팠어요. 나 괜찮은 걸까요? 내가 잘하고 있는 걸까요?"

(당신은 잘하고 있습니다. 당신은 괜찮습니다. 아팠다면 치유될 겁니다.)

그리고 스트레스 유발 요인이 날카로운 이빨과 발톱이었던 시절에 그랬듯이 내가 괜찮은지 확인하려고 "자신의 바깥"을 바라보는 습관은 미디어 속의 아는 사람이 아니라 지역 사회와 실생활에서 아는 사람들을 향할 때 더 의미가 있을 것이다.

우리는 놀랍기 그지없는 펠라티오 기술 열두 가지와 여섯 가지 새로운 체위가 매달 소개되는 꿀팁과 정보의 세상에서 산다. 이 세계는 우리의 관심을 끌고 고정시키는 흥미진진하고 즐거운 오락거리로 가득 차 있다.

하지만 진실의 구조는 더 조용하고 느리며 개인적이고, 단순한 오락거리 이상으로 훨씬 더 흥미롭다. 그리고 절대적으로 당신 안에만 존재한다. 조용한 기쁨의 순간에도, 괴로운 걱정의 순간에도, 당신의 새 떼가 위협에서 벗어나 쾌락을 동시에 향하는 순간에도 오직 당신 안에만 존재한다.

그러므로 자기 안에서 예상하지 못했던 것을 발견하고 그것이 정상인지, 내가 괜찮은 건지 확인하고 싶다면, 바깥에서 다른 사람을 보거나 인터넷을 뒤지는 대신 스스로 이렇게 말하길 바란다. 난 괜찮아. 이 책을 거울로 삼아라. 찾아가고 싶은 게 있다면 자기 자신을 봐라. 당신은 아름답다.

그리고 자기 몸을 믿어라.

자기 안에서 "그래, 그거야. 좀더" 또는 "아니, 이제 그만"이라고 말하는 작고 조용한 목소리에 귀를 기울여라. 특히 두 목소리가 동시에 들릴 때면 자신에게 부드럽고 친절해져라. 그리고 천천히 움직여라.

'바깥'에서도 영감과 즐거움과 놀라운 과학과 응원을 발견할 수 있다. 그러나 바깥에서는 성적 행복의 진실을 찾지 못할 수도 있다. 내가 뭘 원하는지, 내가 뭘 좋아하는지, 나에게 뭐가 필요한지. 그것들을 찾으려면 바깥이 아닌 안을 들여다봐야 한다.

나는 내가 가르치는 워크숍에 참석하고 이 책과 같은 서적을 읽으며 자기가 성생활에서 느끼는 혼돈을 질서 있게 정돈할 수 있는 '비법'을 찾으려는 사람들을 많이 봤다.

그래서 그 비법이 무엇이던가?

애니메이션 「쿵푸팬더」를 본 적이 있는가?

영화 속 '포'라는 이름의 판다는 성실한 노력, 스승의 가르침, "무한한 힘의 열쇠", 즉 비법이 적혀 있는 드래곤 두루마리 속 지혜를 통해 쿵푸의 고수가 된다.

포가 처음 그 두루마리를 펼쳤을 때, 거기에 아무것도 쓰여 있지 않은 것을 보고 실망했다. 그건 거울이었다. 자기 얼굴을 비추는.

그리고 명언이 등장한다. "비법 같은 건 없어. 비법은 바로 너야."

그러니까 마지막으로 딱 한 번만 더 말하자면,

당신은 정상이다. 그냥 정상인 정도가 아니라 아주 대단하다. 근사하고, 놀랍고, 달콤하고, 로맨틱하고, 맛있고, 빛나고, 사랑스럽고…… 환상적이다.

당신의 몸은 지금 그대로 아름답고, 당신의 성욕은 완벽하다.

비법은 당신이다.

과학이 그렇다고 말했다.

이제는 당신이 증명할 차례다.

감사의 말

이 책에는 많은 여성의 사연이 커밀라, 올리비아, 메릿, 로리의 이야기로 녹아 있다. 내게 자신의 성생활에 대해 이야기해준 모든 여성에게 감사한다. 내가 그들의 이야기를 잘 전달했기를 바란다.

나와 대화해주고, 이 책의 상당 부분을 읽어주고, 내 말이 헛소리라고, 또는 헛소리가 아니라고 말해주고, 과학 논문과 대중 과학서는 다른 면이 있다고 사과했을 때 양해해준 모든 연구자, 교육자, 상담자에게 감사한다. 켄트 베리지, 찰스 카버, 크리스틴 체임벌린, 메러디스 치버스, 신시아 그레이엄, 로빈 밀하우젠, 캐럴라인 푸콜, 켈리 서친스키에게 감사한다. 난 이 사람들에게서 정확한 조언과 확실한 피드백을 받았지만 혹시라도 이 책에서 설명한 과학에 실수나 오류가 있다면 그 책임은 내게 있다.

생식기를 이렇게 아름답게 그려준 에리카 모엔에게 감사합니다.

베타 리더들출간 전 원고를 읽고 피드백을 주는 독자들, 특히 앤드루 윌슨, 사브리나 골론카, 패트릭 킨스먼, 루스 코언, 애나 쿡, 얀 모리스에게 감사하고 싶다.

내 블로그 독자들에게 진심으로 감사한다. 책의 초안을 읽고, 4년 동안 내 게시글에 의견을 올리고, 내가 지적·감정적으로 정직하게 해주고, 내 지식의 한계를 끊임없이 되물어 저자로서 더 나아지게 해준 사람들이다.

스미스 칼리지의 내 학생들에게 감사한다. 내가 생각지도 못했던 질문들을 던졌고("처녀막의 진화적 기원이 뭔가요?"), 수업 내용을 더 깊이 이해하도록 다그쳐 좀더 좋은 선생이 되게 해주었다.

그리고 이 책을 읽은 여러분 모두에게, 고마워요.

말로는 표현하기 어려운 가슴 벅찬 고마움을 느낄 때가 있다. 어떤 기분인지 알는지? 그 앞에 가서 무릎을 꿇은 채 고마움과 겸허함과 깊이 연결된 기분에 북받쳐 손으로 얼굴을 가리게 되는 그런 느낌. 물론 내가 진짜로 가서 무릎을 꿇는다면 서로 정말 어색하겠지. 그래서 그분들의 성함을 나열하는 것으로 대신하겠다. 감사를 표현할 길 없이 나를 도와준 분들이다.

낸시 넛-체이스
신시아 그레이엄과 존 밴크로프트
에릭 얀센
데이비드 로어먼
리처드 스티븐스
린지 에지콤
세라 나이트

줄리 오호니키
어밀리아 나고스키
스티븐 크롤리

여러분, 진심으로 고맙습니다.

부록 1: 치료적 자위행위

오르가슴과 고전 중이라면—오르가슴을 익히고 있든, 파트너와 오르가슴에 오르려고 노력 중이든, 오르가슴을 좀더 통제하는 법을 시도하든—아래의 방법을 차례대로 따라해보길 권한다.

1. 음핵을 찾는다. (방법은 본문의 1장 참고)

2. 적당한 맥락을 조성한다. 본문의 3장에서 작성한 활동지를 참고하자. 방해받지 않고 혼자서 안전하게 있을 수 있고 다른 걱정으로 산만해지지 않는 30분 정도의 시간이면 된다.

3. 자기 몸을 만지면서 느낌을 의식한다. 발과 다리를 쓸어내고, 팔과 손을 어루만지고, 목과 두피를 쓰다듬는다. 처음에는 이 단계까지만 한다. 30분 동안 이렇게 몸을 정성껏 어루만지기만 한다. 2주 동안 일주일에 몇 차례 반복한다. 서서히 가슴과 하복부, 허벅지 안쪽까지 쓰다듬는다.

4. 음핵을 간접적으로 자극한다. 가장 간접적인 자극은 음핵을 떠올리는 것이다. 조용하고 다정하게 음핵에 신경을 쏟는다. 엉덩이를 앞뒤로 움직이거나 돌리면서 골반 쪽에 집중한다. 이때 어떤 감정이 생길 수 있는데 그건 정상이다. 그렇지 않더라도 정상이다. 그게 어떤 감정이든 허락하고, 자신과 생식기, 그리고 그 감정들에 애정과 연민을 느끼는 연습을 한다.

스스로 준비되었다는 생각이 들면(며칠이 될 수도 있고 몇 주가 될 수도 있다) '말단' 자극으로 옮겨간다. 말단 자극이란 간접적이고 우회적인 자극을 의미한다. 다음 예시를 따라해도 좋고 그 밖에 본인이 원하는 어떤 방식도 괜찮다.

- 엄지와 검지로 음순을 가볍게 꼬집고 잡아당기고 좌우로 움직여본다. 이 동작으로 음핵에 간접적인 압력이 가해지고 음핵 위의 피부(음핵꺼풀)가 움직인다.
- 불두덩 위에 손바닥을 올리고 지그시 아래로 누른 채 배를 향해 잡아당긴다. 이 동작으로 음핵에 가벼운 압력이 가해지며 음핵 주변의 피부가 움직인다. 다양한 압력과 속도(예: 길고 느리게 한 번, 연속해서 여러 번 짧게)를 시도한다. 손바닥을 댄 채로 원을 그려본다.
- 양쪽 손바닥을 허벅지 안쪽에 대고 엄지손가락의 바깥쪽 가장자리로 음순을 누른다. 두 엄지손가락으로 양쪽에서 밀면서 꼭 쥐듯이 누른다. 그 상태로 엉덩이를 앞뒤로 움직인다.

어떤 사람은 직접 자극보다 간접 자극을 선호한다. 동작 중에 팔, 다리, 둔부, 복부의 근육이 긴장될 수 있는데, 몸이 흥분하는 정상적인 과정이다. 만약 어떤 동작을 계속하고 싶은 생각이 들면 본능의 지시에 따라 멈추지 말고 원하는 만큼 반복한다. 기분이 좋으면 계속해서 이어가고 그 쾌감에 집중하며 굳이 이해하거나 바꾸려들지 않는다.

5. 직접 자극을 시도한다. 대부분의 사람이 어느 정도 흥분한 상태에서 직접 자극을 즐겁게 느낀다. 간접 자극으로 기분이 좋고 몸이 따뜻해졌다고 느끼면 아래 동작을 시도한다.

- 손가락을 1~3개 펼치고 손가락 끝마디의 평평한 면으로 음핵의 머리 부분을 가볍게 건드리면서 앞뒤로 움직이는 동작을 반복한다. 천천히 또는 빠르게 움직여본다. 살짝 쓸어내듯 톡톡 치거나, 가볍게 또는 깊게 누른다. 다양한 속도와 압력을 조합해서 시도한다.
- 손가락으로(손가락 개수는 본인이 편안하게 느끼는 걸로 선택) 음핵을 직접 문지르며 동그라미를 그린다. 천천히 또는 빠르게, 가볍게 건드리거나 깊게 누르거나.
- 손가락 개수를 바꿔가며 다양한 압력과 속도로 자극하고, 음핵꺼풀에서 음핵 쪽으로 끌어당긴다.
- 원하는 만큼 손가락 개수, 속도, 압력에 변화를 주면서 음핵의 머리 바로 아래에서 위로 쓸어올리듯 가볍게 건드린다.

흥분 정도가 달라지면, 몸의 변화를 느끼고 관찰한다. 굳이 지금의 상태를 바꾸려 하지 않는다. 불안이나 두려움이 몰려오면 그런 걱정은 나중에 해도 된다고 다독이면서 불안한 생각은 내려놓고 오직 몸속에서 일어나는 감각에 다시 집중한다.

6. 호흡을 멈추지 않는다. 성적 쾌락을 느끼면 근육이 긴장하면서 종종 숨을 참거나 얕게 쉬게 된다. 간간이 자신의 호흡을 확인하면서 복부 근육의 긴장을 풀고 호흡을 계속한다.

어느 단계든 억지로 하려들지 말고 어떤 기분인지만 느끼면서 몸이 원하는 대로 하게 둔다. 스스로 제어할 수 없게 될까봐 걱정된다면 긴장을 풀고 두려움을 거두면서 자신은 안전하며, 언제든 멈출 수 있다고 안심시킨다. 실제로도 버거운 생각이 들면 언제든 그만두어도 좋다. 단계를 진행시킬수록 쾌감과 긴장이 몸 전체로 퍼지고 강렬함이 역치를 넘어서는 순간, 마침내 폭발할 것이다.

파트너 옆에서 오르가슴에 오르고 싶다면, 처음 1~3주일은 위의 과정을 혼자서 연습하고, 다음 1~3주일은 파트너의 사진을 옆에 두고 시도한다. 그런 다음에는 전화로 대화하면서, 또는 파트너의 옆방에서 연습한다. 마음의 준비가 되면 같은 방에서 오르가슴을 시도하되 처음에는 멀리 떨어진 상태로 어둠 속에서, 또는 눈을 가리거나 다른 쪽을 보면서 한다. 그러다가 서서히 거리를 좁히고, 또 조명을 켤 수도 있다.

파트너와 한 침대에서 오르가슴을 느끼면 자신이 어떤 때 쾌감을 느끼는지 보여준다. 파트너의 손을 가져다가 자기 몸에 올리고 어떻게 하면 기분이 좋은지 알려준다.

　전체 과정에서 자신이 좌절하고 있지 않은지 늘 살피고 자신은 이미 목표인 즐거움에 도달했다는 사실을 되새긴다.

부록 2: 연장된 오르가슴

오르가슴을 연장하고 확장하는 행위는 사실상 명상에 가깝다. 일반적인 명상을 해본 적이 없다면 섹슈얼리티의 맥락 바깥에서부터 시작하는 게 쉬울 것 같다. 방법은 다음과 같다.

8장의 방관자화 부분에서 설명한 간단한 호흡법으로 시작한다.

코로 5초 동안 숨을 들이마신다.

입으로 10초 동안 숨을 내쉰다.

위의 두 과정을 총 2분 동안 여덟 번 반복한다.

이 2분 동안 아마 당신은 딴생각을 하게 될 것이다. 하지만 정상이고 또 건강한 현상이다. 중요한 것은 마음이 방황하지 않는 것이 아니라, 그 사실을 인지하고 생각을 잠시 놓아준 다음 다시 호흡에 천천히 주의를 돌리는 것이다.

호흡도 중요하지만 마음이 흐트러지고 있다는 것을 알아차리고 호흡에 집중하게 하는 것이 결정적인 기술이다.

이 작업을 매일 하다보면 자신이 항상 무엇에 주의를 기울이고 있는지 알게 될 것이다. 이 과정이 자연스러워지면 연장된 오르가슴으로 이동할 준비가 완료되었다고 봐도 좋다.

방해받거나 산만해지지 않고 혼자 (또는 신뢰하는 파트너와 함께) 시간을 보낼 수 있는 환경을 만든다. 한두 시간 정도가 좋지만, "오르가슴에 쓸 한두 시간은 없어"라고 생각해도 문제없다. 연장된 오르가슴은 섹스판 마라톤 같아서 굳이 마라톤을 뛰지 않고 일주일에 몇 번 달리는 정도로도 충분히 건강을 유지할 수 있다. 그러나 야심 차게 목표를 정하고 시간을 들여 관심과 노력을 기울이게 될 때가 있다. 마라톤이든 무아의 경지든 당신의 삶이 허락하는 대로 스스로 선택하면 된다.

먼저 적당한 맥락을 조성한다. 그리고 2분 동안 호흡을 연습하면서 정신이 흐트러질 때마다 다시 호흡으로 주의를 돌린다.

이어서 부록 1의 방법에 따라 감각 탐색을 시작하는데, 몸의 감각에 주의를 집중한다.

자신의 성적 흥분을 0에서 10단계로 나눈다. 0은 전혀 흥분되지 않은 상태이고 10은 오르가슴 상태다. 먼저 0에서 시작해 5단계까지 흥분을 키운다. 5단계는 확실히 흥분된 상태다.

흥분이 5단계에 이르면 근육의 긴장을 풀고 흥분을 1단계로 내린다.

이제 6단계로 올렸다가 다시 2단계로 내린다.

이 과정을 거치면서 생각이 방황하면 그 생각들을 놓아주고 몸의 감각으로 돌아온다. 호흡을 잊지 않는다.

7단계까지 갔다가 3단계로 내린다.

7단계는 꽤 흥분한 상태다. 7단계쯤 되면 몸이 계속 오르가슴을 향해서 가고 싶어할지도 모른다. 이때 브레이크를 밟지 않고 액셀 페달에서만 발을 떼는 것이 정말 중요하다. 끄기 버튼은 누르지 않고 켜기 버튼만 꺼야 한다. 근육의 긴장을 풀고 흥분을 부드럽게 가라앉힌다.

8단계까지 올라갔다가 4단계로 내려온다.

9단계까지 올라갔다가 5단계로 내려온다.

9단계는 굉장히 흥분이 높은 단계라 여기서는 이미 달리는 열차에 올라타고도 남았다. 몸은 계속해서 목적지로 전진하고 싶어한다. 그래서 아마 처음에는 배와 허벅지, 엉덩이 근육의 긴장을 풀고 흥분을 가라앉히기가 쉽지 않을 것이다. 흥분이 가라앉으면서 열기와 저릿함이 온몸에 퍼질 것이다. 보통의 빠른 오르가슴은 대개 생식기에 쾌감이 집중되지만 이 느린 오르가슴은 몸 전체로 퍼지는 것이 특징이다. 그대로 허락하라.

이 단계에서도 생각이 흐트러질 때마다 몸의 감각으로 주의를 돌린다.

9.5단계까지 갔다가 6단계로 내려온다.

9.5단계는 괴롭고도 즐거운 비명을 지르게 되는 오르가슴의 경계다. 처음에는 액셀에 가하는 압력을 줄이는 게 어려울 것이다. 처음 몇 번은 실패해도 괜찮다. 실패해도 결과는 어차피 오르가슴일 테니까.

하지만 방법을 익히고 나면 6단계까지 흥분을 가라앉혔다가 다시 9.5단계로 돌아가고 이어서 7단계로 내린다.

이때 의도적으로 복부, 둔부, 허벅지에 쌓인 긴장을 잘 풀어야 하는데 자칫하면 경계를 넘어버릴 수 있기 때문이다. 긴장을 풀 때 흥분이 성기에서부터 시작해 몸 전체로 퍼지는 것이 느껴질 것이다.

9.5단계로 갔다가 8로 내린다.

9.5단계로 갔다가 9로 내린다. 지금쯤이면 오르가슴 주변을 끊임없이 맴돌며 몸이 감당할 수 있는 최고의 성적 긴장이 유지되고 있을 것이다. 이것이 연장된 오르가슴이다. 축하합니다! 충분히 연습하면 원하는 만큼, 몸이 견딜 수 있을 만큼 오르가슴 상태에 머무를 수 있다. 이때 자기 생각이 어디에 있는지 계속 의식하면서 몸의 감각으로 돌려보낸다. 이 순간의 당신은 욕조와 같아서 성적 긴장은 몸속으로 흘러 들어가는 것과 똑같은 속도로 몸에서 빠져나간다. 빠져나가는 속도보다 흘러 들어오는 속도가 빠르면 가장자리에서 넘쳐흐를 것이고, 들어오는 속도보다 빠져나가는 속도가 빠르면 절정에서 멀어질 것이다. 여기에 실패 같은 것은 없다. 오직 종류가 다른 성공, 강렬한 쾌감만 있을 뿐이다.

전 과정은 45분에서 1시간 정도 걸리고 내적 감정이 발생할 수 있다. 설령 연장된 오르가슴을 느끼지 못하더라도 쾌감은 클 것이다.

황홀경의 쾌락이 좋은 점은 수치심, 스트레스, 두려움, 화, 억울함, 분노, 소진 같은 것과 공존할 수 없다는 것이다.

환희의 쾌락에 이르는 연습은 저것들을 내보내고 저것들이 없
는 곳에서 살아가는 것이다. 채소와 달리기, 수면, 호흡만큼
이나 건강에 좋다는 말씀.

주

1부 기초 아닌 기초

1장 여성 해부학: 세상에 똑같은 사람은 없다

1. Wallen and Lloyd, "Female Sexual Arousal." 다음도 함께 참고하라.
Emhardt, Siegel, and Hoffman, "Anatomic Variation and Orgasm,"
and Mazloomdoost and Pauls, "Comprehensive Review of the
Clitoris." 이는 매력적이고 중요한 연구임이 분명하지만 학생들에게 잘
가르치지는 않는다. 두 번째 인용된 연구를 포함해서 많은 연구가(다
그런 건 아니다) 신화에 기반한 성적 기능의 서사—예: 질의 자극에서
오는 오르가슴이 '성공적인 오르가슴'이다—를 해부학적 크기, 형태, 위
치에 대한 환원주의자의 기술記述로 변환하는 함정에 빠지기 때문이다.
실제로 2014년에 이 책의 교열 담당자가 이 부분에 질문을 달아놓았
다. "그럼 거리가 짧은 것과 먼 것 중에서 어떤 게 더 '나은'가요?" 이런
게 바로 내가 사람들이 던지지 않게 하려는 질문이다. 이렇게 오도할
수 있는 분석은 여성이 당당하고 기쁘게 살아가는 것을 돕기는커녕 사
람들이 자신의 생식기에 문제가 있지 않은지 의심하고 걱정하게만 만
든다. 사람들은 이미 자신의 생식기에 대한 판단을 너무 많이 익혔다.
이 책을 시작하면서 이 대화를 넣은 이유는 과학에만 관심을 보이고 내
앞에 있는 사람에게는 관심을 기울이지 않은 나 자신의 실수를 보여주
려는 것이었다. 이 장과 이 책 전체의 주제는 '우리는 모두 같은 부품이

서로 다르게 조립되었다'는 것이다. 어떤 조립 상태가 더 낫고 더 못하지 않다. 그저 서로 다를 뿐이다. 가끔은 과학도 어떤 생식기의 모양이 '더 낫다'라는 기준을 정하려고 시도한다면, 우리가 자신의 생식기를 판단하게 되는 것은 그럴 만하다.

2. Aristotle, *Aristotle's Compleat Master-Piece*, 16.

3. Drysdale, Russell, and Glover, "Labiaplasty."

4. Moran and Lee, "What's Normal?"

5. 처녀막의 실체는 마침내 「순결학 개론How to Lose Your Virginity」 같은 다큐멘터리나 관련 언론 보도(놀런 피니, 「처녀성에 대한 살아 있는 신화Living Myths about Virginity」), 코미디 시리즈 「애덤의 팩트 폭격 Adam Ruins Everything」 등의 형태로 주류에서 다뤄지기 시작했다.

6. Hegazy and Al-Rukban, "Hymen: Facts and Conceptions."

7. This was in Talbot House in the fall semester of 2012. Hi, Talbot!

8. Wickman, "Plasticity of the Skene's Gland."

9. '간성'이라는 용어를 불편해하는 사람도 있다. 어떤 이들은 '모호한 생식기', 또는 '성 발달 장애DSD'(Dreger, "Why 'Disorders of Sex Development'?")라는 표현을 선호한다. 내가 '간성'이라는 용어를 사용한 것은 이 책의 비의학적 맥락에서 가장 적절하다고 생각했기 때문이다.

10. Fausto-Sterling, *Sexing the Body*, 2000.

11. 이 책의 '모두 같은 부품으로 이루어진 생식기'라는 기준에서는 이 개념이 당연해 보이지만, 실제로는 간성 활동가들이 수십 년 동안 힘겹게 싸워오고 있는 급진적인 발상이다. 생물학적으로는 이렇게밖에 해석할 수 없지만, 문화적으로는 누구라도 다르게 생각할 수 있다. 그리고 많은 지역에서 그들의 생식기에 '정상화' 수술을 하는 것이 표준 의료 관행이다(ILGA-Europe, "Public Statement"). 2013년 고문에 관한 유엔 특별 보고관은 '고문 및 기타 잔인하고 비인간적이며 모멸적인 치료 또는 형벌'에 관한 보고서에서 이런 수술을 포함시켰다. 보고서는 의학적으로 불필요한 '정상화' 수술은 "흉터를 남길 수 있고, 성적 감각이 소실될 수 있으며, 통증, 요실금, 평생의 우울장애를 일으킬 수 있고, 비과학적이고 잠재적으로 해로울 가능성이 있고 낙인을 찍을 수 있다"는 이유로 비난했다(UN Human Rights Council, *Report*

of the Special Rapporteur, 18).

12. McDowell et al., "Anthropometric Reference Data."

13. 국제 외음부 질환 연구 협회International Society for the Study of Vulvar Disease에 따르면 커밀라의 말이 옳다. Vieira-Baptista et al., "International Society for the Study of Vulvovaginal Disease Recommendations."

14. 이 멋진 표현은 오퍼레이션 뷰티풀Operation Beautiful 운동에서 따온 것이다(www.operationbeautiful.com/).

2장 이중 제어 모형: 한 사람의 성적 개성

1. Masters and Johnson, *Human Sexual Response*.

2. Kaplan, "Hypoactive Sexual Desire."

3. Janssen and Bancroft, "Dual Control Model," 197.

4. Goldstein et al., "Hypoactive Sexual Desire," 117.

5. Velten et al., "Temporal Stability of Sexual Excitation."

6. Velten et al., "Sexual Excitation and Sexual Inhibition," and Rettenberger, Klein, and Briken, "Relationship between Hypersexual Behavior." 다음도 함께 참조하라. Granados, Carvalho, and Sierra, "How the Dual Control Model Predicts Female Sexual Response."

7. 반면 별로 민감하지 않은 액셀은, 브레이크와 상관없이 무성애자(성적 접촉을 욕망하지 않는 사람)의 예측 요인이다(단, 자신이 상대를 만지는 것은 원하지만 상대가 자신을 만지는 것은 원하지 않는 사람과는 다르다). 소규모 무성애자 연구에 따르면 그들은 유성애자에 비해 훨씬 더 둔감한 액셀을 갖고 있는 것으로 밝혀졌다(Prause and Graham, "Asexuality"). 그러나 브레이크에는 차이가 없었다. 그래서 무성애자는 뇌에서 성과 관련된 자극을 잘 알아차리지 못하기 때문에 발생하는 특성일 수 있다. 물론 이것만으로는 무성애를 다 설명할 수는 없는데, SE가 낮은 여성은 전체의 5~10퍼센트이지만 무성애자는 전체 인구의 약 1퍼센트에 불과하기 때문이다. 이 부분에서도 고장 나거나 잘못된 것은 없다. 무성애자의 성 반응 메커니즘 역시 유성애자와 같은 부품으로 이루어졌고, 다르게 조직되었을 뿐이다.

8. Carpenter et al., "Women's Scores"; Carpenter et al., "Dual Control

Model."

9. Milhausen et al., "Validation of the Sexual Excitation/Sexual Inhibition Inventory" and Janssen et al., "The Sexual Inhibition/Sexual Excitation Scales—Short Form."

10. Carpenter et al., "Dual Control Model."

11. 심적 상태가 성적 관심에 미치는 영향

	증가(%)	변화 없음(%)	증가(%)
우울장애			
남성	10	55	10
여성	9.5	40	50.5
불안장애			
남성	25	58	17
여성	23	43	34

출처: Lykins, Janssen, and Graham. "Relationship between Negative Mood and Sexuality."
다음도 함께 참고하라. Janssen, Macapagal, and Mustanski, "Effects of Mood on Sexuality."

12. Pfaus, "Neurobiology of Sexual Behavior."

13. Pfaus, Kippin, and Coria-Avila, "Animal Models."

14. Pfaus and Wilkins, "Novel Environment."

15. Velten et al., "Temporal Stability of Sexual Excitation."

3장 맥락, 그리고 모두를 지배하는 감정의 '절대반지'

1. Carpenter et al., "Dual Control Model"에서는 4퍼센트였고, 블로그와 수업에서 내가 훨씬 덜 과학적으로 조사한 결과는 8퍼센트였다.

2. McCall and Meston, "Cues Resulting in Desire" and "Differences between Pre- and Postmenopausal Women."

3. Graham et al., "Turning On and Turning Off."

4. Gottman, *The Science of Trust*, 254.

5. Bergner, *What Do Women Want?*, 68 - 73.

6. Graham, Sanders, and Milhausen, "Sexual Excitation/Sexual Inhibition Inventory."

7. BBC News, "Words Can Change What We Smell."

8. Aubrey, "Feeling a Little Blue."

9. Ariely, *Predictably Irrational*.

10. Nakamura and Csikszentmihalyi, "Flow Theory and Research," 195 - 206.

11. Flaten, Simonsen, and Olsen, "Drug—Related Information." Hat tip to Goldacre, "Nerdstock."

12. Reynolds and Berridge, "Emotional Environments."

13. Gottman, *Science of Trust*, 192.

14. 쥐와 인간 양쪽 다 중뇌가 자극에 반응하는 방식이 맥락에 따라 다양하게 달라진다는 증거가 늘고 있다. 인간의 뇌 영상 연구에 따르면 불확실성과 위험이 측좌핵 반응에 영향을 줄 수 있고(Abler et al., "Prediction Error"), 만성적인 요통이 있는 사람의 측좌핵은 평소 통증이 없는 사람과는 '해로운 열 자극'(예: 화상)에 대한 반응이 달랐다(Baliki et al., "Predicting Value of Pain"). 만성 요통이 있는 사람의 뇌 기능 연구에는 특별히 흥미로운 점이 있다. 그들이 등의 피부에서 불에 타는 듯한 느낌에 주의를 기울였을 때는 열기가 통증을 일으킨다고 보고했지만, 등 근육의 통증에 관심을 기울였을 때는 열기가 기분을 좋게 만든다고 보고했다. 우리가 관심을 집중하는 곳도 맥락의 일부다.

15. Berridge and Kringelbach, "Neuroscience of Affect," 295.

16. 야크 판크세프와 루시 비번의 『마음의 고고학Archaeology of Mind』에서는 변연계 뇌를 탐색, 분노, 두려움, 욕정, 배려, 공포/비애, 유희로 분류한다. 프레더릭 토츠는 『생물학적 심리학Biological Psychology』에서 스트레스, 섹스와 더불어 사회적 행동, 공격, 탐험을 포함시켰다. 폴 에크먼은 『표정의 심리학』에서 보편적인 표정 연구를 통해 분노, 혐오, 두려움, 행복, 슬픔, 놀라움이라는 기본적인 감정 범주에 대한 이론을 제시한다. 인간의 가장 기본적인 감정 조직에 대해 보편적으로 합의된 체계가 아직 없다는 것은 많은 것을 시사한다. 또한 감정

또는 동기 부여의 정의와 이 둘이 같은 것인지 다른 것인지에 대한 보편적인 합의도 아직 없다. 다만 내가 참고한 문헌은 내 의견을 반영한다(Berridge and Winkielman, "What Is an Unconscious Emotion?"; Panksepp, "What Is an Emotional Feeling?").

17. Berridge, *Mechanisms of Self-Control*. 하버드대학의 심리학자 대니얼 길버트는 켄트 베리지를 '세계 최고의 신경과학자' 중 한 명으로 설명하지만(Berridge, Davidson, and Gilbert, *Neuroscience of Happiness*), 나는 그를 다른 신경과학자와 이렇게 구분한다. 이기 팝쥐 연구와 절대반지 은유의 장본인으로서 그는 내가 박장대소하게 만든 유일한 설치류 뇌 연구자다.

18. 의식적인 좋아하기, 원하기, 학습하기와 중뇌변연계의 좋아하기, 원하기, 학습하기를 구분하기 위해 저자에 따라 따옴표(베리지의 '원하기'와 '좋아하기')나 대문자(『마음의 고고학』에서 판크세프와 비번)를 사용한다. 이 책에서 나는 같은 구분을 위해 전체적으로 간단한 은유를 사용했다. 내가 한 사람의 동기 부여, 학습, 쾌락, 괴로움에 관해 얘기할 때(사람들이 그들이 원하고 알고 느끼는 것을 묘사할 때 사용하는 것)는 "당신은 원한다/안다/느낀다"라고 표현했고, 정서적 동기 부여, 학습하기, 감정에 관해 말할 때(원하기, 좋아하기, 학습하기)는 "당신의 뇌는 원한다/안다/느낀다"라고 표현했다.

19. Childress et al., "Prelude to Passion."

2부 맥락 속 섹스

4장 감정적 맥락: 원숭이 뇌 속의 섹스

1. Porges, "Reciprocal Influences between Body and Brain."

2. Levine, *In an Unspoken Voice*, 55–56.

3. Lykins, Janssen, and Graham, "Relationship between Negative Mood and Sexuality"; ter Kuile, Vigeveno, and Laan, "Acute and Chronic Daily Psychological Stress"; Laumann et al., "Sexual Problems among Women and Men."

4. Hamilton and Meston, "Chronic Stress and Sexual Function."

5. Levine, *In an Unspoken Voice*, 8.

6. 불가피하게 이는 훨씬 더 복잡한 과정이다. 건강한 신경계에서는 브레이크가 자율신경계의 가속 페달과 연결되어 있어서 삶이 가속 페달을 밟으면 브레이크는 풀리고, 삶이 가속 페달에서 발을 떼면 다시 브레이크가 걸린다. 스티븐 포지스가 신포유류의 미주신경, 또는 '미주신경 브레이크'라고 부른 것이다. 이는 심장을 느리게 뛰게 하고 '경직'의 브레이크 역할을 하는 파충류의 미주신경과는 대조된다(포지스, 『다미주 이론Polyvagal Theory』, 92-93).

7. 이 말은 사실과 허구에서 반복해서 등장한다. 포레스트 검프의 "나는 그냥 달리고 싶었다"라든지, P. G. 우드하우스의 『공연하는 벼룩 Performing Flea』의 "지난번에 오토바이에 치였던 강아지는 다친 곳은 하나도 없었지만 약간 감정적으로 변해버렸다. 우리는 강아지가 진정될 때까지 런던의 절반을 쫓아다녀야 했다. 그는 그냥 뛰기 시작해 기분이 나아질 때까지 계속해서 뛰었다"가 그 예다.

8. 관련 연구를 알고 있는 사람은 다음 주소로 저한테 이메일을 보내주세요. enagoski@gmail.com.

9. 거의 모든 사람이 이런 생각을 하고 있다(Radomsky et al., "Part 1— You Can Run but You Can't Hide," and Berry and Laskey, "Review of Obsessive Intrusive Thoughts"). 강박장애가 있는 사람의 4분의 1이 성적인 침투를 보고하고(Grant et al., "Sexual Obsessions and Clinical Correlates"), 여기에는 강박장애가 있는 어린이와 청소년도 포함된다 (Fernández de la Cruz et al., "Sexual Obsessions in Pediatric"). 사람들이 그런 성적인 침투를 밝히길 꺼리는 것은 공개했을 때 예상되는 낙인과 사회적 거부 때문이다(Cathey and Wetterneck, "Stigma and Disclosure of Intrusive Thoughts").

10. 세계보건기구는 "전 세계 여성 35퍼센트가 평생 가까운 파트너나 파트너가 아닌 사람으로부터 성폭력을 경험했다"라고 보고했다 ("Violence Against Women" fact sheet). 미국 국가 형사 사법 참조 서비스에서는 미국에서 전체 여성의 18퍼센트가 살면서 강간을 당한 경험이 있다고 보고했다. 약 25퍼센트는 파트너로부터 강간, 폭행, 신체적 학대를 당한 경험이 있다. 남성은 8퍼센트다(US Department of Justice, *Full Report*).

11. US Department of Education, Office for Civil Rights, Boston, "Title IX and Sexual Assault: Exploring New Paradigms for Prevention and Response," March 24 – 25, 2011.

12. Lisak and Miller, "Repeat Rape and Multiple Offending."

13. 이 범주의 임상적 버전은 다음을 참고하라. Gaffney, "Established and Emerging PTSD Treatments."

14. 감각운동 치료 참고문헌: Ogden, Minton, and Pain, *Trauma and the Body*. 신체감각 알아차리기 참고문헌: Levine, *Waking the Tiger and In an Unspoken Voice*.

15. Khong, "Mindfulness."

16. Mitchell and Trask, "Origin of Love."

17. Hitchens, *Hitch-22*.

18. Acevedo et al., "Neural Correlates."

19. Glass and Blum, "317."

20. 성-애착의 연결에 대한 종합적인 검토는 다음을 참고하라. Dewitte, "Different Perspectives on the Sex-Attachment Link," and Dunkley et al., "Sexual Functioning in Young Women and Men."

21. Johnson, *Hold Me Tight*, 189.

22. Kinsale, *Flowers from the Storm*, 431, 362.

23. Johnson, *Love Sense*, 121.

24. Feeney and Noller, "Attachment Style"; Bifulco et al., "Adult Attachment Style."

25. 다음 출처에서 허가를 받아 인용했다. "Experiences in Close Relationships" questionnaire(Fraley, Waller, and Brennan, "Self-Report Measures of Adult Attachment").

26. Warber and Emmers-Sommer, "Relationships among Sex, Gender and Attachment," and Dunkley et al., "Sexual Functioning in Young Women and Men."

27. Stefanou and McCabe, "Adult Attachment and Sexual Functioning"; 다음을 함께 참조하라. Birnbaum et al., "When Sex Is More Than Just Sex," Cooper et al., "Attachment Styles, Sex Motives, and Sexual Behavior," and La Guardia et al., "Within-Person Variation

in Security of Attachment."

28. Davila, Burge, and Hammen, "Why Does Attachment Style Change?"

29. Taylor and Master, "Social Responses to Stress."

30. David and Lyons-Ruth, "Differential Attachment Responses."

31. Rumi, Teachings of Rumi.

32. Ibid.

5장 문화적 맥락: 성을 부정하는 세상에서 성을 긍정하며 살아가기

1. van de Velde, Ideal Marriage, 145.

2. Hite, The Hite Repor, 365.

3. Britton et al., "Fat Talk."

4. 어쩌면 이런 경향이 바뀌기 시작한 걸까? 한 연구에서 (대부분 백인으로 구성된) 여대생들은 자기 몸을 나쁘게 말하는 것보다 긍정적으로 말하는 여성을 더 좋아한다고 보고했다. 단 그들도 다른 여성은 자기를 비난하는 여성을 더 좋아할 거라고 보고했다(Tompkins et al., "Social Likeability").

5. Woertman and van den Brink, "Body Image."

6. Pazmany et al., "Body Image and Genital Self-Image."

7. Kilimnik and Meston, "Role of Body Esteem."

8. Longe et al., "Having a Word with Yourself."

9. Powers, Zuroff, and Topciu, "Covert and Overt Expressions of Self-Criticism."

10. Gruen et al., "Vulnerability to Stress."

11. Dickerson and Kemeny, "Acute Stressors and Cortisol Response."

12. Besser, Flett, and Davis, "Self-Criticism, Dependency"; Cantazaro and Wei, "Adult Attachment, Dependence"; Reichl, Schneider, and Spinath, "Relation of Self-Talk."

13. Hayes and Tantleff-Dunn, "Am I Too Fat to Be a Princess?"

14. 2009년 섭식장애에 관한 학회에서 '마른 몸이 이상형'이 된 문화적 기원에 관한 발표를 들었다(Gans, "What's It All About?"). 발표에 따르면 모든 것은 사회적, 그것도 남성의 사회적 지위 때문이었다. 서구

문화에서 '마른 몸이 이상형'이 된 것은 재산이자 지위의 상징으로서 여성의 개념에서 시작된다.

17세기에는 체형이 부드럽고 둥글고 통통한 여성이 이상적이었다. 부유한 여성만이 버터와 밀가루가 많이 든 음식을 먹고 많이 움직이지 않고 살면서 루벤스의 그림에 나오는 여성들의 풍부한 곡선을 키울 수 있었기 때문이다. 그러다가 19세기 중반 산업혁명과 중산층이 등장하면서, 집안일을 할 수 없을 정도로 약한 여성과 결혼하는 것이 남성의 부를 선전하는 방식으로 유행했다. 작고 마르고 허약하며 집 안에서 비틀거리며 걸어다니고 가정의 수입에 기여하지 않고 기여할 수도 없는 여성을 아내로 맞는 것이 지위의 상징이었다. 이는 진화가 튼튼하고 건강하고 힘이 세고 키가 크고, 건강하게 여러 명의 아기를 임신, 출산, 수유할 수 있도록 만든 여성과는 모순되는 이상형이었다. 21세기에 체형은 여전히 사회적 지위의 표식이다. 부유한 여성은 (가공식품이 아닌) 진짜 음식을 먹으며 운동을 할 수 있는 여유 시간이 있다. 그러나 늘 그렇듯 여성의 몸이 '마땅히' 어떤 형태를 지녀야 하는지에 대한 이런 유행은 사회 계급과 관련이 있다. 이것은 생식능력과는 아무 상관이 없고(오히려 그 반대), (높은 사회적 지위를 선호하도록 진화한 것을 제외하면) '진화적 선호'와도 상관이 없으며, 여성의 건강을 증진하는 것과도 전혀 상관이 없다.

그러니 문화가 당신의 몸이 어떠해야 한다고 가르친 것을 신뢰할 수 있겠는가?

15. Bacon, "HAES Manifesto."

16. 하이트의 웹사이트(moralfoundations.org)는 도덕 기반에 관해 더 자세히 설명하고 있다. 도덕 기반에 대한 중요 비판에 대해서는 다음의 자료를 참고하라. Suhler and Churchland's "Can Innate, Modular 'Foundations' Explain Morality?"

17. 다음 책으로 시작해보라. Yeshe, *Introduction to Tantra*.

18. 그러나 사실은 동일하지 않다. 자극에는 여러 범주가 있는데, '신체 경계 침해body boundary violation'는 신체 외부의 손상을 말하며 보통 피나 신체적 통증과 연관된다. '핵심 혐오core disgust'는 소화와 관련 있다. 이 두 종류의 혐오에 대한 반응은 서로 구분할 수 있다 (Shenhav and Mendes, "Aiming for the Stomach").

19. Mesquita, "Emoting: A Contextualized Process."

20. Borg and de Jong, "Feelings of Disgust."

21. Tybur, Lieberman, and Griskevicius, "Microbes, Mating, and Morality."

22. Graham, Sanders, and Milhausen, "Sexual Excitation/Sexual Inhibition Inventory."

23. de Jong et al., "Disgust and Contamination Sensitivity"; Borg, de Jong, and Schultz, "Vaginismus and Dyspareunia" 리뷰는 다음 문헌을 참고하라. de Jong, van Overveld, and Borg, "Giving In to Arousal."

24. Neff, "Self-Compassion, Self-Esteem, and Well-Being."

25. 출처: www.self-compassion.org/self_compassion_exercise.pdf.

26. Stice, Rohde, and Shaw, Body Project, 95.

27. Germer, Mindful Path to Self-Compassion, 150.

28. Hawkins et al., "Thin-Ideal Media Image."

29. Becker et al., "Eating Behaviours and Attitudes."

30. Becker, Body, Self, and Society, 56.

31. In Becker et al., "Validity and Reliability," 연구 참여자의 35퍼센트가 28일 동안 전통 허브 설사제를 사용했다고 보고했다. 그러나 Thomas et al., in "Latent Profile Analysis"에서는 전통 설사제를 사용한 사람의 74퍼센트가 의학적 용도가 아닌 특별히 체중 감량을 위해서 복용했다고 보고했다.

32. 특별히 도덕적 모형과 미디어 모형의 동시 압박의 생생한 존재는 여성의 섹슈얼리티에 대한 '성녀-창녀' 해석에서 볼 수 있다. 이것이 젊은 여성의 섹슈얼리티에서 어떻게 나타나는지는 데버라 톨먼의 『욕망의 딜레마Dilemmas of Desire』에서 볼 수 있다.

3부 성의 작용

6장 성적 흥분: 윤활 작용은 인과가 아니다

1. Suschinsky, Lalumière, and Chivers, "Patterns of Genital Sexual

Arousal"; Bradford and Meston, "Impact of Anxiety on Sexual Arousal."

2. Peterson, Janssen, and Laan, "Women's Sexual Responses to Heterosexual and Lesbian Erotica." 왜 남성과 여성이 다를까? 아직 증명되지는 않았지만 현재 가장 유력한 설명은 '대비 가설preparation hypothesis'이다. 이 가설은 여성의 생식기는 성적 활동을 준비하기 위해 성과 관련된 어떤 자극에도 반응하게 되어 있는 반면, 음경의 발기는 좀더 특수한 자극에 대한 반응으로 일어날 때 더 잘 기능한다고 제시한다(Lalumière et al., "Preparation Hypothesis").

3. 만약 같은 실험을 질광혈량측정기 대신에 서미스터(소음순에 부착해 온도를 측정하여 혈류의 흐름을 파악하는 장치)를 사용한다면, 중첩 정도가 좀더 큰 결과를 얻는다(Henson, Rubin, and Henson, "Consistency of Objective Measures"). 자기공명영상을 이용해 골반으로 흐르는 혈류의 변화를 좀더 정확히 측정하면 좀 덜 중첩하는 결과를 얻게 된다(Hall, Binik, and Di Tomasso, "Concordance between Physiological and Subjective Measures"). 기능적 자기공명영상을 사용해서 질의 혈류나 주관적 흥분도에 추가로 뇌의 활성까지 측정하면 여성의 생식기 반응은 뇌의 활동과 전혀 일치하지 않는다는 결과가 나온다(Arnow et al., "Women with Hypoactive Sexual Desire Disorder").

4. Bergner, "Women Who Want to Want"; Bergner, *What Do Women Want?*; Ryan and Jethá, *Sex at Dawn*, 272 - 273, 278; Magnanti, *The Sex Myth*, 14.

5. Angier, "Conversations/Ellen T. M. Laan."

6. Both, Everaerd, and Laan, "Modulation of Spinal Reflexes"; Laan, Everaerd, and Evers, "Assessment of Female Sexual Arousal."

7. Suschinsky, Lalumière, and Chivers, "Patterns of Genital Sexual Arousal." 내 옆에 앉아서 이 영상을 보여준 켈리 서친스키와 치버스에게 감사를 전한다.

8. Velten, Chivers, and Brotto, "Does Repeated Testing."

9. Velten et al., "Investigating Female Sexual Concordance."

10. Suschinsky, Dawson, and Chivers, "Assessing the Relationship."

11. "여성애gynephilia"를 지녔다고 분류되는 여성은 이성애자인 여성보

다 더 큰 일치를 보인다는 것이 점점 더 명확해지고 있다(ibid).

12. 일치 연구를 특집으로 실은 『생물심리학Biological Psychology』의 특별 호에서 성 연구는 하나도 없었다(Hollenstein and Lanteigne, "Models and Methods of Emotional Concordance").

13. Benedek and Kaernbach, "Physiological Correlates."

14. Kring and Gordon, "Sex Differences in Emotion"; Schwartz, Brown, and Ahern, "Facial Muscle Patterning."

15. Gottman and Silver, What Makes Love Last?

16. Hess, "Women Want Sex."

17. James, Fifty Shades of Grey, 275.

18. Ibid.

19. Ibid., 293.

20. Koehler, "From the Mouths of Rapists."

21. Toulalan, Imagining Sex.

22. Moore, "Rep. Todd Akin." 처음에 아킨은 이 발언에 대해 사과했으나 2014년에는 사과한 것을 후회한다고 썼다. 그가 "통째로 차단한다"라고 한 말의 의미는, (분명 강간이 일으켰을) 스트레스가 생식능력에 지장을 준다는 뜻이었다는 것이다(Eichelberger, "Todd Akin Is Not Sorry for His Insane Rape Comments"). 명확히 짚고 넘어가보자. 전직(그리고 미래의 잠재적) 의원으로서 그의 의견은, 여성이 유산하지 않는다면 그건 진짜 강간이 아니라는 뜻이다.

23. 지난 20년 동안 연구가 계속되었지만, 첫 증거를 보여준 것은 다음 문헌이다. Morokoff and Heiman, "Effects of Erotic Stimuli on Sexually Functional and Dysfunctional Women." 그리고 다음 문헌에서 좀더 자세히 탐구되었다. Velten and Brotto, "Interoception and Sexual Response." 좀더 결정적인 해설은 다음을 참고하라. Meston and Stanton, "Desynchrony between Subjective and Genital." 또한 비임상 인구에서 성적 고통은 더 큰 일치를 보인다고 예측되었다 (Suschinsky et al., "Relationship between Sexual Functioning and Sexual Concordance").

24. Bobby Henderson, Church of the Flying Spaghetti Monster, "Open Letter to Kansas School Board," www.venganza.org/about/open-

letter/.

25. Bloemers et al., "Induction of Sexual Arousal in Women."
26. Velten et al., "Investigating Female Sexual Concordance."
27. Jozkowski et al., "Women's Perceptions about Lubricant Use."

7장 자발적 성욕, 반응성 성욕, 훌륭한 성욕

1. 각 성욕 유형을 지닌 사람의 비율은 얼마나 될까? 아마 자발적 성욕과 반응성 성욕이 둘 다 없는 사람은 소수일 것이다. 전체 여성의 약 6퍼센트에 해당된다는 결과가 있다(Hendrickx, Gijs, and Enzlin, "Prevalence Rates of Sexual Difficulties"). 그 외에는 관련 통계치를 찾지 못했다. "X퍼센트의 여성이 반응성 성욕을 지녔다"는 말을 들으면 많은 이가 안심할 테지만 수십 년 동안 다양한 접근법으로 여러 인구 집단에서 많은 연구가 이루어졌음에도 아직 과학이 그 답을 제시하지 못한 형편이다(Garde and Lunde, "Female Sexual Behaviour"; Michael et al., *Sex in America*; Beck, Bozman, and Qualtrough, "Experience of Sexual Desire"; Bancroft, Loftus, and Long, "Distress about Sex"; Cain et al., "Sexual Functioning"; Carvalheira, Brotto, and Leal, "Women's Motivations for Sex"; Štulhofer, Carvalheira, and Træen, "Insights from a Two-Country Study"). 현재까지 나와 있는 자료를 바탕으로 추정할 수 있는 최선은 전체 여성의 약 3분의 1이 주로, 또는 전적으로 반응성 성욕을 경험한다는 것이다.

두 종류의 새로운 연구가 반응성 성욕을 공식적으로 측정한다. 안타깝지만 첫 번째 시도(Velten et al., "Development and Validation")는 생리 주기에 따른 여성의 짝짓기 '전략'의 변화를 연구하기 위해 개발된 척도를 수정한 것이지만(Gangestad, Thornhill, and Garver, "Changes in Women's Sexual Interests"), 영장류학에서는 성적 교태성, 수용성, 매력에 기반한 모델에 밀려났다(Dixson, *Sexual Selection*, chapter 6). 여성의 성기능에 대한 잘못된 이해를 바탕으로 한 이런 연구는 명확한 통찰을 끌어내지 못할 것으로 보인다.

두 번째 접근법(Mark and Lasslo, "Maintaining Sexual Desire")은 좀 더 임상 중심이고 누가 어떤 성욕을 느끼는지에 대한 통계치를 제시한다기보다 장기적인 관계에서 만족스러운 성욕을 예측하는 틀을 제공한다. 이는 성욕의 차이에 점점 더 정교하게 대처할 수 있는 토대가 된다 (Vowels and Mark, "Strategies for Mitigating").

그러나 반응성 성욕을 평가하는 연구의 단점에도 불구하고 그런 연구를 많이 접하고 또 많은 사람과 성욕에 관해 이야기할수록 나는 성욕이라는 기본 개념을 완전히 버리지는 못하더라도 개인과 관계에서 성적 자신감과 기쁨을 이해하고 발달시키는 과정에서 성욕을 주변 요소로 취급할 필요가 있다는 생각이 든다. 나에게는 성욕의 다양성을 정상화하고 독자가 성욕보다 즐거움을 더 중요시하게 동기를 주려는 목표가 있다.

내 목표는 성욕에 접근하는 북아메리카식 방법보다 유럽식에 더 잘 맞는다. 성욕의 차이에 대한 유럽 성의학회European Society for Sexual Medicine의 의견문에는 성욕 다양성의 정상화와 비병리화, 자발적 성욕이라는 신화에의 도전, 관계 문제와 충족되지 않은 관계 욕구의 해결이 무엇보다 강조되고 있다(Dewitte et al., "Sexual Desire Discrepancy").

요약: 자발적 성욕인 사람이, 반응성 성욕인 사람이 얼마나 많냐고? 누가 신경 쓰겠는가? 그건 소음순이 대음순 밖으로 빠져나온 사람이 얼마나 되느냐고 묻는 거나 마찬가지다. 이걸로는 성적 만족의 어떤 영역도 예측할 수 없다. 그저 문화적 이상에 누가 더 잘 들어맞는지를 보여줄 뿐.

2. 관련 연구에서 "선흥분, 후욕구"라는 표현을 보게 될 것이고 이 책의 초판에서도 같은 표현을 사용했다. 그러나 많은 저널리스트가 이 표현에 혼란을 느끼며 문제가 있다고 보았다. 이 언어는 일단 성교를 시작하면 여자도 좋아할 수밖에 없다는 강간의 오랜 신화와 여성은 원하지도 좋아하지도 않는 섹스를 '그냥' 하지는 않을 거라는 (잘못된) 가정에서 '일단 시작하고 보라'는 조언에 위험할 정도로 근접했기 때문이다. 한 독자는 자신의 남편이 '흥분이 먼저'라는 언어를 잘못 이해해 난데없이 그녀의 바지에 손을 넣고 그녀가 "싫어, 지금은 별로 할 생각이 없어"라고 말하면 "아니, 하고 싶어질 거야"라고 말한다고 했다. 그건 내가 이 책에서 가르치려는 것과 정반대되는 결과다.

이런 오해 때문에 이 책을 처음 펴내고 몇 달 후 나는 "선흥분, 후욕구"를 "선쾌락, 후욕구"로 바꾸었다. 연구 중심의 임상의들이 왜 표현을 바꾸었냐고 물어왔는데 이것이 그 이유다. 이것이 실제로도 더 정확하고, 강간 문화의 렌즈로 보았을 때 잘못 해석될 위험도 덜하다.

3. 당연히 시나리오의 결과는 개인에 따라 차이가 난다. 시나리오 1에서도 스트레스에 덜 민감한 브레이크가 장착된 사람은 자발적 성욕을 느낄 수 있다. 그리고 시나리오 3에서도 멀리서 자극된 쾌락이 마침내 욕구가 되기까지 좀더 많은 자극이 필요한 액셀을 장착한 사람에게는 반응성으로 느껴질 것이다. 그러나 일반적인 과정은 모든 사람에게 동일하다. 올바른 맥락에서의 쾌락은 곧 성욕이다.

4. Ryan, "Women's Lived Experiences Seeking and Using Adaptation Strategies."

5. 호르몬이 성욕 문제에 관여하는 경우도 있지만 대부분 의학적 문제다. 예를 들어 45세 이전에 난소절제술을 두 번 받은 여성은 성욕 감퇴를 겪을 가능성이 크다. 피임을 위해 호르몬을 복용하는 동안 성적 흥분이 테스토스테론에 좌우되는 여성은 약 15퍼센트다. 특히 이들의 성 반응 메커니즘은 테스토스테론에 민감도가 낮아서 성적 관심을 불러오려면 테스토스테론이 더 많이 필요하다(Bancroft and Graham, "Varied Nature of Women's Sexuality").

   피임약을 복용하는 중에 성적 관심이 줄어드는 여성은 전체의 약 3분의 1이고, 대략 5분의 1은 성적 관심이 늘어나며 나머지 절반은 큰 변화를 보이지 않았다(Sanders et al., "Prospective Study"). 그러므로 호르몬 피임을 시작하면서 성에 대한 관심이 줄었는데 회복하고 싶다면, 피임약의 종류를 바꾸거나, 질내고리, IUD, 임플란트 등 다른 호르몬성 피임법을 시도해보라. 특정 호르몬 조합에 대한 반응은 사람마다 다르기 때문이다.

   또한 나이가 들면서 여성의 성적 관심이 줄어든다는 사실은 많이 알려져 있지만 그것도 호르몬이 아닌 나이 자체와 관련 있는 것으로 밝혀졌다(Erekson et al., "Sexual Function in Older Women"). 분명 복잡한 일이고 예외도 있지만, 호르몬은 통증, 건조 증상, 감각 등의 생식기/말초 문제에는 도움이 되지만 뇌/중추 신경 문제에는 큰 영향을 주지 않는다고 볼 수 있다. 성욕은 뇌의 문제다(Basson, "Hormones and Sexuality").

6. Basson, "Biopsychosocial Models of Women's Sexual Response";

Brotto et al., "Predictors of Sexual Desire Disorders."

7. Beach, "Characteristics of Masculine 'Sex Drive.'" 성을 충동으로 개념화한 역사에 대한 간략한 설명은 다음을 참고하라. Heiman and Pfaff, "Sexual Arousal and Related Concepts."

8. 섹스를 '박탈'당했을 때 사람들이 공황에 빠지는 것은 성적 충동 때문이 아니다. 적어도 어떤 면에서는 외로움 때문이다. 타인과의 연결은 충동이다(Nagoski, "I'm Sorry You're Lonely").

9. Toates, *How Sexual Desire Works*, chapter 4.

10. 호기심과 유희는 허기와 갈증처럼 인간(그리고 다른 사회적 동물)이 타고난 것이다(Toates, *Biological Psychology*). 이것이 중요한 이유는 성교육에서 '당신에게는 섹스가 필요하지 않습니다'라는 관점이 남성의 성적 권리의식으로부터 여성을 보호할 거라는 바람직한 희망을 제공하면서도(Manne, *Down Girl* and *Entitled*를 참고하라), 때로는 절대적인 금욕을 옹호하는 반대쪽 극단으로 벗어났기 때문이다(Duffey, *Relations of the Sexes*; Foster, *Social Emergency*). 섹스는 인간의 선천적 동기이고, 내 관점에서 유일한 전제 조건은 서로 자유롭게 합의하고 원치 않는 통증이 없는 것이다. 이것이 말처럼 쉽지 않은 것은 남성의 성적 권리의식 때문이다.

11. Perel, "Secret to Desire in a Long-Term Relationship."

12. Gottman, *Science of Trust*, 257.

13. 찰스 카버는 쾌락이란 우리가 어떤 것에 대한 관심을 거두고 좀 덜 만족스러운 것에 주의를 기울일 수 있다는 신호가 될 수 있다고 제안했다("Pleasure as a Sign"). 이 책의 8장 21번 주에서 피드백 고리를 감소하는 차이를 확인하라.

14. Dwyer and Sobhan, "Statistical Review and Evaluation," https://www.accessdata.fda.gov/drugsatfda_docs/nda/2015/022526Orig1s000StatR.pdf. 2020년 9월 11일 접속.

15. Ng, "Risk Assessment and Risk Mitigation Review(s)." '만족스러운 성적 이벤트' 횟수는 2차 주요 평가지표이며 "실험군 간에 통계적 유의성을 충족시키지 못했다."(p. 8).

16. Filipovic, "Can 1 Little Pill Save Female Desire?"

17. Sole-Smith, "Pleasure in a Pill?"(기사의 헤드라인은 쾌감과 성욕을

하나로 묶었다는 사실에 유의하자).

18. E.g., Stein, "Female Libido Pill Fires Up Debate," and Adams, "For Sexual Dysfunction, 'Men Get a Pill and Women Need Therapy.'"(두 번째 기사의 헤드라인에서는 여성의 성욕 문제와 남성의 발기/성적 흥분 문제를 하나로 취급했다는 사실에 유의하자.)
19. Nagoski, "World Cup of Women's Sexual Desire."
20. Meston and Buss, "Why Humans Have Sex."
21. 다음 문헌에서 사례를 찾을 수 있다. Clayton et al., "International Society for the Study of Women's Sexual Health," 다음 문헌에서는 반례를 찾을 수 있다. Tiefer, "Sex Therapy as a Humanistic Enterprise."
22. Kleinplatz et al., "Components of Optimal Sexuality."
23. Rosen, "How Do Women Survivors."
24. Fahs and Plante, "On 'Good Sex' and Other Dangerous Ideas."
25. Kleinplatz and Ménard, Magnificent Sex, 185.

4부 모두를 위한 황홀경

8장 오르가슴의 척도는 쾌락이다

1. Kinsey, Pomeroy, and Martin(Sexual Behavior in the Human Male, 158)에서는 오르가슴을 "국소적인, 광범위한, 또는 전체적인 경련을 일으키는 갑작스러운 방출"이라고 정의했다. Masters and Johnson(Human Sexual Response, 6)는 '오르가슴 상태'란 "성적 자극으로 발달한 혈관 수축과 근긴장이 몇 초에 걸쳐 풀어지는 상태다. 이런 불수의적인 절정 상태는 특정한 상황에서 최대의 성적 긴장 증가를 나타내는 모든 수준에서 도달한다"라고 정의했다. 이는 "여성의 오르가슴은 질 주변의 골반 근조직의 리듬적인 수축과 연관되어 강렬한 성적 쾌락이 일시적으로 정점에 오르는 것이며, 종종 자궁과 항문의 수축이 동반된다"(Bianchi-Demicheli and Ortigue, "Toward an Understanding of the Cerebral Substrates," 2646)는 21세기의 합의보다 더 포괄적이라는 것을 알 수 있다. 이 '합의된' 정의는 불일치 및 맥

락적으로 쾌감이 부재하는 오르가슴에 관한 연구와 모순된다.

2. Levin and Wagner, "Orgasm in Women in the Laboratory."

3. Bohlen et al., "Female Orgasm." 연구자 니콜 프라우스가 실험실에서 여성 참여자의 오르가슴을 측정한 결과 오르가슴을 느꼈다고 보고한 여성의 절반이 오르가슴의 생리학적 징후를 보이지 않았다. 프라우스는 한 인터뷰에서 이렇게 말했다. "이것은 진짜입니다. 오르가슴에 오르지 못한 많은 여성이 자신이 오르가슴을 느꼈다고 생각했습니다."(Rowland, The Pleasure Gap, chapter 2). 나는 여성들을 가스라이팅해 당신들은 자기 몸을 잘 알지 못한다고 말하기보다 우리 자신에게 오르가슴이 무엇인지를 물어야 한다고 주장한다. 왜냐하면 분명 우리가 측정하고 있는 것은 오르가슴이 아니기 때문이다. 나 자신의 결론으로 오르가슴은 성적 긴장의 자발적이고 불수의적인 해소다(이 장의 주 1을 참고하기 바란다).

4. Alzate, Useche, and Villegas, "Heart Rate Change."

5. 뇌에서는 아주 많은 일이 일어난다. 다음 리뷰를 참고하라. Georgiadis and Kortekaas, "Sweetest Taboo."

6. Herbenick and Fortenberry, "Exercise-Induced Orgasm."

7. Levin and van Berlo, "Sexual Arousal and Orgasm." 이 초청 강연은 내 TED 강연의 기초가 되었다(Emily Nagoski, "The Truth about Unwanted Arousal," filmed April 13, 2018, in Vancouver, Ontario, TED video, 15:08, http://go.ted.com/emilynagoski).

8. 연구에서는 대략 30퍼센트의 여성이 몽정을 경험한다고 밝혔다(Mah and Binik, "Nature of Human Orgasm").

9. LoPiccolo and LoPiccolo, eds., Handbook of Sex Therapy.

10. 음핵 자극과 비교해 질이 자극되는 동안 뇌의 여러 부위가 활성화된다는 것 또한 사실이다(Komisaruk et al., "Women's Clitoris, Vagina, and Cervix"). 뇌 부위는 몸의 각기 다른 부위와 연결되지만, 우리가 '질 몸감각겉질 오르가슴'이나 '음핵 몸감각겉질 오르가슴'이라고 부르는 것은 없다. 척수를 다친 여성은 심지어 척수를 아예 우회하여 자궁경관에서 뇌로 직접 이동하는 뇌신경의 자극을 통해 오르가슴을 느낀다(Komisaruk et al., "Brain Activation"). 그렇다고 해서 그것이 '뇌신경 오르가슴'은 아니다. 그건 그냥 오르가슴일 뿐, 어떤 수식어구도

필요하지 않다.

11. 이 수치는 여러 연구에서 여러 방법을 사용해 여러 번 반복한 결과이고 킨제이의 책과 하이트 보고서에도 등장한다. 내가 본 것 중 자위행위를 하는 동안 기구를 삽입했다는 답변의 비율이 가장 높았던 조사는 2007년의 한 연구에서 "나는 바이브레이터를 사용하거나 어떤 물체를 질에 삽입한다"라는 항목에 대한 여성들의 답변이었다. 21.4퍼센트가 적어도 가끔 그렇다라고 대답했다(Carvalheira and Leal, "Masturbation among Women"). 바이브레이터는 전형적으로 외부 자극을 주는 데 사용된다는 것이 중요하다. Davis et al.("Characteristics of Vibrator Use among Women")의 연구에서는 3퍼센트(115명 중 3명)의 여성이 바이브레이터를 '주로' 질에 삽입하고, 24퍼센트(115명 중 36명)는 바이브레이터를 '성기의 다양한 부위'에 사용하는데 여기에 질이 포함되었다. 14퍼센트(79명 중 11명)는 바이브레이터를 주로 '넣어다 뺐다' 하는 동작으로 사용한다고 보고했고, 79퍼센트는 혼자하는 자위행위 중에 바이브레이터로 음핵을 자극했을 때 "대개 또는 항상 오르가슴에 오른다"라고 대답했다. 30퍼센트는 바이브레이터로 질에 자극을 주었을 때 같은 대답을 했다.

더하여 하이트(1976)에 따르면, 질의 삽입으로만 자위하는 여성은 1.5퍼센트이고, 5퍼센트의 여성은 자위행위 중에 항상 질 안에 들어갔다. 1퍼센트의 여성은 한 손으로 외음부를 자극하면서 질에 삽입했을 때 오르가슴을 느꼈고, 또 다른 1퍼센트의 여성은 윤활작용을 위해 질에 삽입했다. Kinsey et al.(1953, 161)에서는 질과 질구 사이의 해부학적 차이에 주목했다.

자위행위 중에 '질 삽입'을 보고한 많은 여성은 질어귀(신경 말단이 포진해 있는 부위)와 질 자체(신경 말단이 별로 또는 아예 없는 부위)를 잘 구분하지 못했다. 많은 경우 여성의 손가락은 손의 다른 부분이 성기의 바깥 부위를 자극하는 동안 고정하기 위해 질 입구의 근육 고리 안쪽까지 들어가지 못했다.

12. 이 역시 한 세기 동안 다수의 방법을 사용해 반복된 결과다. 자세한 리뷰는 다음 두 문헌을 참고하라. Lloyd, *Case of the Female Orgasm*, Levin, "Human Female Orgasm."

13. Wallen and Lloyd, "Female Sexual Arousal." 그러나 1장의 주 1을

참고하라. 이런 종류의 연구는 인간 섹슈얼리티의 진화적 역사에 대한 이해를 조금씩 도울 수 있다. 월렌과 로이드는 이 점을 간과하지 않았지만 다른 연구자들은 간과했다. 해부학적 형태에 관한 논문을 읽을 때는 감염이나 원치 않는 통증을 설명하지 않는 한 특정 해부 구조를 '건강' '기능장애' '성공'과 동일시하는 언어는 조심해야 한다.

14. Nagoski, "Definitive Answer."

15. Graham, "DSM Diagnostic Criteria." 무작위로 추출한 오스트레일리아 여성 표본 연구에서 전체의 8퍼센트가 '어려움에 추가로 괴로움'을 겪는다고 보고했다(Hayes et al., "'True' Prevalence of Female Sexual Dysfunctions"). 대규모 인구 집단 표본 연구에서는 10퍼센트의 여성이 '어려움에 추가로 고통'을 보고했다(Witting et al., "Correlated Genetic and Non-Shared Environmental Influences"). 플랑드르 여성 1만7000명 중에 6.5퍼센트가 '오르가슴 장애'를 보고했다(Hendrickx, Gijs, and Enzlin, "Prevalence Rates of Sexual Difficulties").

16. Armstrong, England, and Fogarty, "Accounting for Women's Orgasms." 새로운 파트너와 오르가슴을 느끼기 위한 최고의 자극은 무엇이었을까? 자기 손으로 음핵 자극하기.

17. Stroupe, "How Difficult Is Too Difficult?"

18. Read, King, and Watson, "Sexual Dysfunction in Primary Medical Care." 이 문헌에서는 일반적인 임상 표본에서 7퍼센트였다.

19. Simons and Carey, "Prevalence of Sexual Dysfunctions." 이 연구에서는 7~10퍼센트의 여성에 해당했다. 성불감증이 '평생 지속된' 여성의 80퍼센트는 심리학적 개입으로 잘 치료되었다는 사실에 주목하자(Heiman, "Psychologic Treatments for Female Sexual Dysfunction"). 이 사실과 다른 여러 이유로 나는 진정으로 평생 성불감증인 여성은 5~10퍼센트에 훨씬 미치지 못하다고 추정한다.

20. Kingsberg et al., "Characterization of Orgasmic Difficulties."

21. 작은 감독관에 대한 좀더 정확하고 과학적인 설명은(예: 실제로 작은 감독관이라는 것은 없다) 다음 문헌을 참고하라. Carver and Scheier, "Self-Regulation of Action and Affect." 비교심리학에서 호기심의 현상은 '탐험'으로(Toates, Biological Psychology, 404-406) 또는 '탐

색'으로(Panksepp and Biven, *Archaeology of Mind*, chapter 3) 연
구된다.

22. 무엇인가를 피해야 할 수도 있다. 이것을 '반反목표'라고 하며 차이
를 좁히는 것이 아닌 넓히는 피드백 고리의 대상이다(Carver and
Scheier, "Cybernetic Control Processes").

23. Schwarzer and Frensch, eds., *Personality, Human Development,
and Culture*, chapter 1.

24. Wrosch et al., "Importance of Goal Disengagement," 370. 이 세
가지 대상은 다음 문헌의 세 가지 대처 전략과 유사하다. Mitchell et
al., "Managing Sexual Difficulties." 상황에 맞춰 목표 수정하기. 목
표에 맞게 상황을 바꾸기. 목표와 상황 사이의 차이와 함께 살아가기.

25. Herbenick et al., "Prevalence and Characteristics of Vibrator Use."

26. Marcus, "Changes in a Woman's Sexual Experience."

27. Haller, "The 5 Craziest Sex Studies EVER." 양말을 신지 않은 참여자
의 절반이 오르가슴에 이르렀지만, 양말을 신었을 때는 80퍼센트까지
증가했다.

28. Toates, *Motivational Systems*, 151-152.

9장 진짜를 사랑할 것: 궁극적인 성 긍정 맥락

1. Ellin, "More Women Look Over the Counter."

2. Sakaluk et al., "Dominant Heterosexual Sexual Scripts."

3. 자신의 섹슈얼리티를 있는 그대로 환대하는 우리의 서로 다른 길은 마
침 다음 문헌에 요약된 '훌륭한 성으로 가는 서로 다른 경로'와 유사하
다. Kleinplatz and Ménard, *Magnificent Sex*, chapter 12.

4. Baer, "Construct Validity of the Five Facet Mindfulness
Questionnaire"; Van Dam, Earleywine, and Danoff-Burg,
"Differential Item Function"; Baer et al., "Using Self-Report
Assessment Methods"; Silverstein et al., "Effects of Mindfulness
Training."(마지막 논문에서는 '관찰' 요인이 크게 달라지지 않았고, '비
판단' 요인이 가장 크게 달라졌음에도 불구하고 차이를 끌어낸 것은 내
수용감각―몸의 상태를 인지하는 감각―이었다는 결론을 내렸다.)

5. Hoge et al., "Mindfulness and Self-Compassion in Generalized Anxiety Disorder." 불안과 우울감에 대한 유사한 연구에서 마음챙김 주의 자각 척도MAAS와 5장에서 언급한 자기 자비 척도를 비교한 결과 자기 자비가 마음챙김보다 삶의 질을 더 잘 예측했다(Van Dam et al., "Self-Compassion Is a Better Predictor").

6. Mize and Iantaffi, "Place of Mindfulness in a Sensorimotor Psychotherapy Intervention."

7. Leavitt, Lefkowitz, and Waterman, "Role of Sexual Mindfulness."

8. Suschinsky and Lalumière, "Is Sexual Concordance Related."

9. '판단하지 않기'가 성기능에 미치는 영향력은 성욕 문제와 성적 흥분 불일치의 관계를 이해하는 데도 도움이 되었다. 연구자들은 자신의 성기능에 대해 걱정이 많은 여성일수록 성기의 감각에도 걱정이 많기 때문에 성기로 흐르는 혈류에 더 집중하더라도 주관적 흥분도와 성기의 감각은 둘 다 감소했다(Velten et al., "Investigating Female Sexual Concordance"). 그게 사실이라면 자각 자체는 좋은 것도 나쁜 것도 아니다. 중요한 건 자각의 특성이다. 걱정이 내포된 자각은 브레이크를 밟을 수 있다. 브레이크의 민감도는 바꿀 수 없지만 맥락은 바꿀 수 있다. 걱정이 담긴 자각을 판단 없는 자각으로 바꿀 수 있다. 이는 6장의 23번 주에서 언급한 대로 성적으로 고통받는 여성이 생식기 흥분을 더 자각할수록 성적 흥분의 일치가 더 커지는 이유를 설명한다(Suschinshy et al., "The Relationship between Sexual Functioning and Sexual Concordance").

10. Moseley and Butler, *Explain Pain Supercharged*; Tracey, "Getting the Pain You Expect."

11. Pierce et al., "Vaginal Hypersensitivity and Hypothalamic-Pituitary-Adrenal Axis Dysfunction."

참고문헌

Abler, Birgit, Henrik Walter, Susanne Erk, Hannes Kammerer, and Manfred Spitzer. "Prediction Error as a Linear Function of Reward Probability Is Coded in Human Nucleus Accumbens." *NeuroImage* 31, no. 2(2006): 790–795. doi:10.1016/j.neuroimage.2006.01.001.

Acevedo, Bianca P., Arthur Aron, Helen E. Fisher, and Lucy L. Brown. "Neural Correlates of Long-Term Intense Romantic Love." *Social Cognitive and Affective Neuroscience* 7, no. 2(2011): 145–159. doi:10.1093/scan/nsq092.

Adams, Rebecca. "For Sexual Dysfunction, 'Men Get a Pill and Women Need Therapy.' What Gives?" Huffington Post, June 3, 2015. Accessed June 22, 2020. https://www.huffpost.com/entry/sexual-dysfunction-pill_n_6677502.

Alzate, H., B. Useche, and M. Villegas. "Heart Rate Change as Evidence for Vaginally Elicited Orgasm and Orgasm Intensity." *Annals of Sex Research* 2(1989): 345–357.

Angier, Natalie. "Conversations/Ellen T. M. Laan; Science Is Finding Out What Women Really Want." *New York Times*, August 13, 1995. www.nytimes. com/1995/08/13/weekinreview/conversations-ellen-tm-laan-science-is-finding-out-what-women-really-want.html.

Ariely, Dan. *Predictably Irrational: The Hidden Forces That Shape Our Decisions*. Rev. ed. New York: Harper, 2009.

Aristotle[pseud.]. *Aristotle's Compleat Master-Piece in Three Parts Displaying the Secrets of Nature in the Generation of Man*. 1728.

Armstrong, Elizabeth A., Paula England, and Alison C. K. Fogarty. "Accounting for Women's Orgasms and Sexual Enjoyment in College Hookups and Relationships." *American Sociological Review* 77, no. 3(2012): 435–462. doi:10.1177/0003122412445802.

Arnow, B. A., L. Millheiser, A. Garrett, M. Lake Polan, G. H. Glover, K. R. Hill, and A. Lightbody, et al. "Women with Hypoactive Sexual Desire Disorder Compared to Normal Females: A Functional Magnetic Resonance Imaging Study." *Neuroscience* 158, no. 2(2009): 484–502. doi:10.1016/j.neuroscience.2008.09.044.

Aubrey, Allison. "Feeling a Little Blue May Mask Our Ability to Taste Fat." National Public Radio, June 6, 2013. www.npr.org/blogs/thesalt/2013/06/04/188706043/feeling-a-little-blue-may-mask-our-ability-to-taste-fat?ft=1&f=1007.

Bacon, Lindo. "The HAES Manifesto." From *Health at Every Size: The Surprising Truth about Your Weight*. Dallas: BenBella Books, 2010. lindobacon.com/HAESbook/pdf_files/HAES_Manifesto.pdf.

Baer, Ruth A. "Construct Validity of the Five Facet Mindfulness Questionnaire in Meditating and Nonmeditating Samples." *Assessment* 15, no. 3(2008): 329–342. doi:10.1177/1073191107313003.

Baer, Ruth A., Gregory T. Smith, Jaclyn Hopkins, Jennifer Krietemeyer, and Leslie Toney. "Using Self-Report Assessment Methods to Explore Facets of Mindfulness." *Assessment* 13, no. 1(2006): 27–45. doi:10.1177/1073191105283504.

Baliki, Marwan N., Paul Y. Geha, Howard L. Fields, and A. Vania Apkarian. "Predicting Value of Pain and Analgesia: Nucleus Accumbens Response to Noxious Stimuli Changes in the Presence of Chronic Pain." *Neuron* 66, no. 1(2010): 149–160. doi:10.1016/j.neuron.2010.03.002.

Bancroft, John, and Cynthia A. Graham. "The Varied Nature of Women's Sexuality: Unresolved Issues and a Theoretical Approach." *Hormones and Behavior* 59, no. 5(2011): 717–729. http://dx.doi.org/10.1016/j.yhbeh.2011.01.005.

Bancroft, John, Jeni Loftus, and J. Scott Long. "Distress about Sex: A National Survey of Women in Heterosexual Relationships." *Archives of Sexual Behavior* 32, no.

3(2003): 193–208.

Basson, Rosemary. "Biopsychosocial Models of Women's Sexual Response: Applications to Management of 'Desire Disorders.'" *Sexual and Relationship Therapy* 18, no. 1(2003): 107–115. doi:10.1080/1468199031000061308.

————. "Hormones and Sexuality: Current Complexities and Future Directions." *Maturitas* 57, no. 1(2007): 66–70. doi:10.1016/j.maturitas.2007.02.018.

BBC News. "Words Can Change What We Smell." September 26, 2005. news.bbc.co.uk/2/hi/health/4558075.stm.

Beach, Frank A. "Characteristics of Masculine 'Sex Drive.'" *Nebraska Symposium on Motivation*, vol. 4. Lincoln: University of Nebraska Press, 1956, 1–32.

Beck, J. Gayle, Alan W. Bozman, and Tina Qualtrough. "The Experience of Sexual Desire: Psychological Correlates in a College Sample." *Journal of Sex Research* 28, no. 3(1991): 443–456.

Becker, Anne E. *Body, Self, and Society: The View from Fiji*. Philadelphia: University of Pennsylvania Press, 1995.

Becker, Anne E., Rebecca A. Burwell, David B. Herzog, Paul Hamburg, and Stephen E. Gilman. "Eating Behaviours and Attitudes Following Prolonged Exposure to Television among Ethnic Fijian Adolescent Girls." *British Journal of Psychiatry* 180(2002): 509–514. doi:10.1192/bjp.180.6.509.

Becker, Anne E., Jennifer J. Thomas, Asenaca Bainivualiku, Lauren Richards, Kesaia Navara, Andrea L. Roberts, Stephen E. Gilman, and Ruth H. Striegel-Moore. "Validity and Reliability of a Fijian Translation and Adaptation of the Eating Disorder Examination Questionnaire." *International Journal of Eating Disorders* 43, no. 2(2010): 171–178. doi:10.1002/eat.20675.

Benedek, Mathias, and Christian Kaernbach. "Physiological Correlates and Emotional Specificity of Human Piloerection." *Biological Psychology* 86, no. 3(2011): 320–329.

Bergner, Daniel. *What Do Women Want? Adventures in the Science of Female Desire*. New York: Harper, 2013.

————. "Women Who Want to Want." *New York Times*, November 24, 2009. www.nytimes.com/2009/11/29/magazine/29sex-t.html?pagewanted=all&_r=0.

Berridge, Kent. *The Mechanisms of Self-Control: Lessons from Addiction*. Video, The

Science Network, May 13, 2010. http://thesciencenetwork.org/programs/the-mechanisms-of-self-control-lessons-from-addiction/kent-berridge.

Berridge, Kent, Richie Davidson, and Daniel Gilbert. *The Neuroscience of Happiness.* Video, Aspen Ideas Festival, 2011. https://youtu.be/8f-T7lgdLPI.

Berridge, Kent C., and Morten L. Kringelbach. "Neuroscience of Affect: Brain Mechanisms of Pleasure and Displeasure." *Current Opinion in Neurobiology* 23, no. 3(2013): 294–303. http://dx.doi.org/10.1016/j.conb.2013.01.017.

Berridge, Kent, and Piotr Winkielman. "What Is an Unconscious Emotion?(The Case for Unconscious 'Liking')." *Cognition and Emotion* 17, no. 2(2003): 181–211.

Berry, Lisa-Marie, and Ben Laskey. "A Review of Obsessive Intrusive Thoughts in the General Population." *Journal of Obsessive-Compulsive and Related Disorders* 1, no. 2(2012): 125–132.

Besser, Avi, Gordon L. Flett, and Richard A. Davis. "Self-Criticism, Dependency, Silencing the Self, and Loneliness: A Test of a Mediational Model." *Personality and Individual Differences* 35, no. 8(2003): 1735–1752. http:// dx.doi. org/10.1016/S0191-8869(02)00403-8.

Bianchi-Demicheli, Francesco, and Stephanie Ortigue. "Toward an Understanding of the Cerebral Substrates of Woman's Orgasm." *Neuropsychologia* 45, no. 12(2007): 2645–2659. http://dx.doi.org/10.1016/ j.neuropsychologia.2007.04.016.

Bifulco, A., P. M. Moran, C. Ball, and O. Bernazzani. "Adult Attachment Style. I: Its Relationship to Clinical Depression." *Social Psychiatry and Psychiatric Epidemiology* 37(2002): 50–59.

Birnbaum, Gurit E., Harry T. Reis, Mario Mikulincer, Omri Gillath, and Ayala Orpaz. "When Sex Is More Than Just Sex: Attachment Orientations, Sexual Experience, and Relationship Quality." *Journal of Personality and Social Psychology* 91, no. 5(2006): 929–943. doi:10.1037/0022-3514.91.5.929.

Bloemers, Jos, Jeroen Gerritsen, Richard Bults, Hans Koppeschaar, Walter Everaerd, Berend Olivier, and Adriaan Tuiten. "Induction of Sexual Arousal in Women under Conditions of Institutional and Ambulatory Laboratory Circumstances: A Comparative Study." *Journal of Sexual Medicine* 7, no. 3(2010): 1160–1176. doi:10.1111/j.1743-6109.2009.01660.x.

Bohlen, Joseph G., James P. Held, Margaret Olwen Sanderson, and Andrew Ahlgren. "The Female Orgasm: Pelvic Contraction." *Archives of Sexual Behavior* 11, no. 5(1982): 367–386.

Borg, Charmaine, and Peter J. de Jong. "Feelings of Disgust and Disgust-Induced Avoidance Weaken following Induced Sexual Arousal in Women." *PLoS ONE* 7, no. 9(2012). doi:10.1371/journal.pone.0044111.

Borg, Charmaine, Peter J. de Jong, and Willibrord Weijmar Schultz. "Vaginismus and Dyspareunia: Relationship with General and Sex-Related Moral Standards." *Journal of Sexual Medicine* 8, no. 1(2011): 223–231. doi:10.1111/j.1743-6109.2010.02080.x.

Both, Stephanie, Walter Everaerd, and Ellen Laan. "Modulation of Spinal Reflexes by Aversive and Sexually Appetitive Stimuli." *Psychophysiology* 40, no. 2(2003): 174–183. doi:10.1111/1469-8986.00019.

Bradford, Andrea, and Cindy M. Meston. "The Impact of Anxiety on Sexual Arousal in Women." *Behaviour Research and Therapy* 44, no. 8(2006): 1067–1077. doi:10.1016/j.brat.2005.08.006.

Briganti, Paul, dir. *Adam Ruins Everything*. Season 1, episode 10, "Adam Ruins Sex." Written by Caldwell Tanner. Aired December 8, 2015, on truTV.

Britton, Lauren E., Denise M. Martz, Doris G. Bazzini, Lisa A. Curtin, and Anni LeaShomb. "Fat Talk and Self-Presentation of Body Image: Is There a Social Norm for Women to Self-Degrade?" *Body Image* 3, no. 3(2006): 247–254.

Brotto, Lori A., A. John Petkau, Fernand Labrie, and Rosemary Basson. "Predictors of Sexual Desire Disorders in Women." *Journal of Sexual Medicine* 8 no. 3(2011): 742–753. doi:10.1111/j.1743-6109.2010.02146.x.

Cain, Virginia S., Catherine B. Johannes, Nancy E. Avis, Beth Mohr, Miriam Schocken, Joan Skurnick, and Marcia Ory. "Sexual Functioning and Practices in a Multi-Ethnic Study of Midlife Women: Baseline Results from SWAN." *Journal of Sex Research* 40, no. 3(2003): 266–276.

Cantazaro, Amy, and Meifen Wei. "Adult Attachment, Dependence, Self-Criticism, and Depressive Symptoms: A Test of a Mediational Model." *Journal of Personality* 78, no. 4(2010): 1135–1162. wei.public.iastate.edu/manuscript/attachment dependence self-criticism.pdf.

Carpenter, Deanna L., Cynthia Graham, Erick Janssen, Harrie Vorst, and Jelte Wicherts. "The Dual Control Model: Gender, Sexual Problems, and Prevalence of Sexual Excitation and Inhibition Profiles." www.slideserve.com/phoebe/the-dual-control-model-gender-sexual-problems-and-preva lence-of-sexual-excitation-and-inhibition-profiles.

Carpenter, Deanna, Erick Janssen, Cynthia Graham, Harrie Vorst, and Jelte Wicherts. "Women's Scores on the Sexual Inhibition/Sexual Excitation Scales (SIS/SES): Gender Similarities and Differences." *Journal of Sex Research* 45, no. 1(2008): 36–48. doi:10.1080/00224490701808076.

Carvalheira, Ana A., Lori A. Brotto, and Isabel Leal. "Women's Motivations for Sex: Exploring the Diagnostic and Statistical Manual, Fourth Edition, Text Revision Criteria for Hypoactive Sexual Desire and Female Sexual Arousal Disorders." *Journal of Sexual Medicine* 7, no. 4(2010): 1454–1463. doi:10.1111/j.1743-6109.2009.01693.x.

Carvalheira, Ana, and Isabel Leal. "Masturbation among Women: Associated Factors and Sexual Response in a Portuguese Community Sample." *Journal of Sex & Marital Therapy* 39, no. 4(2013): 347–367. doi:10.1080/00926 23X.2011.628440.

Carver, Charles S. "Pleasure as a Sign You Can Attend to Something Else: Placing Positive Feelings within a General Model of Affect." *Cognition and Emotion* 17, no. 2(2003): 241–261.

Carver, Charles S., and Michael F. Scheier. "Cybernetic Control Processes and the Self-Regulation of Behavior." In *The Oxford Handbook of Human Motivation*, edited by Richard M. Ryan, 28–42. New York: Oxford University Press, 2012.

———. "Self-Regulation of Action and Affect." In *Handbook of Self-Regulation: Research, Theory, and Applications*, 2nd ed., edited by Kathleen D. Vohs and Roy F. Baumeister, 3–21. New York: Guilford Press, 2013.

Cathey, Angela J., and Chad T. Wetterneck. "Stigma and Disclosure of Intrusive Thoughts about Sexual Themes." *Journal of Obsessive-Compulsive and Related Disorders* 2, no. 4(2013): 439–443.

Childress, Anna Rose, Ronald N. Ehrman, Ze Wang, Yin Li, Nathan Sciortino, Jonathan Hakun, William Jens, et al. "Prelude to Passion: Limbic Activation

by 'Unseen' Drug and Sexual Cues." *PLoS ONE* 3, no. 1(2008). doi:10.1371/
journal.pone.0001506.

Clayton, Anita H., Irwin Goldstein, Noel N. Kim, Stanley E. Althof, Stephanie S.
Faubion, Brooke M. Faught, Sharon J. Parish, et al. "The International Society
for the Study of Women's Sexual Health Process of Care for Management of
Hypoactive Sexual Desire Disorder in Women." In *Mayo Clinic Proceedings* 93,
no. 4, pp. 467–487. Amsterdam: Elsevier, 2018.

Cooper, Lynne M., Mark Pioli, Ash Levitt, Amelia E. Talley, Lada Micheas, and
Nancy L. Collins. "Attachment Styles, Sex Motives, and Sexual Behavior:
Evidence for Gender-Specific Expressions of Attachment Dynamics." In
Dynamics of Romantic Love: Attachment, Caregiving, and Sex, edited by Mario
Mikulincer and Gail S. Goodman, 243–274. New York: Guilford Press, 2006.

David, Daryn H., and Karlen Lyons-Ruth. "Differential Attachment Responses of
Male and Female Infants to Frightening Maternal Behavior: Tend or Befriend
versus Fight or Flight?" *Infant Mental Health Journal* 26, no. 1(2005): 1–18.
doi:10.1002/imhj.20033.

Davila, Joanne, Dorli Burge, and Constance Hammen. "Why Does Attachment
Style Change?" *Journal of Personality and Social Psychology* 73, no. 4(1997):
826–838. doi:10.1037/0022-3514.73.4.826.

Davis, Clive M., Joani Blank, Hung-Yu Lin, and Consuelo Bonillas. "Characteristics
of Vibrator Use among Women." *Journal of Sex Research* 33, no. 4(1996):
313–320.

de Jong, Peter J., Mark van Overveld, and Charmaine Borg. "Giving In to Arousal
or Staying Stuck in Disgust? Disgust-Based Mechanisms in Sex and Sexual
Dysfunction." *Journal of Sex Research* 50, no. 3(2013): 247–262. doi:10.1080/
00224499.2012.746280.

de Jong, Peter J., Mark van Overveld, Willibrord Weijmar Schultz, Madelon L.
Peters, and Femke M. Buwalda. "Disgust and Contamination Sensitivity in
Vaginismus and Dyspareunia." *Archives of Sexual Behavior* 38, no. 2(2009):
244–252. www.ncbi.nlm.nih.gov/pubmed/17909958.

Dewitte, Marieke. "Different Perspectives on the Sex-Attachment Link: Towards an
Emotion-Motivational Account." *Journal of Sex Research* 49, no. 2–3(2012):

105–124.

Dewitte, Marieke, Joana Carvalho, Giovanni Corona, Erika Limoncin, Patricia Pascoal, Yacov Reisman, and Aleksandar Štulhofer. "Sexual Desire Discrepancy: A Position Statement of the European Society for Sexual Medicine." *Sexual Medicine* 8, no. 2(2020): 121–131.

Dickerson, S. S., and M. E. Kemeny. "Acute Stressors and Cortisol Response: A Theoretical Integration and Synthesis of Laboratory Research." *Psychological Bulletin* 130, no. 3(2004): 355–391.

Dixson, Alan F. *Sexual Selection and the Origins of Human Mating Systems.* Oxford: Oxford University Press, 2009.

Dreger, Alice Domurat. "Why 'Disorders of Sex Development'?(On Language and Life)." November 17, 2007. http://alicedreger.com/dsd.html.

Drysdale, Kirsten, Ali Russell, and Andrew Glover. "Labiaplasty: Hungry Beast." ABC TV Australia, 2010. http://vimeo.com/10883108.

Duffey, Eliza Bisbee. *The Relations of the Sexes.* 1876. New York: Arno Press, 1974.

Dunkley, Cara R., Silvain S. Dang, Sabrina C. H. Chang, and Boris B. Gorzalka. "Sexual Functioning in Young Women and Men: Role of Attachment Orientation." *Journal of Sex & Marital Therapy* 42, no. 5(2016): 413–430.

Dwyer, Kate and Mahboob Sobhan. "Statistical Review and Evaluation of Application Number: 022526Orig1s000." Accessed September 11, 2020. https://www.accessdata.fda.gov/drugsatfda_docs/nda/2015/022526Orig1s000StatR.pdf.

Eichelberger, Erika. "Todd Akin Is Not Sorry for His Insane Rape Comments." *Mother Jones,* July 10, 2014. Accessed July 27, 2014. http://www.motherjones.com/mojo/2014/07/todd-akin-book-legitimate-rape.

Ekman, Paul. *Emotions Revealed: Recognizing Faces and Feelings to Improve Communication and Emotional Life.* 2nd ed. New York: Henry Holt, 2007.

Ellin, Abby. "More Women Look Over the Counter for a Libido Fix." *New York Times,* July 2, 2012. www.nytimes.com/2012/07/03/health/more-women-seek-over-the-counter-sexual-remedies.html.

Emhardt, E., J. Siegel, and L. Hoffman. "Anatomic Variation and Orgasm: Could Variations in Anatomy Explain Differences in Orgasmic Success?" *Clinical Anatomy* 29, no. 5(2016): 665–672.

Erekson, Elisabeth A., Deanna K. Martin, Kejia Zhu, Maria M. Ciarleglio, Divya A. Patel, Marsha K. Guess, and Elena S. Ratner. "Sexual Function in Older Women after Oophorectomy." *Obstetrics & Gynecology* 120, no. 4(2012): 833–842. doi:10.1097/AOG.0b013e31826af3d1.

Fahs, Breanne, and Rebecca Plante. "On 'Good Sex' and Other Dangerous Ideas: Women Narrate Their Joyous and Happy Sexual Encounters." *Journal of Gender Studies* 26, no. 1(2017): 33–44.

Fausto-Sterling, Anne. *Sexing the Body: Gender Politics and the Construction of Sexuality.* New York: Basic Books, 2000.

Feeney, Judith A., and Patricia Noller. "Attachment Style as a Predictor of Adult Romantic Relationships." *Journal of Personality and Social Psychology* 58, no. 2(1990): 281–291. doi:10.1037/0022-3514.58.2.281.

Feeney, Nolan. "Living Myths about Virginity." *Atlantic*, February 7, 2014. www.theatlantic.com/health/archive/2014/02/living-myths-about-virginity/283628.

Fernández de la Cruz, Lorena, Faye Barrow, Koen Bolhuis, Georgina Krebs, Chloe Volz, Eriko Nakatani, Isobel Heyman, and David Mataix-Cols. "Sexual Obsessions in Pediatric Obsessive-Compulsive Disorder: Clinical Characteristics and Treatment Outcomes." *Depression and Anxiety* 30, no. 8(2013): 732–740.

Filipovic, Jill. "Can 1 Little Pill Save Female Desire?" *Cosmopolitan*, February 24, 2015. Accessed June 22, 2020. https://www.cosmopolitan.com/sex-love/news/a36745/can-a-pill-save-female-desire/.

Flaten, Magne Arve, Terje Simonsen, and Harald Olsen. "Drug-Related Information Generates Placebo and Nocebo Responses That Modify the Drug Response." *Psychosomatic Medicine* 61, no. 2(1999): 250–255. www.psychosomaticmedicine.org/content/61/2/250.full.

Foster, William Trufant. *The Social Emergency: Studies in Sex Hygiene and Morals.* Boston: Houghton Mifflin, 1914.

Fraley, R. Chris, Neils G. Waller, and Kelly A. Brennan. "An Item Response Theory Analysis of Self-Report Measures of Adult Attachment." *Journal of Personality and Social Psychology* 78, no. 2(2000): 350–365. doi:10.1037/0022-3514.78.2.350.

Gaffney, D. "Established and Emerging PTSD Treatments." *Mental Health Clinician* 2, no. 7(2013): 213–219.

Gangestad, Steven W., Randy Thornhill, and Christine E. Garver. "Changes in Women's Sexual Interests and Their Partner's Mate-Retention Tactics across the Menstrual Cycle: Evidence for Shifting Conflicts of Interest." *Proceedings of the Royal Society of London. Series B: Biological Sciences* 269, no. 1494(2002): 975–982.

Gans, Margery. "What's It All About? Attending to the Meaning of Eating Disorders." Paper presented at the Collaborative Ways to Address Disordered Eating on Campus: It Takes a Village conference. Cambridge, MA, April 17–18, 2009.

Garde, K., and I. Lunde. "Female Sexual Behaviour: A Study in a Random Sample of 40-Year-Old Women." *Maturitas* 2, no. 3(1980): 225–240.

Georgiadis, J. R., and Rudie Kortekaas. "The Sweetest Taboo: Functional Neurobiology of Human Sexuality in Relation to Pleasure." In *Pleasures of the Brain*, edited by Morten L. Kringelbach and Kent. C. Berridge, 178–201. New York: Oxford University Press, 2010.

Germer, Christopher K. *The Mindful Path to Self-Compassion: Freeing Yourself from Destructive Thoughts and Emotions.* New York: Guilford Press, 2009.

Glass, Ira, and Deborah Blum. "317: Unconditional Love Transcript." *This American Life*, Chicago Public Media. September 15, 2006. www.thisamericanlife.org/radio-archives/episode/317/transcript.

Goldacre, Ben. "Ben Goldacre at Nerdstock." YouTube video, 2010. www.you tube.com/watch?v=O1Q3jZw4FGs.

Goldstein, Andrew, Caroline F. Pukall, and Irwin Goldstein. *When Sex Hurts: A Woman's Guide to Banishing Sexual Pain.* Boston: Da Capo Press, 2011.

Goldstein, Irwin, Noel N. Kim, Anita H. Clayton, Leonard R. DeRogatis, Annamaria Giraldi, Sharon J. Parish, James Pfaus, et al. "Hypoactive Sexual Desire Disorder: International Society for the Study of Women's Sexual Health(ISSWSH) Expert Consensus Panel Review." In *Mayo Clinic Proceedings* 92, no. 1, pp. 114–128. Amsterdam: Elsevier, 2017.

Gottman, John M. *The Science of Trust: Emotional Attunement for Couples.* New York: W. W. Norton, 2011.

Gottman, John, and Nan Silver. *What Makes Love Last? How to Build Trust and Avoid Betrayal.* New York: Simon & Schuster, 2013.

Graham, Cynthia A. "The DSM Diagnostic Criteria for Female Orgasmic Disorder." *Archives of Sexual Behavior* 39, no. 2(2010): 256–270. doi:10.1007/s10508-009-9542-2.

Graham, Cynthia A., Stephanie A. Sanders, and Robin R. Milhausen. "The Sexual Excitation/Sexual Inhibition Inventory for Women: Psychometric Properties." *Archives of Sexual Behavior* 35, no. 4(2006): 397–409.

Graham, Cynthia A., Stephanie A. Sanders, Robin R. Milhausen, and Kimberly R. McBride. "Turning On and Turning Off: A Focus Group Study of the Factors That Affect Women's Sexual Arousal." *Archives of Sexual Behavior* 33, no. 6(2004): 527–538.

Granados, Reina, Joana Carvalho, and Juan Carlos Sierra. "Preliminary Evidence on How the Dual Control Model Predicts Female Sexual Response to a Bogus Negative Feedback." *Psychological Reports*(2020): https://doi.org/10.1177%2F0033294120907310.

Grant, Jon E., Anthony Pinto, Matthew Gunnip, Maria C. Mancebo, Jane L. Eisen, and Steven A. Rasmussen. "Sexual Obsessions and Clinical Correlates in Adults with Obsessive-Compulsive Disorder." *Comprehensive Psychiatry* 47, no. 5(2006): 325–329.

Gruen, Rand J., Raul Silva, Joshua Ehrlich, Jack W. Schweitzer, and Arnold J. Friedhoff. "Vulnerability to Stress: Self-Criticism and Stress-Induced Changes in Biochemistry." *Journal of Personality* 65, no. 1(1997): 33–47. doi:10.1111/j.1467-6494.1997.tb00528.x.

Hall, Kathryn S., Yitzchak Binik, and Enrico Di Tomasso. "Concordance between Physiological and Subjective Measures of Sexual Arousal." *Behaviour Research and Therapy* 23, no. 3(1985): 297–303.

Haller, Madeline. "The 5 Craziest Sex Studies EVER." *Men's Health.* September 22, 2012. Accessed September 11, 2020. https://www.menshealth.com/sex-women/a19534159/the-5-craziest-sex-studies-ever/.

Hamilton, Lisa Dawn, and Cindy M. Meston. "Chronic Stress and Sexual Function in Women." *Journal of Sexual Medicine* 10, no. 10(2013): 2443–2454.

Hawkins, Nicole, P. Scott Richards, H. Mac Granley, and David M. Stein. "The Impact of Exposure to the Thin-Ideal Media Image on Women." *Eating Disorders: The Journal of Treatment & Prevention* 12, no. 1(2004): 35–50. doi:10.1080/10640260490267751.

Hayes, Richard D., Lorraine Dennerstein, Catherine M. Bennet, and Christopher K. Fairley. "What Is the 'True' Prevalence of Female Sexual Dysfunctions and Does the Way We Assess These Conditions Have an Impact?" *Journal of Sexual Medicine* 5, no. 4(2008): 777–787.

Hayes, Sharon, and Stacey Tantleff-Dunn. "Am I Too Fat to Be a Princess? Examining the Effects of Popular Children's Media on Young Girls' Body Image." *British Journal of Developmental Psychology* 28, no. 2(2010): 413–426. doi:10.1348/026151009X424240.

Hegazy, A. A., and M. O. Al-Rukban. "Hymen: Facts and Conceptions." *The Health* 3, no. 4(2012): 109–115.

Heiman, Julia R. "Psychologic Treatments for Female Sexual Dysfunction: Are They Effective and Do We Need Them?" *Archives of Sexual Behavior* 31, no. 5(2002): 445–450.

Heiman, Julia R., and Donald Pfaff. "Sexual Arousal and Related Concepts: An Introduction." *Hormones and Behavior* 59, no. 5(2011): 613–615.

Hendrickx, Lies, Luk Gijs, and Paul Enzlin. "Prevalence Rates of Sexual Difficulties and Associated Distress in Heterosexual Men and Women: Results from an Internet Survey in Flanders." *Journal of Sex Research* 51, no. 1(2014): 1–12. doi:10.1080/00224499.2013.819065.

Henson, Donald E., H. B. Rubin, and Claudia Henson. "Analysis of the Consistency of Objective Measures of Sexual Arousal in Women." *Journal of Applied Behavior Analysis* 12, no. 4(1979): 701–711.

Herbenick, Debby, and J. Dennis Fortenberry. "Exercise-Induced Orgasm and Pleasure among Women." *Sexual and Relationship Therapy* 26, no. 4(2011): 373–388. doi:10.1080/14681994.2011.647902.

Herbenick, Debra, Michael Reece, Stephanie Sanders, Brian Dodge, Annahita Ghassemi, and J. Dennis Fortenberry. "Prevalence and Characteristics of Vibrator Use by Women in the United States: Results from a Nationally

Representative Study." *Journal of Sexual Medicine* 6 no. 7(2009): 1857–1866.

Hess, Amanda. "Women Want Sex, but Men Don't Want Them to Know It." Slate, June 4, 2013. www.slate.com/articles/double_x/doublex/2013/06/what_do_ women_want_sex_according_to_daniel_bergner_s_new_book_on_female. html.

Hitchens, Christopher. *Hitch-22: A Memoir.* New York: Grand Central Publishing, 2010.

Hite, Shere. *The Hite Report: A Nationwide Study of Female Sexuality.* New York: Macmillan, 1976.

Hoge, Elizabeth A., Britta K. Hölzel, Luana Marques, Christina A. Metcalf, Narayan Brach, Sara W. Lazar, and Naomi M. Simon. "Mindfulness and Self-Compassion in Generalized Anxiety Disorder: Examining Predictors of Disability." *Evidence-Based Complementary and Alternative Medicine*(2013). http://dx.doi.org/10.1155/2013/576258.

Hollenstein, Tom, and Dianna Lanteigne. "Models and Methods of Emotional Concordance." *Biological Psychology* 98(2014): 1–5. doi:10.1016/biopsy cho.2013.12.012.

ILGA-Europe. "Public Statement." https://ilga-europe.org/resources/ilga-europe-reports-and-other-materials/protecting-intersex-people-europe-toolkit.

James, E. L. *Fifty Shades of Grey.* New York: Vintage Books, 2012.

Janssen, Erick, and John Bancroft. "The Dual Control Model: The Role of Sexual Inhibition and Excitation in Sexual Arousal and Behavior." In *The Psychophysiology of Sex*, edited by Erick Janssen, 197. Bloomington: Indiana University Press, 2007.

Janssen, Erick, Deanna Carpenter, Cynthia Graham, Harrie Vorst, and Jelte Wicherts. "The Sexual Inhibition/Sexual Excitation Scales—Short Form." *Handbook of Sexuality-Related Measures*, 77. New York: Routledge, 2019.

Janssen, Erick, Kathryn R. Macapagal, and Brian Mustanski. "Individual Differences in the Effects of Mood on Sexuality: The Revised Mood and Sexuality Questionnaire(MSQ-R)." *Journal of Sex Research* 50, no. 7(2013): 676–687.

Johnson, Sue. *Hold Me Tight: Seven Conversations for a Lifetime of Love.* New York: Little, Brown, 2008.

———. *Love Sense: The Revolutionary New Science of Romantic Relationships*. New York: Little, Brown, 2013.

Jozkowski, Kristen N., Debby Herbenick, Vanessa Schick, Michael Reece, Stephanie A. Sanders, and J. Dennis Fortenberry. "Women's Perceptions about Lubricant Use and Vaginal Wetness during Sexual Activities." *Journal of Sexual Medicine* 10, no. 2(2013): 484–492. doi:10.1111/jsm.12022.

Kaplan, Helen Singer. "Hypoactive Sexual Desire." *Journal of Sex & Marital Therapy* 3, no. 1(1977): 3–9.

Khong, Belinda Siew Luan. "Mindfulness: A Way of Cultivating Deep Respect for Emotions." *Mindfulness* 2, no. 1(2011): 27–32. doi:10.1007/s12671-010-0039-9.

Kilimnik, Chelsea D., and Cindy M. Meston. "Role of Body Esteem in the Sexual Excitation and Inhibition Responses of Women with and without a History of Childhood Sexual Abuse." *Journal of Sexual Medicine* 13, no. 11(2016): 1718–1728.

Kingsberg, Sheryl A., Natalia Tkachenko, Johna Lucas, Amy Burbrink, Wayne Kreppner, and Jodi B. Dickstein. "Characterization of Orgasmic Difficulties by Women: Focus Group Evaluation." *Journal of Sexual Medicine* 10, no. 9(2013): 2242–2250. doi:10.1111/jsm.12224.

Kinsale, Laura. *Flowers from the Storm*. New York: Harper, 1992.

Kinsey, Alfred Charles, Wardell Baxter Pomeroy, and Clyde E. Martin. *Sexual Behavior in the Human Male*. Philadelphia: W. B. Saunders, 1948.

Kinsey, Alfred C., Wardell B. Pomeroy, Clyde E. Martin, and Paul H. Gebhard. *Sexual Behavior in the Human Female*. Philadelphia: W. B. Saunders, 1953.

Kleinplatz, Peggy J., and A. Dana Ménard. *Magnificent Sex: Lessons from Extraordinary Lovers*. New York: Routledge, 2020.

Kleinplatz, Peggy J., A. Dana Ménard, Marie-Pierre Paquet, Nicolas Paradis, Meghan Campbell, Dino Zuccarino, and Lisa Mehak. "The Components of Optimal Sexuality: A Portrait of 'Great Sex.'" *Canadian Journal of Human Sexuality* 18, no. 1–2(2009): 1–13.

Koehler, Sezin. "From the Mouths of Rapists: The Lyrics of Robin Thicke's Blurred Lines." *The Society Pages*, September 17, 2013. http://thesociety pages.org/

socimages/2013/09/17/from-the-mouths-of-rapists-the-lyrics-of-robin-thickes-blurred-lines-and-real-life-rape/.

Komisaruk, Barry R., Beverly Whipple, Audrita Crawford, Sherry Grimes, Wen-Ching Liu, Andrew Kalnin, and Kristine Mosier. "Brain Activation during Vaginocervical Self-Stimulation and Orgasm in Women with Complete Spinal Cord Injury: fMRI Evidence of Mediation by the Vagus Nerves." *Brain Research* 1024, no. 1–2(2004): 77–88.

Komisaruk, Barry R., Nan Wise, Eleni Frangos, Wen-Ching Liu, Kachina Allen, and Stuart Brody. "Women's Clitoris, Vagina, and Cervix Mapped on the Sensory Cortex: fMRI Evidence." *Journal of Sexual Medicine* 8, no. 10(2011): 2822–2830. doi:10.1111/j.1743-6109.2011.02388.x.

Kring, Ann M., and Albert H. Gordon. "Sex Differences in Emotion: Expression, Experience, and Physiology." *Journal of Personality and Social Psychology* 74, no. 3(1998): 686–703.

Laan, Ellen, and Stephanie Both. "What Makes Women Experience Desire?" *Feminism & Psychology* 18, no. 4(2008): 505–514.

Laan, Ellen, Walter Everaerd, and Andrea Evers. "Assessment of Female Sexual Arousal: Response Specificity and Construct Validity." *Psychophysiology* 32, no. 5(1995): 476–485.

La Guardia, Jennifer G., Richard M. Ryan, Charles E. Couchman, and Edward L. Deci. "Within-Person Variation in Security of Attachment: A Self-Determination Theory Perspective on Attachment, Need Fulfillment, and Well-Being." *Journal of Personality and Social Psychology* 79, no. 3(2000): 367–384.

Lalumière, Martin L., Megan L. Sawatsky, Samantha J. Dawson, and Kelly D. Suschinsky. "The Empirical Status of the Preparation Hypothesis: Explicating Women's Genital Responses to Sexual Stimuli in the Laboratory." *Archives of Sexual Behavior* 49, no. 2(2020): 1–20.

Laumann, E. O., A. Nicolosi, D. B. Glasser, A. Paik, C. Gingell, E. Moreira, and T. Wang. "Sexual Problems among Women and Men Aged 40–80 Y: Prevalence and Correlates Identified in the Global Study of Sexual Attitudes and Behaviors." *International Journal of Impotence Research* 17(2005): 39–57.

doi:10.1038/sj.ijir.3901250.

Leavitt, Chelom E., Eva S. Lefkowitz, and Emily A. Waterman. "The Role of Sexual Mindfulness in Sexual Wellbeing, Relational Wellbeing, and Self-Esteem." *Journal of Sex & Marital Therapy* 45, no. 6(2019): 497–509.

Levin, Roy J. "The Human Female Orgasm: A Critical Evaluation of Its Proposed Reproductive Functions." *Sexual and Relationship Therapy* 26, no. 4(2011): 301–314. doi:10.1080/14681994.2011.649692.

Levin, Roy J., and Willy van Berlo. "Sexual Arousal and Orgasm in Subjects Who Experience Forced or Non-Consensual Sexual Stimulation—a Review." *Journal of Clinical Forensic Medicine* 11, no. 2(2004): 82–88.

Levin, Roy J., and Gorm Wagner. "Orgasm in Women in the Laboratory— Quantitative Studies on Duration, Intensity, Latency, and Vaginal Blood Flow." *Archives of Sexual Behavior* 14, no. 5(1985): 439–449.

Levine, Peter A. *In an Unspoken Voice: How the Body Releases Trauma and Restores Goodness*. Berkeley, CA: North Atlantic Books, 2010.

———. *Waking the Tiger: Healing Trauma*. Berkeley, CA: North Atlantic Books, 1997.

Lisak, David, and Paul M. Miller. "Repeat Rape and Multiple Offending among Undetected Rapists." *Violence and Victims* 17, no. 1(2002): 73–84.

Lloyd, Elisabeth A. *The Case of the Female Orgasm: Bias in the Science of Evolution*. Cambridge, MA: Harvard University Press, 2005.

Longe, Olivia, Frances A. Maratos, Paul Gilbert, Gaynor Evans, Faye Volker, Helen Rockliff, and Gina Rippon. "Having a Word with Yourself: Neural Correlates of Self-Criticism and Self-Reassurance." *NeuroImage* 49, no. 2(2010): 1849–1856. doi:10.1016/j.neuroimage.2009.09.019.

LoPiccolo, Joseph, and Leslie LoPiccolo, eds. *Handbook of Sex Therapy*. New York: Plenum, 1978.

Lykins, Amy D., Erick Janssen, and Cynthia A. Graham. "The Relationship between Negative Mood and Sexuality in Heterosexual College Women and Men." *Journal of Sex Research* 43, no. 2(2006): 136–143.

Magnanti, Brooke. *The Sex Myth: Why Everything We're Told Is Wrong*. London: Weidenfeld & Nicolson, 2012.

Mah, Kenneth, and Yitzchak M. Binik. "The Nature of Human Orgasm: A Critical Review of Major Trends." *Clinical Psychology Review* 21, no. 6(2001): 823–856.

Manne, Kate. *Down Girl: The Logic of Misogyny*. Oxford: Oxford University Press, 2017.

Manne, Kate. *Entitled: How Male Privilege Hurts Women*. New York: Crown, 2020.

Marcus, Bat Sheva. "Changes in a Woman's Sexual Experience and Expectations Following the Introduction of Electric Vibrator Assistance." *Journal of Sexual Medicine* 8, no. 12(2011): 3398–3406. doi:10.1111/j.1743-6109.2010.02132.x.

Mark, Kristen P., and Julie A. Lasslo. "Maintaining Sexual Desire in Long-Term Relationships: A Systematic Review and Conceptual Model." *Journal of Sex Research* 55, no. 4–5(2018): 563–581.

Masters, William H., and Virginia E. Johnson. *Human Sexual Response*. Boston: Little, Brown, 1966.

Mazloomdoost, Donna, and Rachel N. Pauls. "A Comprehensive Review of the Clitoris and Its Role in Female Sexual Function." *Sexual Medicine Reviews* 3, no. 4(2015): 245–263.

McCall, Katie, and Cindy Meston. "Cues Resulting in Desire for Sexual Activity in Women." *Journal of Sexual Medicine* 3, no. 5(2006): 838–852. doi:10.1111/j.1743-6109.2006.00301.x.

———. "Differences Between Pre- and Postmenopausal Women in Cues for Sexual Desire." *Journal of Sexual Medicine* 4 no. 2(2007): 364–371. doi:10.1111/j.1743-6109.2006.00421.x.

McDowell, Margaret A., Cheryl D. Fryar, Cynthia L. Ogden, and Katherine M. Flegal. "Anthropometric Reference Data for Children and Adults: United States, 2003–2006." National Health Statistics Report no. 10(October 2008).

Mesquita, Batja. "Emoting: A Contextualized Process." In *The Mind in Context*, edited by Batja Mesquita, Lisa Feldman Barrett, and Eliot R. Smith, 83–104. New York: Guilford Press, 2010.

Meston, Cindy M., and David M. Buss. "Why Humans Have Sex." *Archives of Sexual Behavior* 36, no. 4(2007): 477–507.

Meston, Cindy M., and Amelia M. Stanton. "Desynchrony between Subjective and Genital Sexual Arousal in Women: Theoretically Interesting but Clinically Irrelevant." *Current Sexual Health Reports* 10, no. 3(2018): 73–75.

Michael, Robert T., John H. Gagnon, Edward O. Laumann, and Gina Kolata. *Sex in America: A Definitive Survey*. Boston: Little, Brown, 1994.

Milhausen, Robin R., Cynthia A. Graham, Stephanie A. Sanders, William L. Yarber, and Scott B. Maitland. "Validation of the Sexual Excitation/Sexual Inhibition Inventory for Women and Men." *Archives of Sexual Behavior* 39, no. 5(2010): 1091–1104.

Mitchell, John Cameron, and Stephen Trask. "The Origin of Love" from *Hedwig and the Angry Inch: Original Cast Recording*. Atlantic Compact Disc 13766. 1999.

Mitchell, Kirstin Rebecca, Michael King, Irwin Nazareth, and Kaye Wellings. "Managing Sexual Difficulties: A Qualitative Investigation of Coping Strategies." *Journal of Sex Research* 48, no. 4(2011): 325–333.

Mize, Sara J. S., and Alex Iantaffi. "The Place of Mindfulness in a Sensorimotor Psychotherapy Intervention to Improve Women's Sexual Health." *Sexual and Relationship Therapy* 28, no. 1(2013): 63–76. doi:10.1080/14681994.2013.77 0144.

Moore, Lori. "Rep. Todd Akin: The Statement and the Reaction." *New York Times*, August 20, 2012. www.nytimes.com/2012/08/21/us/politics/rep-todd-akin-legitimate-rape-statement-and-reaction.html?_r=0.

Moran, C., and C. Lee. "What's Normal? Influencing Women's Perceptions of Normal Genitalia: An Experiment Involving Exposure to Modified and Nonmodified Images." *BJOG: An International Journal of Obstetrics and Gynaecology* 121, no. 6(2013): 761–766. doi:10.1111/1471-0528.12578.

Morokoff, Patricia J., and Julia R. Heiman. "Effects of Erotic Stimuli on Sexually Functional and Dysfunctional Women: Multiple Measures before and after Sex Therapy." *Behaviour Research and Therapy* 18, no. 2(1980): 127–137.

Moseley, G. Lorimer, and David S. Butler. *Explain Pain Supercharged*. Adelaide, Australia: NOI, 2017.

Nagoski, Emily. "I'm Sorry You're Lonely but It's Not My Job to Help You: The Science of Incels." *Medium*, May 5, 2018. Accessed June 23, 2020. https://

medium.com/@enagoski/im-sorry-you-re-lonely-but-it-s-not-my-job-to-help-you-the-science-of-incels-25bf83e2aaa0.

————. "The Definitive Answer to the Question, 'Does the G-Spot Exist?'" *Medium*, July 6, 2014. Accessed September 11, 2020. https://medium.com/@enagoski/the-definitive-answer-to-the-question-does-the-g-spot-exist-5d962de0c34c.

————. "The Truth about Unwanted Arousal." Filmed April 13, 2018, in Vancouver, Ontario. TED video, 15:08. http://go.ted.com/emilynagoski.

————. "The World Cup of Women's Sexual Desire." *Medium*, August 11, 2015. Accessed June 23, 2020. https://medium.com@enagoski/the-world-cup-of-women-s-sexual-desire-9a085617495e.

Nakamura, J., and M. Csikszentmihalyi. "Flow Theory and Research." In *The Handbook of Positive Psychology*, edited by C. R. Snyder and S. J. Lopez, 195–206. Oxford: Oxford University Press, 2009.

Neff, Kristin D. "Self-Compassion, Self-Esteem, and Well-Being." *Social and Personality Psychology Compass* 5, no. 1(2011): 1–12. doi:10.1111/j.1751-9004.2010.00330.x.

Ng, Theresa. "Risk Assessment and Risk Mitigation Review(s) Application Number 210557Orig1s000." Accessed June 22, 2020. https://www.access data.fda.gov/drugsatfda_docs/nda/2019/210557Orig1s000RiskR.pdf.

Ogden, Pat, Kekuni Minton, and Clare Pain. *Trauma and the Body: A Sensorimotor Approach to Psychotherapy*. New York: W. W. Norton, 2006.

Panksepp, Jaak. "What Is an Emotional Feeling? Lessons about Affective Origins from Cross-Species Neuroscience." *Motivation and Emotion* 36, no. 1(2012): 4–15.

Panksepp, Jaak, and Lucy Biven. *The Archaeology of Mind: Neuroevolutionary Origins of Human Emotions*. New York: W. W. Norton, 2012.

Pazmany, Els, Sophie Bergeron, Lukas Van Oudenhove, Johan Verhaeghe, and Paul Enzlin. "Body Image and Genital Self-Image in Pre-Menopausal Women with Dyspareunia." *Archives of Sexual Behavior* 42, no. 6(2013): 999–1010. doi:10.1007/s10508-013-0102-4.

Perel, Esther. *Mating in Captivity: Unlocking Erotic Intelligence*. New York: Harper, 2006.

————. "The Secret to Desire in a Long-Term Relationship." TED video, February

2013. www.ted.com/talks/esther_perel_the_secret_to_desire_in_a_long_
term_relationship.

Peterson, Zoë D., Erick Janssen, and Ellen Laan. "Women's Sexual Responses to
Heterosexual and Lesbian Erotica: The Role of Stimulus Intensity, Affective
Reaction, and Sexual History." *Archives of Sexual Behavior* 39, no. 4(2010):
880–897. doi:10.1007/s10508-009-9546-y.

Pfaus, James G. "Neurobiology of Sexual Behavior." *Current Opinion in Neurobiology* 9,
no. 6(1999): 751–758. https://pubmed.ncbi.nlm.nih.gov/1060 7643/.

Pfaus, James G., Tod E. Kippin, and Genaro Coria-Avila. "What Can Animal Models
Tell Us about Human Sexual Response?" *Annual Review of Sex Research*
14(2003): 1–63.

Pfaus, James G., and Mark F. Wilkins. "A Novel Environment Disrupts Population
in Sexually Naive but Not Experienced Male Rats: Reversal with Naloxone."
Physiology & Behavior 57, no. 6(1995): 1045–1049.

Pierce, Angela N., Janelle M. Ryals, Ruipeng Wang, and Julie A. Christianson. "Vaginal
Hypersensitivity and Hypothalamic-Pituitary-Adrenal Axis Dysfunction
as a Result of Neonatal Maternal Separation in Female Mice." *Neuroscience*
263(2014): 216–230.

Porges, Stephen W. *The Polyvagal Theory: Neurophysiological Foundations of Emotions,
Attachment, Communication, and Self-Regulation.* New York: W. W. Norton,
2011.

———. "Reciprocal Influences between Body and Brain in the Perception and
Expression of Affect: A Polyvagal Perspective." In *The Healing Power of Emotion*
edited by Diana Fosha, Daniel J. Siegel, and Marion Solomon, 27–54. New
York: W. W. Norton, 2009.

Powers, Theodore A., David C. Zuroff, and Raluca A. Topciu. "Covert and Overt
Expressions of Self-Criticism and Perfectionism and Their Relation to
Depression." *European Journal of Personality* 18, no. 1(2004): 61–72.
doi:10.1002/per.499.

Prause, Nicole, and Cynthia A. Graham. "Asexuality: Classification and
Characterization." *Archives of Sexual Behavior* 36, no. 3(2007): 341–356.
doi:10.1007/s10508-006-9142-3.

Radomsky, Adam S., Gillian M. Alcolado, Jonathan S. Abramowitz, Pino Alonso, Amparo Belloch, Martine Bouvard, David A. Clark, et al. "Part 1—You Can Run but You Can't Hide: Intrusive Thoughts on Six Continents." *Journal of Obsessive-Compulsive and Related Disorders* 3, no. 3(2014): 269–279.

Read, Simon, Michael King, and James Watson. "Sexual Dysfunction in Primary Medical Care: Prevalence, Characteristics and Detection by the General Practitioner." *Journal of Public Health Medicine* 19, no. 4(1997): 387–391.

Reichl, Corinna, Johann F. Schneider, and Frank M. Spinath. "Relation of Self-Talk Frequency to Loneliness, Need to Belong, and Health in German Adults." *Personality and Individual Differences* 54, no. 2(2013): 241–245. http://dx.doi.org/10.1016/j.paid.2012.09.003.

Rettenberger, Martin, Verena Klein, and Peer Briken. "The Relationship be- tween Hypersexual Behavior, Sexual Excitation, Sexual Inhibition, and Personality Traits." *Archives of Sexual Behavior* 45, no. 1(2016): 219–233.

Reynolds, Sheila M., and Kent C. Berridge. "Emotional Environments Retune the Valence of Appetitive versus Fearful Functions in Nucleus Accumbens." *Nature Neuroscience* 11(2008): 423–425. doi:10.1038/nn2061.

Rosen, Lianne. "How Do Women Survivors of Childhood Sexual Abuse Experience 'Good Sex' Later in Life? A Mixed-Methods Investigation." PhD diss., University of Victoria, 2018.

Rowland, Katherine. *The Pleasure Gap: American Women and the Unfinished Sexual Revolution.* London: Hachette UK, 2020.

Rumi, Mevlana Jalaludin. *Teachings of Rumi(the Masnavi): The Spiritual Couplets of Jalaludin Rumi.* Translated by E. H. Whinfield. London: Octagon Press, 1994.

Ryan, Christopher, and Cacilda Jethá. *Sex at Dawn: The Prehistoric Origins of Modern Sexuality.* New York: Harper, 2010.

Ryan, Rebecca. "Women's Lived Experiences Seeking and Using Adaptation Strategies Aimed at Improving Subjective Low Sexual Desire with Their Current Male Sexual Partner." PhD diss., Indiana University Bloomington, 2019. ProQuest Dissertations Publishing(13814724).

Sakaluk, John K., Leah M. Todd, Robin Milhausen, Nathan J. Lachowsky, and Undergraduate Research Group in Sexuality. "Dominant Heterosexual Sexual

Scripts in Emerging Adulthood: Conceptualization and Measurement." *Journal of Sex Research* 51, no. 5(2013): 516–531. doi:10.1080/00224499.201 2.745473.

Sanders, Stephanie A., Cynthia A. Graham, Jennifer L. Bass, and John Bancroft. "A Prospective Study of the Effects of Oral Contraceptives on Sexuality and Well-Being and Their Relationship to Discontinuation." *Contraception* 64, no. 1(2001): 51–58.

Schwartz, Gary E., Serena-Lynn Brown, and Geoffrey L. Ahern. "Facial Muscle Patterning and Subjective Experience during Affective Imagery: Sex Differences." *Psychophysiology* 17, no. 1(1980): 75–82.

Schwarzer, Ralf, and Peter A. Frensch, eds. *Personality, Human Development, and Culture.* New York: Psychology Press, 2010.

Shenhav, A., and W. B. Mendes. "Aiming for the Stomach and Hitting the Heart: Dissociable Triggers and Sources for Disgust Reactions." *Emotion* 14, no. 2(November 2013): 301–309. www.ncbi.nlm.nih.gov/pubmed/24219399.

Silverstein, R. Gina, Anne-Catharine H. Brown, Harold D. Roth, and Willoughby B. Britton. "Effects of Mindfulness Training on Body Awareness to Sexual Stimuli: Implications for Female Sexual Dysfunction." *Psychosomatic Medicine* 73, no. 9(2011): 817–825.

Simons, Jeffrey, and Michael P. Carey. "Prevalence of Sexual Dysfunctions." *Archives of Sexual Behavior* 30, no. 2(2001): 177–219.

Sole-Smith, Virginia. "Pleasure in a Pill?" *Marie Claire*, September 16, 2015. Accessed June 22, 2020. http://www.marieclaire.com/sex-love/advice/a11640/pleasure-in-a-pill-female-viagra/.

Stefanou, Christina, and Marita P. McCabe. "Adult Attachment and Sexual Functioning: A Review of Past Research." *Journal of Sexual Medicine* 9, no. 10(2012): 2499–2507. doi:10.1111/j.1743-6109.2012.02843.x.

Stein, Rob. "Female Libido Pill Fires Up Debate about Women and Sex." *All Things Considered*, NPR, February 16, 2015. Accessed June 22, 2020. https://www.npr.org/sections/health-shots/2015/02/16/384043661/female-libido-pill-fires-up-debate-about-women-and-sex.

Stice, Eric, Paul Rohde, and Heather Shaw. *The Body Project: A Dissonance-Based*

Eating Disorder Prevention Intervention. New York: Oxford University Press, 2013.

Stopes, Marie. *Married Love.* 1918. Oxford: Oxford University Press, 2008. Stroupe, Natalie N. "How Difficult Is Too Difficult? The Relationships among Women's Sexual Experience and Attitudes, Difficulty with Orgasm, and Perception of Themselves as Orgasmic or Anorgasmic." Master's thesis, University of Kansas, 2008. http://kuscholarworks.ku.edu/dspace/handle/1808/4517.

Štulhofer, Aleksandar, Ana Alexandra Carvalheira, and Bente Træen. "Is Responsive Sexual Desire for Partnered Sex Problematic among Men? Insights from a Two-Country Study." *Sexual and Relationship Therapy* 28, no. 3(2013): 246–258. doi:10.1080/14681994.2012.756137.

Suhler, Christopher L., and Patricia Churchland. "Can Innate, Modular 'Foundations' Explain Morality? Challenges for Haidt's Moral Foundations Theory." *Journal of Cognitive Neuroscience* 23, no. 9(2011): 2103–2116. doi:10.1162/jocn.2011.21637.

Suschinsky, Kelly D., Samantha J. Dawson, and Meredith L. Chivers. "Assessing the Relationship between Sexual Concordance, Sexual Attractions, and Sexual Identity in Women." *Archives of Sexual Behavior* 46, no. 1(2017): 179–192.

Suschinsky, Kelly D., Jackie S. Huberman, Larah Maunder, Lori A. Brotto, Tom Hollenstein, and Meredith L. Chivers. "The Relationship between Sexual Functioning and Sexual Concordance in Women." *Journal of Sex & Marital Therapy* 45, no. 3(2019): 230–246.

Suschinsky, Kelly D., and Martin L. Lalumière. "Is Sexual Concordance Related to Awareness of Physiological States?" *Archives of Sexual Behavior* 41, no. 1(2012): 199–208.

Suschinsky, Kelly D., Martin L. Lalumière, and Meredith L. Chivers. "Sex Differences in Patterns of Genital Sexual Arousal: Measurement Artifacts or True Phenomena?" *Archives of Sexual Behavior* 38, no. 4(2009): 559–573. doi:10.1007/s10508-008-9339-8.

Taylor, Shelley E., and Sarah L. Master. "Social Responses to Stress: The Tend-and-Befriend Model." In *The Handbook of Stress Science: Biology, Psychology, and Health*, edited by Richard J. Contrada and Andrew Baum, 101–109. New

York: Springer, 2011.

ter Kuile, Moniek M., Daan Vigeveno, and Ellen Laan. "Preliminary Evidence That Acute and Chronic Daily Psychological Stress Affect Sexual Arousal in Sexually Functional Women." *Behaviour Research and Therapy* 45, no. 9(2007): 2078–89. http://dx.doi.org/10.1016/j.brat.2007.03.006.

Thomas, J. J., R. D. Crosby, S. A. Wonderlich, R. H. Striegel-Moore, and A. E. Becker. "A Latent Profile Analysis of the Typology of Bulimic Symptoms in an Indigenous Pacific Population: Evidence of Cross-Cultural Variation in Phenomenology." *Psychological Medicine* 41, no. 1(2011): 195–206. http://dx.doi.org/10.1017/S0033291710000255.

Tiefer, Leonore. "Sex Therapy as a Humanistic Enterprise." *Sexual and Relationship Therapy* 21, no. 3(2006): 359–375. doi:10.1080/14681990600740723.

Toates, Frederick. *Biological Psychology*. 3rd ed. New York: Prentice Hall/Pearson, 2011.

———. *How Sexual Desire Works: The Enigmatic Urge*. Cambridge: Cambridge University Press, 2014.

———. *Motivational Systems*. New York: Cambridge University Press, 1986, 151–159.

Tolman, Deborah L. *Dilemmas of Desire: Teenage Girls Talk about Sexuality*. Cambridge, MA: Harvard University Press, 2002.

Tompkins, K. Brooke, Denise M. Martz, Courtney A. Rocheleau, and Doris G. Bazzini. "Social Likeability, Conformity, and Body Talk: Does Fat Talk Have a Normative Rival in Female Body Image Conversations?" *Body Image* 6, no. 4(2009): 292–298.

Toulalan, Sarah. *Imagining Sex: Pornography and Bodies in Seventeenth-Century England*. New York: Oxford University Press, 2007.

Tracey, Irene. "Getting the Pain You Expect: Mechanisms of Placebo, Nocebo and Reappraisal Effects in Humans." *Nature Medicine* 16(2010): 1277–1283. doi:10.1038/nm.2229.

Tybur, Joshua M., Debra Lieberman, and Vladas Griskevicius. "Microbes, Mating, and Morality: Individual Differences in Three Functional Domains of Disgust." *Journal of Personality and Social Psychology* 97, no. 1(2009): 103–

122. doi:10.1037/a0015474.

UN Human Rights Council. *Report of the Special Rapporteur on Torture and Other Cruel, Inhuman or Degrading Treatment or Punishment.* February 1, 2013. A/HRC/22/53.

US Department of Justice. *Full Report of the Prevalence, Incidence, and Consequences of Violence against Women.* November 2000. www.ncjrs.gov/pdf files1/nij/183781.pdf.

Van Dam, Nicholas T., Mitch Earleywine, and Sharon Danoff-Burg. "Differential Item Function across Mediators and Non-Mediators on the Five Facet Mindfulness Questionnaire." *Personal and Individual Differences* 47, no. 5(2009): 516–521.

Van Dam, Nicholas T., Sean C. Sheppard, John P. Forsyth, and Mitch Earleywine. "Self-Compassion Is a Better Predictor Than Mindfulness of Symptom Severity and Quality of Life in Mixed Anxiety and Depression." *Journal of Anxiety Disorders* 25, no. 1(2011): 123–130.

van de Velde, T. H. *Ideal Marriage: Its Physiology and Technique.* Translated by Stella Browne. New York: Random House, 1926.

Velten, Julia, and Lori A. Brotto. "Interoception and Sexual Response in Women with Low Sexual Desire." *PloS ONE* 12, no. 10(2017).

Velten, Julia, Meredith L. Chivers, and Lori A. Brotto. "Does Repeated Testing Impact Concordance between Genital and Self-Reported Sexual Arousal in Women?" *Archives of Sexual Behavior* 47, no. 3(2018): 651–660.

Velten, Julia, Samantha J. Dawson, Kelly Suschinsky, Lori A. Brotto, and Meredith L. Chivers.(2020) "Development and Validation of a Measure of Responsive Sexual Desire." *Journal of Sex & Marital Therapy* 46, no. 2(2020): 122–140. doi:10.1080/0092623X.2019.1654580.

Velten, Julia, Saskia Scholten, Cynthia A. Graham, Dirk Adolph, and Jürgen Margraf. "Investigating Female Sexual Concordance: Do Sexual Excitation and Sexual Inhibition Moderate the Agreement of Genital and Subjective Sexual Arousal in Women?" *Archives of Sexual Behavior* 45, no. 8(2016): 1957–1971.

Velten, Julia, Saskia Scholten, Cynthia A. Graham, and Jürgen Margraf. "Sexual Excitation and Sexual Inhibition as Predictors of Sexual Function in Women:

A Cross-Sectional and Longitudinal Study." *Journal of Sex & Marital Therapy* 43, no. 2(2017): 95–109.

Velten, Julia, Lisa Zahler, Saskia Scholten, and Jürgen Margraf. "Temporal Stability of Sexual Excitation and Sexual Inhibition in Women." *Archives of Sexual Behavior* 48, no. 3(2019): 881-889.

Vieira-Baptista, Pedro, Gutemberg Almeida, Fabrizio Bogliatto, Tanja Gizela Bohl, Matthé Burger, Bina Cohen-Sacher, Karen Gibbon, et al. "International Society for the Study of Vulvovaginal Disease Recommendations regarding Female Cosmetic Genital Surgery." *Journal of Lower Genital Tract Disease* 22, no. 4(2018): 415–434.

Vowels, Laura M., and Kristen P. Mark. "Strategies for Mitigating Sexual Desire Discrepancy in Relationships." *Archives of Sexual Behavior* 49, no. 3(2020): 1017–1028.

Wallen, Kim, and Elisabeth A. Lloyd. "Female Sexual Arousal: Genital Anatomy and Orgasm in Intercourse." *Hormones and Behavior* 59, no. 5(2011): 780–792. doi:10.1016/j.yhbeh.2010.12.004.

Warber, Katie M., and Tara M. Emmers-Sommer. "The Relationships among Sex, Gender and Attachment." *Language and Communications Quarterly* 1(2012): 60–81.

Wickman, D. "Plasticity of the Skene's Gland in Women Who Report Fluid Ejaculation with Orgasm." *Journal of Sexual Medicine* 14, no. 1(2017): S67.

Witting, K., P. Santtila, F. Rijsdijk, M. Varjonen, P. Jern, A. Johansson, B. von der Pahlen, K. Alanko, and N. K. Sandnabba. "Correlated Genetic and Non-Shared Environmental Influences Account for the Co-Morbidity between Female Sexual Dysfunctions." *Psychological Medicine* 39, no. 1(2009): 115–127.

Woertman, Liesbeth, and Femke van den Brink. "Body Image and Female Sexual Functioning and Behavior: A Review." *Journal of Sex Research* 49, no. 2(2012): 184–211. doi:10.1080/00224499.2012.658586.

World Health Organization. "Violence against Women: Intimate Partner and Sexual Violence against Women." Fact sheet. November 29, 2017. https://www.who.int/news-room/fact-sheets/detail/.

Wrosch, Carsten, Michael F. Scheier, Charles S. Carver, and Richard Schulz. "The Importance of Goal Disengagement in Adaptive Self-Regulation: When Giving Up Is Beneficial." *Self and Identity* 2(2003): 1–20.

Yeshe, Lama Thubten. *Introduction to Tantra: The Transformation of Desire.* ReadHowYouWant.com, 2010.

성과학 마스터 클래스

초판인쇄 2025년 3월 7일
초판발행 2025년 3월 14일

지은이 에밀리 나고스키
옮긴이 조은영
펴낸이 강성민
편집장 이은혜
마케팅 정민호 박치우 한민아 이민경 박진희 황승현 김경언
브랜딩 함유지 함근아 박민재 김희숙 이송이 김하연 박다솔 조다현 배진성 이준희
제작 강신은 김동욱 이순호

펴낸곳 (주)글항아리 | 출판등록 2009년 1월 19일 제406-2009-000002호

주소 경기도 파주시 문발로 214-12, 4층
전자우편 bookpot@hanmail.net
전화번호 031-955-2689(마케팅) 031-941-5161(편집부)

ISBN 979-11-6909-366-8 03510